Kommunikation im Krankenhaus

1000 nützliche Redewendungen
für Ärzte und Pflegekräfte

von Melanie Böck
und Hans-Heinrich Rohrer

Klett-Langenscheidt

München

医院交际德语
1000 句

（德）梅兰妮·伯克（Melanie Böck）
（德）汉斯－海因里希·罗雷尔（Hans-Heinrich Rohrer）　编著

陈姣蓉　译

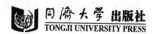
同済大学 出版社
TONGJI UNIVERSITY PRESS

Inhalt

目录

Vorwort

Über dieses Buch

Herzlich willkommen! Sie wollen zusammen mit einheimischen Kollegen in Krankenhäusern, Senioreneinrichtung oder in der ambulanten Pflege als Pflegekraft oder Arzt bzw. Ärztin im deutschsprachigen Raum arbeiten. Dafür ist eine gute Kenntnis der deutschen Sprache für alle Beteiligten wichtig. Nicht nur die Zusammenarbeit mit den Kolleginnen und Kollegen im Haus und außerhalb erfordert effiziente und genaue Sprachkenntnisse, auch die Gespräche mit den Patienten, Bewohnern und den Angehörigen verlangen eine umfassende, aber auch einfühlsame Sprachbeherr- schung. Dabei muss das medizinische und pflegerische Personal je nach Situation immer wieder zwischen der fachsprachlichen, der berufssprachlichen und der alltäglichen Sprachebene wechseln. Feste Redewendungen, wie sie in den vielfältigen Situationen immer wieder gebraucht werden, erleichtern für alle Beteiligten den beruflichen und sozialen Alltag. Dabei sind auch Kenntnisse der Begriffe der deutschen Medizin- und Pflegesprache, der Geräte und Untersuchungsmethoden sowie ein gewisses Grundwissen des deutschen Gesundheits- und Sozialwesens für eine erfolgreiche Arbeit notwendig.

Nicht zuletzt ist es vorteilhaft, wenn man sprachlich auf mögliche interkulturelle Missverständnisse in der Kommunikation zwischen Ärzten, Pflegekräften, Patienten und Angehörigen vorbereitet ist.

Kommunikation im Krankenhaus B1/B2 dient als ständiger Begleiter beim Erlernen der gebräuchlichsten Redewendungen in vierzehn beruflichen Kontaktbereichen, so wie sie in Kliniken, Pflege- und Senioreneinrichtungen vorkommen. Manche Redemittel werden Sie je nach Ihrer Funktion selbst gebrauchen, andere sollten Sie zumindest passiv kennen.

Der **Grundwortschatz Deutsch Pflege/Medizin**, wie er von **telc** (The European Language Certificates) als Voraussetzung für die Tests **telc Deutsch B1-B2 Pflege** und **telc B2-C1 Medizin** vorgesehen ist, wird in diesem Buch bearbeitet und in den Redemitteln eingesetzt.

前言

关于本书

　　欢迎您阅读本书！如果您想要作为护理人员或医生，在德语语言环境的医院、养老机构或门诊中同当地同事们一起工作，那么拥有良好的德语语言知识是很重要的。在工作中您不仅需要和同事们协作，同时还要能够高效且准确地运用德语，同病人、居民以及家属沟通。除此之外，医疗人员和护理人员还需要根据不同情境转换用语，例如专业用语、职业用语和日常用语等等。

　　了解在不同情境中的固定用语，有助于您融入职场生活和日常生活。不仅如此，您还需要了解德语医疗和护理方面的专业术语，仪器使用方法以及检查方法，德国疾病防治和社会福利方面的知识。特别是提前了解医生、护理人员、病人及家属之间在跨文化交流中易产生的误解之处，将有助于您在职场生活中的沟通。

　　《医院交际德语1000句》为您提供14种职场交际领域（如门诊、护理或养老机构等）的常用语。其中一些常用语您可以根据其功能自己选择性学习，而另外一些则需要您熟记于心。

　　作为telc（欧洲语言证书）下属的欧洲语言证书（B1-B2，护理）和欧洲语言证书（B2-C1，医药）参考书《护理和医药德语基础词汇》中出现的单词，本书也加以编辑并融入常用语之中。

Kommunikation im Krankenhaus B1/B2 enthält die wichtigsten Redewendungen und Begriffe und erhebt keinen Anspruch auf Vollständigkeit. Je nach Einsatzgebiet, im Krankenhaus oder in einer Pflegeeinrichtung, kommen weitere Begriffe und Redewendungen dazu. Mögliche regionale Varianten können Sie nur vor Ort lernen.

Hinweise zur Benutzung

Kommunikation im Krankenhaus B1/B2 kann zum Selbstlernen oder kursbegleitend zu **Deutsch im Krankenhaus Neu** oder einem allgemeinsprachlichen Deutschkurs eingesetzt werden.
Das Buch ersetzt keinen Sprachkurs und keine Grammatik und geht von einer Sprachbeherrschung ab dem Niveau A2 aus.
Der erste Teil, **Situationen im Berufsalltag**, ist thematisch nach einzelnen Situationen wie Begrüßung, Patientenaufnahme usw. aufgebaut. Mit diesen kleinen Handlungsszenarien können Sie sich Schritt für Schritt auf die einzelnen Arbeitsgebiete und ihre sprachlichen Anforderungen vorbereiten. Kleine Exkurse geben einen Einblick in das deutsche Gesundheits- und Sozialwesen.
Es folgt das **Alphabetische Verzeichnis**, nach Stichwörtern geordnet, von A wie „Abkürzungen" bis Z wie „Zusatzangebote".
Der dritte Teil enthält drei **Glossare**: zu Körperteilen und Organen, zu Krankheiten und zu Arbeitsmitteln, Geräten, Dokumenten und Räumen, wobei in der ersten Spalte jeweils der im Deutschen gebräuchliche Begriff, in der zweiten Spalte der internationale Terminus dargestellt werden. In der dritten Spalte können Sie selbst den Begriff in Ihrer Muttersprache eintragen.
Ein **Verzeichnis** medizinischer und pflegerischer **Abkürzungen** und eine **Buchstabiertafel** sowie **Zahlen und Monatsangaben** schließen das Buch ab.

Für Anregungen bedanken sich die Autoren bei den Pflegekräften des Deutschen Herzzentrums München und Dr. M. Bogatsch, für die kritische Durchsicht des Manuskripts bei Karin Ploch, Diakonie München.

Viel Erfolg beim Lernen wünschen Melanie Böck, Augsburg und Hans-Heinrich Rohrer, München.

　　《医院交际德语1000句》包含很多重要的常用语和概念，并且有所侧重。根据不同的使用领域，例如在医院或护理机构，本书会为您介绍不同的专业术语和常用语。而一些地方性的惯用语您只有在实际职场生活中才能学到。

使用指南

　　《医院交际德语1000句》可以作为自学、医院德语交际课程或一般性德语课程教材使用。

　　本书不能代替任何语言课程和语法课程，适合德语水平在A2以上读者阅读。

　　第一部分是日常生活情境，由问候、接收病人等主题组成。在每个场景中您可以逐步学习到不同的工作领域用语。附加内容可以让您对德国卫生和社会福利方面有大致的了解。

　　第二部分是字母索引，将重点词汇按照从字母A（如单词"Abkürzungen"）至字母Z（如单词"Zusatzangebote"）顺序排列。

　　第三部分是词汇表，词汇涉及身体各部位和器官、疾病、工作方法、仪器、文档和各科室。第一栏是德语常见术语，第二栏是国际术语，在第三栏中您可以将术语的母语名称填入其中。

　　本书最后是医药和护理方面缩写表、解释发音一览表和数字及月份说明。

　　非常感谢德国慕尼黑心脏中心的护理人员和M·伯盖奇医生的建议以及慕尼黑公益组织的卡琳·普洛赫对本书草稿的审阅。

　　梅兰尼·伯克和汉斯-海因里希·罗雷尔祝愿您学习顺利。

Abkürzungsverzeichnis

A	Austria *(Kraftfahrzeugkennzeichen für Österreich)*	idiom.	idiomatisch *(bei feststehenden Wendungen)*
AB („A-be")	Anrufbeantworter	i.d.R.	in der Regel
bzw.	beziehungsweise	LG/lg	Liebe Grüße *(am Ende von SMS/E-Mails)*
ca.	circa/zirka *(ungefähr)*		
		lt.	laut
CH	Confoederatio Helvetica *(Kfz-Kennzeichen Schweiz)*	M. f. G. / MfG	Mit freundlichen Grüßen *(am Ende von SMS/E-Mails)*
D	*(Kfz-Kennzeichen Deutschland)*	Min.	Minute
D A CH (nur in Lehrmaterialien)	Deutschland (D), Österreich (A) und Schweiz (CH)	Nr.	Nummer
		reg.	regional
d. h.	das heißt	s. (a.)	siehe (auch)
DIN („Din")	Deutsches Institut für Normung e. V.	S.	Seite
		Std.	Stunde
EDV	Elektronische Datenverarbeitung	stv.	stellvertretend
		süddt.	süddeutsch
etc.	et cetera *(und so weiter)*	tgl.	täglich
e. V.	eingetragener Verein	u. a.	unter anderem
evtl.	eventuell	ugs.	umgangssprachlich
f./ff.	folgende (Seite) / folgende (Seiten)	usw.	und so weiter
		v. a.	vor allem
fam.	familiär (vertraut)	vgl.	vergleiche
gez.	gezeichnet (unterschrieben von)	z. T.	zum Teil
		z. B.	zum Beispiel
ggf.	gegebenenfalls	z. Zt.	zur Zeit
Hz./Hdz.	Handzeichen, Namenskürzel statt Unterschrift		

Medizinische und pflegerische Abkürzungen s. S. 387 ff.

缩略语表

A	Austria (奥地利车牌标识)	idiom.	成语的，惯用语的（在固定应用时）
AB („A-be")	电话应答装置	i.d.R.	通常，一般来说
bzw.	或，也，更确切一些	LG/lg	祝好(在短信或邮件结尾处)
ca.	circa/zirka (ungefähr) 大约	lt.	大声地
CH	Confoederatio Helvetica (瑞士车牌标识)	M. f. G. / MfG	诚挚祝福(在短信或邮件结尾处)
D	(德国车牌标识)	Min.	分钟
D A CH (nur in Lehrmaterialien)	德国 (D), 奥地利 (A) und 瑞士 (CH)	Nr.	编码，号码
		reg.	地方性的
d. h.	也就是说	s. (a.)	参见（也）
DIN („Din")	德国工业标准	S.	页码
EDV	电子数据处理	Std.	小时
etc.	等等	stv.	代表的，副职的
e. V.	注册机构	süddt.	南德的
evtl.	可能的	tgl.	每天的
f./ff.	下列页码	u. a.	另外，此外
fam.	亲密的，熟悉的	ugs.	口语的
gez.	由……署名	usw.	等等
ggf.	需要时，必要时	v. a.	首先
Hz./Hdz.	按手印，名字缩写而非签字	vgl.	参见
		z. T.	部分地
		z. B.	例如
		z. Zt.	目前

医疗和护理领域缩写词请参见387页。

Situationen im Berufsalltag

日常工作

1 Erster Arbeitstag, Begrüßung, Dienstpläne

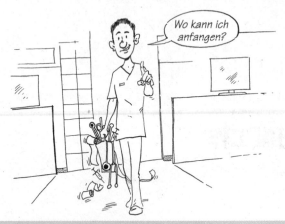

Wo kann ich anfangen?

sich selbst vorstellen und jemanden begrüßen

- Guten Morgen, ich bin Schwester Ana / ich bin Pfleger Rui.
- Guten Morgen, ich bin Frau Hofer, Gesundheits- und Kranken-
pflegerin hier auf Station.
- Hallo, ich bin Schülerin/Lernschwester Susanne.
- Guten Tag, ich bin Doktor Stavroulos.
- Darf ich mich vorstellen? Mein Name ist ...

sich bei Patienten und Angehörigen vorstellen

- Guten Morgen, Frau ..., ich bin Schwester Lydia.
- Guten Abend, ich bin Pfleger Paul und habe heute Nachtdienst.
- Guten Abend. Ich bin Herr Kraus / Frau Hofers und habe heute
Spätdienst.
- Guten Abend, ich bin Doktor Schirmer und habe Wochenenddienst.

jemanden vorstellen

- Das ist unser neuer Kollege Pedro.
- Das ist unsere neue Stationsärztin, Frau Doktor Ratiskaya. Sie
kommt aus ...

1 工作第一天：问候、值班表

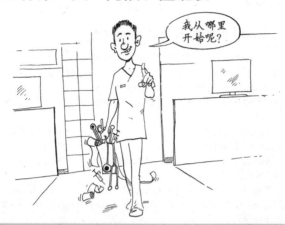

自我介绍和问候他人

- 早上好，我是护士安娜/我是护工瑞。
- 早上好，我是这个病房的医疗保健人员霍弗女士。
- 你好，我是学生/见习护士苏珊娜。
- 您好，我是医生斯塔夫若罗斯。
- 我可以做个自我介绍吗？我的名字是……

向病人及家属介绍自己

- 早上好，xx女士，我是护士莉蒂亚。
- 晚上好，我是护工保罗，我今晚值夜班。
- 晚上好。我是克劳斯先生/霍弗女士，我今晚值夜班。
- 晚上好，我是施墨医生，这周末我值班。

介绍某人

- 这位是我们新来的同事佩德罗。
- 这位是我们病房新来的医生，哈提斯卡亚女士。她来自……

Begrüßung

- Darf ich vorstellen, das ist Monika / Frau Sanchez aus ...
- Ich möchte euch unsere neue Kollegin, Frau ... vorstellen.

jemanden mit Funktion und Ausbildung vorstellen

- Guten Morgen, ich bin Schwester (Sr.) Monica und komme aus Portugal. Dort habe ich auf der Chirurgie gearbeitet / ein Studium / eine Ausbildung als Intensivpflegerin/... gemacht.
- Das ist Pfleger (Pfl.) Marcin Flasza, er fängt heute im Wohnbereich 5 an.
- Hallo, ich bin Frau Kraus, die neue Gesundheits- und Krankenpflegerin auf Station.
- Guten Morgen, mein Name ist Barbara. Ich bin hier die Stationsleitung/Wohnbereichsleitung.
- Guten Tag, ich bin Frau Maier, die Pflegedienstleitung (PDL).
- Mein Name ist Doktor ..., ich bin der neue Oberarzt/Stationsarzt/Assistenzarzt/...
- Ich arbeite auf Station 3 und bin Kardiologe/Anästhesist/...

Übersicht über die Berufsbezeichnungen im Krankenhaus

Chefarzt/Chefärztin/Professor/in

Oberarzt/Oberärztin

die Pflegedienstleitung/Pflegedienstdirektor/in

die Oberin (in kirchlichen oder caritativen Häusern)

Stationsarzt/-ärztin

Assistenzarzt/-ärztin

Medizinstudent/in im praktischen Jahr

die Stationsleitung/Stationsschwester / der Krankenpfleger

Gesundheits- und Krankenpfleger/in

die Krankenschwester / der Krankenpfleger

Krankenpflegehelfer/in, Pflegefachhelfer/in

Pflegeassistent/in

Gesundheits- und Krankenpflegeschüler/in

■ 请允许我介绍一下，这位是来自……的莫妮卡/ 桑切斯女士。
■ 我想向你们介绍一下新来的同事，××女士。

向某人介绍自己的职务和教育经历

■ 早上好，我是护士莫妮卡，来自葡萄牙。我在那里从事过外科方面的工作/学习/重病特别护理培训/……
■ 这位是护工马尔钦·弗拉萨，他今天开始在5号病房工作。
■ 你好，我是克劳斯女士，病房里新来的医疗保健人员。
■ 早上好，我的名字是芭芭拉。我是这里的病房护士长。
■ 您好，我是迈耶女士，执勤护士长。
■ 我叫××医生，我是新来的主治医生/住院处医生/助理医生/……
■ 我在三号科室工作,我是心脏病专科医生/麻醉医师/……

医院职务名称概览

主任医师/女主任医生/教授/女教授

主治医生/女主治医生

护士长

女护士长(在教会或慈善机构中称呼)

科室医生/科室女医生

助理医生/女助理医生

医科实习大学生/女大学生

科室领导/科室护士/护工

医疗保健人员（男/女）

护士/护工

护工帮手/女帮手、护理专业帮手/女帮手

护理助手/女助手

医疗保健学员/女学员

Berufsbezeichnungen in einer Senioren- oder Pflegeeinrichtung

Einrichtungsleiter/in

die Pflegedienstleitung

die Hausdame/Wohnbereichsleitung

die Stationsleitung/Stationsschwester/der/die Stationsleiter/in

Altenpfleger/in oder Gesundheits- und Krankenpfleger/in

Pflegefachhelfer/in, Pflegehelfer/in

im Speisesaal: die Servierkraft / Präsenzkräfte

In der Regel stellt sich das Pflegepersonal mit Schwester oder Pfleger und Vornamen vor und wird auch so von den Patienten und Ärzten gerufen.

Mit der neuen Berufsbezeichnung Gesundheits- und Krankenpfleger/in hat sich in manchen Kliniken auch die Ansprache mit Herr/Frau und Familienname durchgesetzt. Die Anrede mit Schwester und Pfleger fällt dabei weg.

Fragen Sie Ihre Kolleginnen und Kollegen, welche Anrede bei Ihnen üblich ist.

auf eine Begrüßung und Vorstellung reagieren

- Guten Tag! Herzlich willkommen, Schwester Svetlana / Frau Swoboda!
- Freut mich, Sie kennenzulernen. Mein Name ist Dinh. Ich komme aus Vietnam.
- Schwester Dinh aus Vietnam, habe ich Sie richtig verstanden? Wie schreibt man das?
- De – I – eN – Ha.
- Ist das der Vorname oder der Nachname?
- Das ist der Vorname.
- Also, bei uns sagen wir auf Station / im Pflegeteam „du".
- Wir Kollegen duzen uns hier auf Station.
- Wir sagen auf Station „du" zueinander.
- Hallo, ich bin Emil. Darf ich „du" sagen?

养老机构及护理机构职务名称

机构领导（男/女）

护理主管

女管家/病房管理人员

科室主管/护士长 科室管理人员（男/女）

老年人护工（男/女）或医疗保健人员（男/女）

护理专业帮手（男/女），护理帮手（男/女）

在餐厅：服务人员/保健人员

通常情况下病人和医生会称呼护理人员：护士/护工+名字。

对于一些新的职业名称，例如医疗保健人员（男/女），在某些门诊里也会如此称呼：姓+先生/女士。护士或护工的称呼就省略掉了。

请您询问一下您的同事，哪一种称呼更常见。

回应问候和介绍

- 您好！欢迎您，护士斯维特拉娜/斯沃博达女士！
- 很高兴认识您。我的名字是丁。我来自越南。
- 护士丁来自越南，我理解的对吗？怎么拼写呢？
- De - I - eN - Ha。
- 这是名还是姓呢？
- 这是名。
- 我们在科室中/护理团队中可以称呼彼此"你"。
- 我们在科室中称呼彼此"你"。
- 我们在科室中用"你"来称呼彼此。
- 你好，我是埃米尔。我可以用称呼"你"吗？

Begrüßung

- Wir sprechen uns hier mit dem Vornamen und „Sie" an, also ich bin die Katharina.
- Ich freue mich auf eine gute Zusammenarbeit.

In der täglichen Arbeit auf der Station sprechen sich die meisten Kollegen und jüngeren Ärzte mit „du" an. Personen mit einer höheren Funktion, z.B. Chefärzte, Oberärzte oder die Pflegedienstleitung werden mit „Sie" angesprochen. Patienten, Bewohner und Angehörige spricht man mit „Sie" an.
Im Kontakt zu anderen Stationen oder zur Verwaltung gilt „Sie". Das kann sich im Lauf der Zusammenarbeit jedoch ändern.
„Guten Morgen" sagt man bis ca. 11 Uhr, „Guten Tag" von ca. 11 bis 17 Uhr, „Guten Abend" ab ca. 17 Uhr, „Gute Nacht" zur Verabschiedung ab 21 Uhr.

nach dem Befinden fragen und reagieren

bei Kollegen:
- Wie geht's?
- □ Danke, gut! Und dir?
- Wie geht es Ihnen?
- □ Danke, sehr gut! Und Ihnen?
- Was gibt es Neues?
- □ Nichts Besonderes.
- Wie war die Nacht?
- □ Alles in Ordnung. / Leider anstrengend.
- Wie war dein Wochenenddienst?
- □ Relativ ruhig / normal / stressig / viel zu tun / ...

bei Patienten:
- Wie geht es Ihnen heute?
- □ Gut / Nicht so gut.
- Wie fühlen Sie sich heute?
- □ Danke, besser.
- Haben Sie gut geschlafen?
- □ Ja, gut / Es geht / ...
- Wie war die Nacht?
- □ Sehr gut, danke.

- 我们称呼彼此的名和"您"，我是卡塔丽娜。
- 希望我们合作愉快。

在科室的日常工作中，大多数同事和年轻的医生都对彼此用"你"来称呼。和更高职位的人，例如主任医生、主治医生或护理主管交谈时需要用"您"来称呼彼此。对于病患和家属也用"您"来称呼。

在和其他病房或行政部门沟通时也用"您"。但是也有可能在合作的过程中逐渐改变称呼。

"早上好"是大约11点前的问候，"您好"是大约11点至17点的问候，"晚上好"是大约17点以后的问候，"晚安"是21点以后分别时候的问候。

询问近况和回应

同事之间：
- 你最近怎么样？
- 谢谢，很好！你呢？
- 您最近怎么样？
- 谢谢，非常好！您呢？
- 有没有什么新鲜事？
- 没什么特别的事。
- 昨晚怎么样？
- 一切都好。/有些疲劳。
- 周末值班怎么样？
- 相对而言平静/正常/紧张/有很多事情做/……

和病人之间：
- 您今天怎么样？
- 很好/不是很好。
- 您今天感觉怎么样？
- 谢谢，好一些了。
- 您睡得好吗？
- 很好/还行/……
- 夜里怎么样？
- 非常好，谢谢。

sich verabschieden

- Auf Wiedersehen!
- Bis bald!
- Bis morgen / Bis Montag / ...!
- Tschüss/Tag/...!
- *modisch/regional:* Ciao / ...!

während des Dienstes zum Patienten:
- Bis später / Bis gleich / Bis nachher!
- Rufen Sie mich, wenn Sie mich brauchen.
- Klingeln Sie einfach, wenn Sie Hilfe brauchen.
- Schlafen Sie gut!

sich mit guten Wünschen begegnen und reagieren

- Ich wünsche Ihnen einen angenehmen Tag!
- □ Danke!
- Schönen Feierabend!
- □ Vielen Dank!
- Schönes Wochenende!
- □ Danke, gleichfalls!
- Gute Nacht!
- □ Ihnen/Dir auch!
- Ruhigen Dienst / Ruhige Nacht!

bei Patienten:
- Alles Gute!
- Gute Besserung!
- Erholen Sie sich gut / Machen Sie es gut.

Neben Tschüss, Ciao, Grüß Gott, Hallo und Servus gibt es noch viele regionale Varianten und Redewendungen, die in den einzelnen Dialekten üblich sind. Man sollte sie aber erst verwenden, wenn man sicher ist, dass man den richtigen Ton trifft. Bestimmte Formeln wie „Einen schönen Tag noch" sind in Mode. Im Zweifel sollte man aber zunächst die Standardformeln verwenden.

告别

- 再见!
- 一会儿见!
- 明天见/周一见/……!
- 再见/回见/……!
- 时髦的/地方性的说法：再见/……!

值班时对病人说：

- 一会儿见/稍后见/过会儿见!
- 如果您有需要就叫我。
- 如果您需要帮助就按铃。
- 祝您睡个好觉!

表示祝愿和回应

- 祝您有个愉快的一天!
- 谢谢!
- 祝您有个愉快的夜晚!
- 谢谢!
- 祝您周末愉快!
- 谢谢，您也是!
- 晚安!
- 您/你也是!
- 祝您有个平静的值班日!/平静的夜晚!

和病人之间：

- 祝您一切安好!
- 祝您早日康复!
- 请您好好休息/请您好好照顾自己!

除了 "Tschüss, Ciao, Grüß Gott, Hallo, Servus" 还有一些地方性的常用语和方言用来表达再见。首先要确认语气正确，然后再使用这些称呼。

某些问候语如 "祝您有个美好的一天" 很流行。如果您不确定的话，请首先使用标准问候语。

Etikette: Titel beim Vorstellen

In Deutschland hat die berufliche Position oft einen höheren
Stellenwert als das Geschlecht. So wird in der Regel zuerst der
Chefarzt und erst dann die weibliche Person vorgestellt.
In Situationen, in denen die Position nicht bekannt oder ersicht-
lich ist, wird die Dame zuerst vorgestellt.
In Deutschland und der Schweiz wird in der Regel nur der
Doktor- oder Professorentitel genannt. In Österreich wird auch
manchmal der Magister in der Anrede genannt.
Oft wird schon beim ersten Arbeitskontakt geklärt, wie z.B. die
Ärzteschaft oder Pflegekräfte angesprochen werden wollen.

Fragen rund um den Dienst

- Wie lange geht der Frühdienst?
- Von ... Uhr bis ... Uhr.
- Wann beginnt/endet der Bereitschaftsdienst?
- Um ...
- Wann ist der neue Dienstplan fertig?
- Nächste Woche.
- Gibt es schon einen neuen Dienstplan?
- Ja, er hängt im Stationszimmer.
- Wer hat am Wochenende Bereitschaftsdienst?
- Doktor Schreiner.
- Könnte ich über Ostern/Pfingsten/Weihnachten frei haben?
- Wer möchte an Silvester Dienst machen?
- Wer ist freiwillig bereit (am) nächsten Feiertag zu arbeiten?

den Dienst tauschen

- Ich bräuchte am Dienstag Frühdienst. Wer könnte mit mir
  tauschen?
- Könntest du nächstes Wochenende mit mir den Spätdienst
  tauschen?
- Könntest du bitte nächstes Wochenende meinen Dienst
  übernehmen / Dienst für mich machen?

礼仪：介绍时的头衔说明

在德国介绍他人时应先考虑职位，再考虑性别。通常先介绍主任医师，然后再介绍女性工作人员。

在一些职位未知或不确定的情况下，先介绍女性工作人员。

在德国和瑞士，一般只提博士学位和教授头衔。在奥地利硕士学位有时也会出现在称呼中。

以上经常在第一次工作交流中就会说明，例如在医生或护理人员打招呼的时候。

关于值班的问题

- 早班工作多久？
- 从……点到……点。
- 什么时候开始/结束随时待命？
- 在……点。
- 新的值班安排什么时候做出来？
- 下周。
- 已经有一个新的值班表了吗？
- 是的，在护士站。
- 谁周末随时待命？
- 施赖纳医生。
- 我可以在复活节/圣灵降临节/圣诞节请假吗？
- 谁想要在除夕夜值班？
- 谁自愿在下周五工作？

换班

- 我想要周二上早班。谁可以和我换？
- 你可以和我换下周周末的晚班吗？
- 你可以下周周末帮我坐班吗？

reagieren

- Nein, tut mir leid. Ich habe da selbst einen Termin.
- Nein, das geht leider nicht, da habe ich eine Einladung.
- Tut mir leid, aber da habe ich schon etwas ausgemacht / da habe ich schon etwas vor. Frag doch mal Thomas/...

- Ja, (das) kann ich machen / das geht.
- Kein Problem, (das) mache ich gern.
- Frühdienst passt mir am Montag auch.

- Warte, ich muss erst mal in meinen Terminkalender schauen.
- Ich gebe dir morgen Bescheid, okay?

In der Regel hat das Pflegepersonal Früh-, Spät-, Nacht- oder Zwischendienst.
Ärzte haben in der Regel zusätzlich zu normalen Dienstzeiten Bereitschafts-, Ruf-, Not- und Wochenenddienste.
Die Dienstzeiten können von Einrichtung zu Einrichtung variieren.
Zwar ist es Privatsache, warum man seinen Dienst tauschen möchte. Die Kollegen haben aber sicher mehr Verständnis, wenn man den Grund dafür nennt, wie einen wichtigen Arztbesuch oder den Gang auf ein Amt.
Und in Deutschland sagt man: „Eine Hand wäscht die andere", was so viel bedeutet wie: Hilfst du mir, dann helfe ich auch dir.

Sprichwörter und Redensarten

„Morgenstund' hat Gold im Mund", kann man sagen, um auszudrücken, dass der Morgen die beste Zeit ist, um eine Arbeit zu verrichten.

Lerntipps

Wen kenne ich und wie spreche ich die Personen an? Was habe ich auf der Station oder auf der Straße gehört/beobachtet?

Manchmal hören Sie auch Grußformeln, die Sie nicht im Lehrbuch oder im Unterricht gelernt haben. Fragen Sie Ihre Kollegen oder die Lehrer, wann Sie diese benutzen können und ob es vielleicht regionale Varianten sind.

回应

- 抱歉，不可以。我那时候有事情。
- 抱歉，不行，因为我那个时间有个邀请。
- 抱歉，那个时间我已经有安排了。你问问托马斯/……
- 可以，我可以跟你换。/这可以。
- 没问题，我很乐意跟你换。
- 周一早班可以。
- 等一下，我得先看一下我的日程表。
- 我明天给你答复可以吗？

通常情况下，护理人员有早班、晚班、夜班和中班。

医生通常情况下除了正常工作时间以外还有值班、急诊班、急救班和周末班。

不同机构的工作时间都有所不同。虽然换班的理由是私事，但如果说明理由，例如去看医生或去政府部门，同事一定会给予理解的。

在德国人们会说："有来有往。"意思是：你帮助了我，我也会帮助你。

俗语和谚语

"一日之际在于晨"，意思是，早晨是人们完成工作的最佳时间。

学习贴士

我认识谁，怎么和他（她）打招呼呢？我在病房或在街上听到了/注意到了什么呢？

有时您会听到一些在教材里和在课堂上没有学习到的问候语。请您问一下您的同事或老师，什么时候可以使用它们并且是否会有地域差异。

Begrüßung

Grußformel	kulturelle Variante	regionale Variante
„Grüezi!"		Schweizerdeutsch

Notizen

_____

_____

_____

_____

问候套语	文化差异	地域差异
"你好！"		瑞士德语

笔记

_____

_____

_____

_____

2 Krankenhaus und Senioreneinrichtung

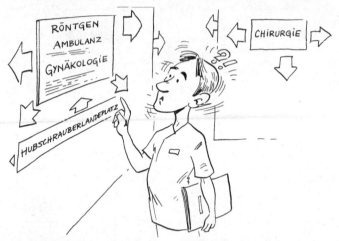

sich auf Stationen und Abteilungen räumlich orientieren

- Hier ist das Stationszimmer. Nebenan ist das Schwestern-
  zimmer / der Stationsstützpunkt und gegenüber sind die Toiletten
  und der unreine Raum.
- Rechts vor der Glastür finden Sie die Stationsküche.
- Der Empfang, die Pforte, die Zentrale, die Notaufnahme, die
  Ambulanz und die Cafeteria sind im Erdgeschoss.
- Das Zentrallabor, die Computer- und Magnetresonanztomographie
  sind im Keller.
- Die Intensivstation ist im fünften Stock.
- Die Personalabteilung und die Verwaltung sind im Nebengebäude.

Wegbeschreibungen von Kollegen erfragen und verstehen

- Kannst du mir bitte sagen, wo die Sonographie ist / wie ich zur
  Sonographie komme?
- □ Geh/Fahr mit dem Aufzug in den dritten Stock, dort ist sie.
- Wo bitte geht's zum Röntgen / zur Radiologie?
- Wo ist der OP-Trakt?

2 医院和养老机构

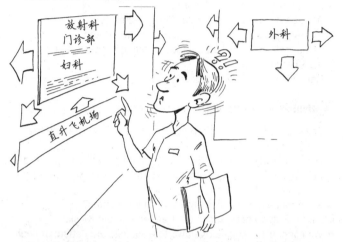

了解科室和部门

- 这是护士站。旁边是护士室/科室基地，对面是厕所和污染室。
- 右边玻璃门前是厨房。
- 接待室、医院入口、中心大厅、急诊室、门诊部和咖啡厅在一楼。
- 中心实验室、计算机断层扫描室和磁共振成像扫描室在地下室层。
- 监护病房在六楼。
- 人事科和行政科在旁边的大楼里。

向同事问路

- 你可以告诉我，超声波检查室在哪里/我怎么去超声波检查室？
- 乘电梯上四楼，那里就是。
- 请问放射科在哪里？
- 请问手术室在哪里？

- Wo finde ich das EKG?
- Ist es richtig, dass das Labor im Keller ist?
- Wo ist auf unserer Station der Geräteraum?
- Im Gang ganz hinten, neben dem unreinen Raum.
- Elena, geh mal auf die Eins (das Untersuchungszimmer 1), der Chef ist schon drin.
- Hab' ich dich richtig verstanden? Der Chef wartet schon in Raum 1?

□ Im zweiten Stock.
□ Ja, das stimmt.

Patienten und Angehörigen den Weg weisen

- Schwester, ich soll in die HNO(Hals-Nasen-Ohren)-Abteilung. Wie komme ich dahin?
- Den Flur entlang durch die Glastür und dann fahren Sie mit dem Lift/Fahrstuhl in den 4. Stock. Dort ist die HNO. Melden Sie sich im Stationszimmer.
- Kann man sich im Haus etwas zu trinken kaufen?
- Ja, im Erdgeschoss neben der Cafeteria ist ein Kiosk.
- Wo können wir Angehörigen warten, solange die Patienten noch versorgt werden?
- Auf jeder Station gibt es einen Warteraum / ein Besucherzimmer – oder unten im Café.
- Wenn wir noch Fragen zur Reha haben, wohin / an wen können wir uns wenden?
- Gehen Sie zum Sozialdienst. Das Büro finden Sie unten im Eingangsbereich neben der Kapelle.
- Wie finde ich den Weg zum Speisesaal / zur Kapelle / zum Frisör?
- Wo finde ich hier im Haus die Fußpflege?

Gegenstände und Orte benennen

- Elena, kannst du bitte mal einen Rollstuhl bringen? Die stehen im Geräteraum.
- Ja, mach' ich.
- Maria, könntest du bitte den Essenswagen mal wegbringen?
- Ja, sofort.
- Kannst du bitte die Urinflaschen einsammeln und in der Fäkalienspüle reinigen?
- Ja klar, mach' ich.

- 请问在哪里做心电图?
- 请问实验室是不是在地下室?
- 我们科室的设备间在哪里?
- 在走廊深处，污染室旁边。
- 艾琳娜，请你去一趟一号（1号检查室），主任已经在里面了。
- 我理解得对吗? 主任已经在一号房间等我了?

☐ 在三楼。
☐ 是的。

为病人和家属指路。

- 护士，我想去耳鼻喉科。请问怎么走?
- 沿着走廊走，穿过那扇玻璃门，然后乘电梯到五楼。那里就是耳鼻喉科。请您在护士站登记。
- 我可以在医院里买到喝的吗?
- 可以，在一楼咖啡厅旁边有一个小报亭。
- 病人看诊时，我们家属可以在哪里等候呢?
- 在科室那里有候诊室/访客室，或者也可以到楼下咖啡厅里坐坐。
- 如果我们对身体康复还有问题的话，应该问谁呢?
- 您可以问社会服务人员。他们的办公室在下面，入口处祈祷室旁。
- 我怎么能找到去餐厅/祈祷室/理发室的路?
- 我在医院哪里可以找到足部护理?

指称物品和地点

- 艾琳娜，你可以取把轮椅吗? 在仪器室里面。
- 可以，我这就去。
- 玛利亚，你可以帮我把餐车推走吗?
- 可以，马上。
- 你可以收集一下尿瓶并把它们在洗涤池里清洗一下吗?
- 好的，我这就做。

- Der Rollator von Frau Müller steht noch in der Notaufnahme. Bring ihn doch bitte auf ihr Zimmer. Danke!
- Die Brille und das Hörgerät von Frau Müller legst du bitte in ihr Nacht-/Bettkästchen.
☐ Verstanden. Mach' ich.
- Die Blutproben (Blutabnahmeröhrchen) müssen ins Zentrallabor. Das ist im Keller. Kannst du sie schnell runterbringen?
☐ Ja, (das) erledige ich sofort.
- Wo bekomme ich Inkontinenzvorlagen? Wir haben keine mehr.
☐ Da musst du ins Zentrallager in den Keller.

In Deutschland sind die meisten Stationen im Krankenhaus und Wohnbereiche in den Seniorenheimen frei zugänglich. Besuchszeiten sind ganz unterschiedlich geregelt. Für Neugeborenen-, Intensiv- und geschlossene Stationen gelten besondere Regeln. Kontakt zur Verwaltung und den Ärzten kann man zu den normalen Arbeitszeiten, also zwischen ca. 8 und 17 Uhr aufnehmen. Wann und ob Patienten oder Bewohner die Station oder das Haus verlassen dürfen, wird im Einzelfall geregelt.

Tätigkeiten und Anweisungen auf der Station verstehen und weitergeben

- Wer kümmert sich um den Neueinzug Herrn Nolte?
- Maria, du bist die verantwortliche Pflegefachkraft für Herrn Nolte, also seine Bezugspflegefachkraft.
- Heute werden Frau Müller und Herr Maier entlassen. Wer kümmert sich um die Entlassung?
☐ Das kann ich machen.

- Maria, bitte mach du heute mal die Neuaufnahme.
- Bei Herrn Frei auf Zimmer 6 müsste der Verband gewechselt werden? Kannst du das machen, Elena?
☐ Ja, (das) übernehme ich, wenn ich mit dem Messen fertig bin.

- Können wir mal kurz über die Aufgaben sprechen / darüber reden, was noch zu tun ist.
- Herr Kurz müsste zum Röntgen gebracht werden. Das könnte doch der Praktikant machen, oder?

- 穆勒女士的助步车还在急诊室。把它拿到她的房间里来。谢谢！
- 请你将穆勒女士的眼镜和助听器放到她的床头柜里。
- □ 明白了，我这就做。
- 中心实验室需要验血试管，就在地下层，你可以把它们快点拿下去吗？
- □ 好的，我马上做。
- 我在哪里可以拿到失禁垫。我们没有了。
- □ 你得去地下层的中心仓库。

德国医院的大多数科室和养老院的住宅区都是可以自由出入的。来访时间安排各不相同。对于新生儿监护室、特护病房和封闭式病房是有特殊规定的。如若想和管理处、医生沟通，可在正常工作时间即8点至17点来访。病人何时和是否可以离开科室或出院，视情况而定。

理解和转达科室的工作及指示

- 谁照顾新入院的诺尔特先生？
- 玛利亚，你来负责诺尔特先生，也就是说你是他的专业护理员。
- 今天穆勒女士和迈耶先生出院。谁来负责一下出院事宜？
- □ 我可以完成。
- 玛利亚，请你今天重新做一次新入院记录。
- 6号房间的弗莱先生要换绷带了吗？你可以完成吗，艾琳娜？
- □ 可以，我测量完就去给他换绷带。
- 我们可以简要地讨论一下，还需要做些什么工作。
- 库尔兹先生需要去拍X片。这个工作实习生可以完成吧？

■ Frau Maier soll nach dem Labor noch zum EKG. Wer kann sie hinbringen? Elena, du?
□ Leider nicht, ich soll heute doch bei der Chefarztvisite dabei sein.
■ Eine Bitte an alle: kurze Dienstbesprechung um 15 Uhr.

Aufträge und Anordnungen nachfragen und bestätigen

■ Frau Maier bekommt dreimal täglich ... und abends zusätzlich 1 Tablette ... zum Schlafen.
□ Also dreimal täglich ... und abends zusätzlich einmal ... . Richtig?
■ Kannst du mir das bitte noch einmal erklären, ich habe nicht alles verstanden.

■ Zuerst machen wir bei Frau Berner Labor und dann ein CT-Thorax.
□ Zuerst Labor und dann melde ich Frau Berner beim CT an / mache ich für Frau Berner einen CT-Termin.
■ Soll ich jetzt bei Herrn Müller zuerst ein EKG schreiben oder ihn zur orthopädischen Sprechstunde bringen?
□ Gehen Sie zuerst in die Sprechstunde, das EKG kann warten / können wir später machen.

TIPP: In D A CH ist es kein Problem, noch einmal zu fragen, wenn man etwas nicht oder nicht genau verstanden hat. Das signalisiert dem Partner, dass man aufmerksam ist und lernen will. Viel schlimmer ist es, wenn man Angst hat und nicht nachfragt. Gerade in einem Krankenhaus oder Pflegeheim ist es sehr wichtig, dass man alle Informationen und Anweisungen genau versteht. Also besser einmal zu viel als einmal zu wenig fragen!

Exkurs: In D A CH leben besonders in den größeren Städten viele ältere Menschen allein zu Hause. Deshalb hat man in den letzten 20 Jahren verstärkt ambulante Pflegedienste aufgebaut. Ein Teil davon gehört zu kirchlichen oder caritativen Organisationen, ein großer Teil ist privat. Diese mobilen Dienste versorgen die Senioren ambulant, das heißt zu Hause. Für die Angehörigen, die oftmals nicht in der gleichen Stadt wohnen, ist es eine Beruhigung, wenn sie wissen, dass ihre Eltern oder Verwandten gut versorgt sind.

- 迈耶女士去过实验室之后还要去放射科。谁可以带她去？艾琳娜，你可以吗？
- 抱歉，我今天要陪主任医师查房。
- 请所有人出席15点的值班会议。

询问，确认任务和要求

- 迈耶女士每日服三次……晚上睡觉时多服一粒……药片。
- 每日三次……晚上额外增加一次……。对吗？
- 你可不可以再跟我说一遍，我没完全懂。
- 首先带伯纳女士去实验室，然后进行胸腔CT检查。
- 首先去化验室，然后为伯纳女士预约一个CT检查。
- 我现在首先应该为穆勒先生预约一个放射科检查，还是带他去矫形外科看诊？
- 请您首先带他去矫形外科看诊，放射科检查还要等/可以稍后做。

提示： 在德国、奥地利和瑞士，如果没有理解或未完全理解，再问一遍是完全没有问题的。这表明，您很专注且愿意学习。害怕而不问是不太好的。在医院和护理机构，准确理解所有信息和指示是非常重要的。

附注： 在德国、奥地利和瑞士的很多大城市，许多老人独自在家。因此在过去的二十年里门诊式护理服务需求不断增加。一部分护理服务源于教会或慈善机构，很大一部分是个人的。这种针对老年人的门诊服务，即为上门服务。对于和老年人经常不住在一个城市的家人来说，得知自己的父母或亲人被照料得很好，是一种安慰。

Krankenhaus

Diese Räume gibt es noch zusätzlich in unserem Haus:

_____

_____

_____

_____

_____

_____

_____

Das Krankenhaus

der 7. Stock			die HNO-Station		
der 6. Stock	die Augen-Station		die gynäkologische Station		
der 5. Stock	die Innere Station				
der 4. Stock					
der 3. Stock	der OP = der Operationssaal				
der 2. Stock	das Labor	die Sonographie			die Zentral-sterilisation
der 1. Stock		der Sozialdienst	die Pflege-dienstleitung	das Chefarzt-sekretariat	
das Erdgeschoss	die Apotheke	das Röntgen	die Ambulanz	die Endoskopie	die Aufnahme
der Keller	der Kiosk	die Cafeteria	die Küche		der Leichenkeller/ die Prosektur

在我们医院还有以下科室：

_____

_____

_____

_____

_____

_____

医院

八层：		耳鼻喉科
七层：	眼科	妇科
六层：	内科	
五层		
四层：	手术室	
三层：	化验室　超声波室	消毒中心
二层：	社会服务站　护士长室	主任医师秘书室
一层：	药房　放射科　门诊	胃镜室　登记处
地下层：	小报亭　咖啡馆　厨房	停尸房/解剖室

3 Betten, Waschen, Prophylaxen

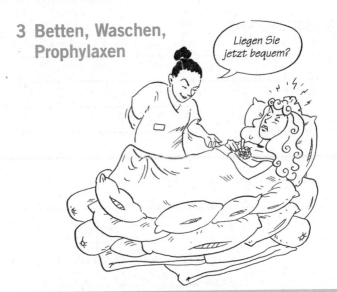

Kommunikation mit Patienten beim Betten machen

- Ich möchte jetzt Ihr Bett machen.
- Wir möchten Ihr Bett frisch beziehen. Stehen Sie bitte auf und setzen sich solange auf den Stuhl.
- Brauchen Sie Hilfe beim Aufstehen?
- Können Sie allein(e) aufstehen?
- Wir möchten das Stecklaken / das Betttuch wechseln / glatt ziehen.
- Wir möchten die Betteinlage / den Durchzug / die Unterlage wechseln. Heben Sie dazu bitte kurz das Gesäß / den Po an.
- Soll ich Ihnen das Kopfkissen aufschütteln?
- Soll ich Ihnen Ihr Kopfteil hoch/flach stellen?
- Brauchen Sie noch ein Kopfkissen / eine Decke / eine Fußstütze?
- Um Ihr Bett zu machen, stellen wir zuerst das Kopfteil flach. Stellen Sie bitte Ihr linkes / Ihr rechtes Bein an. Jetzt drehen wir Sie auf die rechte/linke Seite. Geht das so für Sie?
  Wir drehen Sie auf den Rücken und ziehen Sie ein Stück nach oben / zum Kopfende des Bettes.
- Können Sie so gut liegen / Liegen Sie so bequem?

3 床铺、清洁、预防

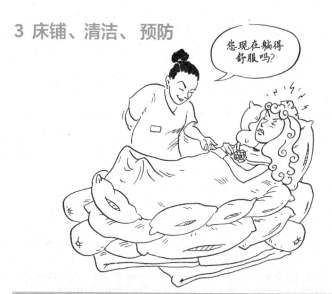

整理床铺时和病人交流

- 我现在要开始铺您的床。
- 我们想给您整理床铺。请您起身坐到椅子上。
- 需要我帮您起身吗?
- 您可以自己起身吗?
- 我们想要给您换床单。
- 我们想要给您换垫子,请您抬起臀部。
- 需要我给您拍拍枕头吗?
- 需要我将您的身体抬高/放平吗?
- 您还需要一个枕头 / 被子 / 脚凳吗?
- 为了方便您铺床,请先把身体放平。然后弯曲右腿/左腿。现在我们将您的身体翻至左侧/右侧,可以吗? 我们把您翻过身来,将身体向上移至床头。
- 这个位置您躺得舒服?

41

Prophylaxen

beim Waschen

- Herr Götz, können Sie sich selbst waschen oder brauchen Sie Hilfe/Unterstützung?
- Soll ich Ihnen ans Waschbecken helfen?
- Ich helfe Ihnen zum Waschbecken.
- Wo haben Sie Ihren Waschlappen / Ihr Handtuch / Ihre Zahnbürste / Ihren Kamm / Ihren Rasierapparat / Ihre Hautcreme?
- Bitte waschen Sie sich das Gesicht, die Arme und den Oberkörper.
- Ich wasche Ihnen jetzt den Rücken / die Beine / die Füße.
- Frau Mayer, Sie dürfen sich heute duschen / wir möchten Sie heute baden.
- Herr Bauer, Sie dürfen zum Waschen nicht aufstehen. Sie haben noch Bettruhe, ich bringe Ihnen eine Waschschüssel und helfe Ihnen bei der Körperpflege / beim Waschen / bei der Mundpflege. Ist die Wassertemperatur so angenehm?
- Sie bekommen von mir ein frisches Krankenhaus-Flügelhemd.
- Sie können sich nach dem Waschen Ihren Schlafanzug / Ihr Nachthemd / Ihren Bademantel anziehen.

prophylaktische Maßnahmen erklären und begründen

- Frau Philipp, Sie müssen ab jetzt medizinische Thromboseprophylaxestrümpfe (MT-Strümpfe) tragen. Das beugt einer Thrombose vor.
- Frau Graf, wir spritzen Ihnen ab heute einmal täglich Heparin subcutan in den Bauch / in den Oberschenkel, damit Sie keine Thrombose bekommen.
- Ich möchte Ihnen (Ihr) Heparin spritzen. Machen Sie bitte den Bauch frei. Zuerst desinfiziere ich Ihre Haut mit einem Spray. Es wird kurz kalt. Jetzt pikst es ein bisschen.
- Herr Meier, wir drehen/lagern/betten Sie jetzt auf die rechte Seite, um den Druck auf Ihr Gesäß / Ihre Schulter zu entlasten.
- Verändern Sie bitte immer wieder Ihre Position im Bett. / Machen Sie bitte häufig kleine Körperbewegungen, damit Sie kein Druckgeschwür bekommen / sich nicht wundliegen.

清洗

- 格茨先生，您可以自己洗澡还是需要帮忙?
- 要我帮您走到洗手盆旁吗?
- 我帮您走到洗手盆旁。
- 您的浴巾/毛巾/牙刷/梳子/剃须刀/洗面奶在哪儿?
- 请您洗脸、胳膊和上半身。
- 我帮您清洗背部/腿/脚。
- 迈耶女士，您今天可以洗澡了/我们今天想要帮您洗澡。
- 鲍尔先生，您在洗澡时不可以站立。您应该卧床休息，我给您拿一个洗脸盆，帮您护理身体/清洗身体/护理口腔。这个水温可以吗?
- 您可以从我这得到一套新的病号服。
- 您可以在洗完澡穿上您的睡衣/浴衣。

说明预防措施

- 菲利普女士，您从今天起开始穿预防血栓长袜。这可以预防血栓。
- 格莱弗女士，我们从今天起为您在肚子/大腿上皮下注射肝素以预防血栓。
- 我们想要给您/你注射肝素。请您解开衣服。首先我用喷雾给您的皮肤消毒，这会有点凉。现在会有点刺痛。
- 迈耶先生，我们现在将您翻身至右侧，来减轻您臀部/肩部的压力。
- 请您不断地改变在床上的卧姿。/请您经常动一动，以防止出现压疮。

- Wir stellen Ihr Kopfteil höher, damit Sie leichter atmen können.
- Bitte atmen Sie tief ein und aus. Noch einmal und ein drittes Mal. Dies ist wichtig, damit Sie keine Lungenentzündung bekommen.

Anweisungen und Aufforderungen zur Mobilisation

- Frau Richter, wir helfen Ihnen jetzt aufzustehen / beim Aufstehen und gehen ein paar Schritte, damit Sie gleich wieder etwas mobil werden.
- Herr Meyer, wir gehen jetzt jeden Tag etwas spazieren, damit Sie Ihr Knie wieder belasten lernen.
- Herr Frei, um 11 Uhr kommt die Physiotherapeutin zu Ihnen und macht die ersten Übungen mit Ihnen.
- Bitte nehmen/benutzen Sie am Anfang einen Rollator / die Krücken / einen Gehwagen, bis Sie wieder sicher gehen können.
- Brauchen Sie Hilfe oder wollen Sie es allein(e) versuchen?
- Frau Uhlig, wir helfen Ihnen jetzt beim Aufstehen. Zuerst setzen wir Sie an die Bettkante. Geht es Ihnen gut? Ist Ihnen schwindlig?
- Wir gehen jetzt ganz langsam ein paar Schritte. Sehen Sie dabei bitte nicht auf den Boden, damit Ihnen nicht schwindlig wird.

Waschen und Körperpflege sind sehr intime und individuelle Angelegenheiten. Manche Patienten oder Bewohner wollen sich nicht so gern vom Pflegepersonal waschen oder helfen lassen. Das kann für Männer wie Frauen zutreffen. Besonders muslimische Frauen wollen sich aus religiösen Gründen nicht von männlichem Pflegepersonal waschen lassen. Andererseits sind Sie für die Gesundheit und Hygiene verantwortlich. Versuchen Sie in solchen Fällen, die Wünsche der Patienten zu berücksichtigen, und fragen Sie, wer helfen kann.

Gespräche mit Angehörigen über die weitere Pflege nach der Entlassung

- Frau Mayer, Ihre Mutter sollte nach der Operation einige Wochen in die Reha. Unsere Sozialarbeiterin/Betreuerin wird sich um einen Platz / um die Anmeldung kümmern.

- 我们将您身体的一部分抬高，这有助于您呼吸。
- 请您深吸一口气，呼气，再来一次，连做三次。这很重要，可以防止肺部发炎。

活动的指示和要求

- 里克特女士，我们现在帮您起身，走几步，这样您可以稍微活动一下。
- 迈耶先生，我们现在每天都散散步，让您学习如何施压膝盖。
- 弗莱尔先生，女理疗师11点来，和您一起完成第一组练习。
- 请您在一开始使用助步车/拐杖，直到您确定可以独立行走。
- 您需要帮助吗？还是想独立尝试？
- 乌利希女士，我们现在帮您起身。我们先帮您坐在床沿边。感觉怎么样？头晕吗？
- 我们现在慢慢地走几步。这时您不要看向地面，以免头晕。

洗澡和身体护理是很私密的事情。有一些患者并不喜欢让护理人员帮忙冲洗。毕竟男女有别，特别是信仰穆斯林宗教的女患者由于宗教原因并不想让男护理人员帮忙洗澡。但另一方面护理人员对患者的健康和卫生负有一定责任。在这种情况下，出于考虑患者的意愿，您可以尝试着询问他们，谁可以帮助他们。

和家属讨论关于出院后的进一步护理

- 迈耶女士，您母亲在手术后还有几个月才会康复。我们的社工人员/护理员会帮您申请席位/预约。

- Wenn Ihr Vater entlassen wird, achten Sie bitte darauf, dass er regelmäßig seine Medikamente nimmt / ausreichend trinkt / seine Diät einhält / seinen Blutdruck misst / regelmäßig zur Krankengymnastik geht.
- Frau Müller, wenn Ihre Mutter jetzt wieder nach Hause kommt, müssen Sie die Krankenkasse informieren. Die schickt den MDK (Medizinischer Dienst der Krankenversicherung). Der prüft, welche Pflegestufe Ihre Mutter bekommt.
- Sie sollten für Ihren Vater einen ambulanten Pflegedienst beauftragen, der regelmäßig nach Ihrem Vater sieht.
- Es gibt die Möglichkeit, dass Sie für Ihren Vater einen Hausnotruf organisieren. Dann kann er im Notfall immer Hilfe holen.
- Bitte bringen Sie Ihre Tochter / Ihr Baby in zwei Wochen zu uns in die Ambulanz zur Nachsorge-/Vorsorge-/Kontrolluntersuchung/...

MDK und Pflegestufen:
Bei Patienten und Bewohnern, die sich nicht mehr allein versorgen können, kann man den MDK, den Medizinischen Dienst der Krankenversicherung, rufen. Der MDK, in der Regel ein Arzt oder eine Ärztin, prüfen dann, ob und inwieweit eine Person Hilfe braucht. Damit kann eine Pflegestufe festgelegt werden. Derzeit gibt es drei, in Zukunft fünf Stufen.
Dann kann der Patient oder Bewohner mit der Familie und dem Hausarzt entscheiden, ob er/sie häusliche, ambulante oder stationäre Pflege in Anspruch nehmen möchte. Dafür gibt es dann Zuschüsse aus der Pflegekasse. Den Rest der Pflegekosten muss man selbst bezahlen oder die Sozialhilfe der Gemeinde übernimmt das.

Hausnotruf
In den Großstädten und in vielen Gemeinden kann man sich einem Hausnotrufsystem anschließen. Das heißt, man ist durch einen Piepser am Arm oder als Anhänger am Hals mit einer Notrufzentrale eines Rettungsdienstes verbunden. In einem Notfall, zum Beispiel nach einem Sturz, kann der Patient den Rettungs- oder ambulanten Pflegedienst alarmieren. Diese haben einen Hausschlüssel und kommen sofort ins Haus.

- 如果您父亲要出院，那么请您注意，他定期服药/喝足够多的水/遵循规定饮食/测量血压/定期去做理疗。
- 穆勒女士，如果您的母亲现在出院回家，请您一定要通知医疗保险机构。他们会给健康医疗保险基金寄送证明，判断您母亲该接受哪一阶段的护理。
- 您应该为您父亲申请门诊护理服务，定期看望您父亲。
- 您可以为您父亲设置家庭紧急呼救，这样他可以在紧急情况下获得帮助。
- 请您两周后带您女儿/宝宝来门诊部进行愈后护理/预防护理/检查……

医疗保险医用基金会和护理阶段：

　　对于不能独立照料自己的病患，他们可以向医疗保险医用基金会寻求帮助。在那里会有医生来判断，病人是否需要帮助及需要多大程度的帮助。目前有三种护理阶段，未来将扩展到五种。如此，病人便可以和家人或家庭医生共同决定，是否需要家中的、门诊式的或入住医院式的护理。对于护理会有一定的补贴，剩余护理费用将由病人自己承担或由地方社会福利机构承担。

家庭紧急呼叫

　　在一些大城市和许多地区，人们可以自己接通家庭紧急呼叫系统。也就是说，人们可以通过在手臂或脖子上挂有一个连接紧急电话呼叫中心的寻呼机。在紧急情况下，例如在病人摔倒以后，就可以与救护站或门诊护理服务人员取得联系并马上获得帮助。

4 Körper und Beschwerden

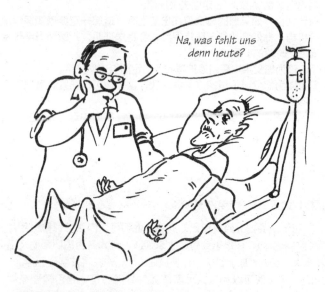

Na, was fehlt uns denn heute?

Körperteile und Skelett benennen

- Das ist der Kopf.
- Das sind die Beine.
- Die Arme bestehen aus den Ober- und Unterarmen und den Händen.
- Am Rücken sehen Sie die Wirbelsäule. Sie ist unterteilt in die Halswirbel,- Brustwirbel- und Lendenwirbelsäule sowie das Kreuzbein und das Steißbein.
- Zum Brustkorb gehören außer der Wirbelsäule noch das Brustbein und die Rippen.
- Zum Schultergürtel gehören das Schulterblatt und das Schlüsselbein.
- Die oberen Extremitäten sind unterteilt in den Oberarmknochen, die Elle und Speiche sowie Handknochen.
- Zu den unteren Extremitäten gehören der Oberschenkelknochen, die Kniescheibe, das Schien- und Wadenbein sowie Fußknochen.

4 身体和疼痛

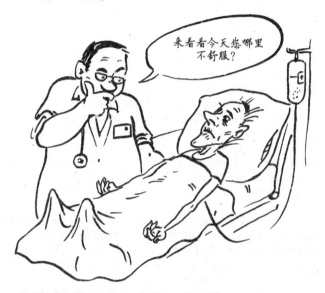

来看看今天您哪里不舒服？

指称身体各部分和骨骼

- 这是头部。
- 这是双腿。
- 胳膊有上臂，下臂和手组成。
- 在背部您可以看到脊柱。它分为颈椎、胸椎、腰椎、骶骨和尾骨。
- 胸部分为颈椎、胸骨和肋骨。
- 肩胛带分为肩胛骨和锁骨。
- 上半部分肢体分为肱骨、尺骨、桡骨和手骨。
- 下半部分肢体分为大腿骨、膝盖骨、胫骨、腓骨和脚骨。

wichtige Organe

- Zu den Sinnesorganen gehören die Haut, die Ohren und die Augen.
- Zum Kreislaufsystem zählen die Hauptschlagader, die Arterien, das Herz und die Venen.
- Zum Atmungssystem gehören die Nase, der Rachen, der Kehlkopf, die Luftröhre, die Bronchien, die Lungen sowie das Brust-, Rippen- und Zwerchfell.
- Zu den Bauchorganen gehören der Verdauungstrakt (die Mundhöhle, der Rachen, die Speiseröhre), der Gastrointestinaltrakt mit dem Magen, dem Dünndarm, Dickdarm und Mastdarm sowie die Leber, die Gallenblase und die Bauchspeicheldrüse, das Harnsystem (die Niere, das Nierenbecken, die Harnleiter, die Harnblase und die Harnröhre) sowie die Milz.
- Die Schilddrüse sitzt vor dem Kehlkopf und dem oberen Teil der Luftröhre.
- Zum männlichen Genitalsystem gehören die inneren Geschlechtsorgane (die Hoden und Nebenhoden, die Samenleiter, die Samenbläschen und die Prostata).
- Zu den äußeren Geschlechtsorganen zählen der Hodensack und das männliche Glied bzw. der Penis.
- Zum inneren weiblichen Genitalsystem gehören die Eierstöcke, die Eileiter, die Gebärmutter und die Scheide. Zu den äußeren Geschlechtsorganen zählen der Scheidenvorhof, die Bartholinschen Drüsen, große und kleine Schamlippen und die Klitoris.

Anweisungen und Fragen an Patienten bei der körperlichen Untersuchung

- Ich würde Sie jetzt gern körperlich untersuchen.
- Wir untersuchen zuerst Ihren Bauch / Ihr Bein / ...
- Würden Sie sich bitte bis auf die Unterwäsche ausziehen.
- Machen Sie sich bitte unten herum frei.
- Könnten Sie bitte den Oberkörper frei machen.
- Würden Sie sich bitte auf die Untersuchungsliege legen/setzen.
- Legen Sie sich bitte auf den Bauch.
- Drehen Sie sich bitte auf die rechte/linke Seite.

重要器官

- 感官器官包括皮肤、耳朵和眼睛。
- 循环系统包括主动脉、动脉、心脏和静脉。
- 呼吸系统包括鼻子、咽喉、喉头、气管、支气管、肺部、胸膜、肋膜和胸膈。
- 腹腔器官包括消化器官（口腔、咽喉、食管）、胃肠器官（胃、小肠、大肠、直肠、肝、胆囊、胰腺）、泌尿系统（肾、肾盂、输尿管、膀胱、尿道）和脾。
- 甲状腺位于喉和气管上半部前方。
- 男性生殖系统包括内部生殖系统（睾丸、附睾、输精管和前列腺）。
- 外部生殖系统包括阴囊和阴茎。
- 女性内部生殖器官包括卵巢、输卵管、子宫和阴道。外部生殖器官包括阴道前庭、前庭大腺、小阴唇、大阴唇、阴蒂。

身体检查时对病人的指示和询问

- 我现在要对您进行身体检查。
- 我先检查您的腹部/腿部/……
- 请您脱去内衣内裤。
- 请您脱去下身衣物。
- 请您脱去上身衣物。
- 请您躺到床上。
- 请您露出腹部。
- 请您转向右侧/左侧。

- Heben/Senken Sie bitte das Bein / den Fuß / den Arm.
- Würden Sie jetzt bitte das Bein / den Arm beugen und dann strecken.
- Winkeln Sie bitte das Knie / den Arm an.
- Spreizen Sie bitte Ihre Finger/Zehen.
- Drücken Sie bitte mit Ihrem linken Fuß gegen meine Hand.
- Öffnen Sie bitte den Mund!
- Strecken Sie bitte die Zunge heraus und sagen „Ah".
- Folgen Sie bitte meinem Finger mit Ihren Augen.
- Atmen Sie bitte tief ein und aus.
- Atmen Sie bitte durch den Mund ein und durch die Nase aus.
- Ich werde jetzt Ihr Herz mit dem Stethoskop abhören.
- Als nächstes werde ich Ihren Bauch abtasten.
- Nun werde ich Ihren Rücken abklopfen.
- Ich muss Sie noch rektal/gynäkologisch untersuchen.
- Ich möchte bei Ihnen Blutdruck messen. Krempeln Sie dazu bitte Ihren Ärmel hoch und halten Sie den Arm leicht gebeugt.
- Ich werde jetzt Ihren Puls am Handgelenk / an der Halsschlagader fühlen.

Erklären Sie bei der körperlichen Untersuchung den Patienten immer Ihre Handlungsschritte. So nehmen Sie ihnen die Angst. Auch ein Lob, wie „Das haben Sie gut gemacht. / Gut so." ist wichtig.
Sie sollten den Patienten außerdem mitteilen, wie lange die Untersuchung (noch) dauert, z.B. „Das dauert nicht lange. / Ich bin gleich fertig. / Ich werde mich beeilen. / Gleich haben Sie es geschafft. / Das war es schon."
Auch wenn eine Untersuchung unangenehm oder schmerzhaft sein kann, ist es wichtig, das den Patienten mitzuteilen oder nach Schmerzen zu fragen:
„Das kann jetzt ein bisschen unangenehm werden / weh tun."
„Es tut mir leid, aber das wird jetzt ein bisschen unangenehm / weh tun."
„Sagen Sie mir bitte, wenn es schmerzt / weh tut."

- Sie können Sich jetzt wieder anziehen/ankleiden.
- Ziehen Sie sich bitte wieder an und warten Sie kurz draußen / kommen Sie dann in das Sprechzimmer nebenan.

- 请您抬起（放下）腿/脚/胳膊。
- 请您弯曲腿/胳膊然后伸直。
- 请您弯曲膝盖/胳膊。
- 请您张开手指/脚趾。
- 请您用左脚按压我的手。
- 请您张嘴！
- 请您伸直舌头说"啊"。
- 眼睛请跟随我的手指。
- 请您深呼吸。
- 请您用嘴呼气用鼻子呼气。
- 我现在要用听诊器听您的心脏。
- 接下来我要触摸您的腹部。
- 现在我要敲击您的背部。
- 我现在想要对您进行直肠/妇科检查。
- 我想要测量您的血压。请您卷起袖子，保持手臂微弯曲。
- 我现在要感受您手腕/颈动脉的脉搏。

> 请您在为病人做身体检查时说明您的动作步骤。如此可以避免患者感到害怕。"您做得很好。/就是这样。"之类的称赞是很重要的。除此之外，您还应该告诉病人检查会（还会）持续多久，例如："这不会持续很久。/我们马上就结束。/我会很快检查完。/我们马上就检查完了。/这个已经完成了。"即使检查有可能会造成不舒服或疼痛，也应该告诉病人或询问病人："这可能会有点疼。""抱歉，这可能会有点不舒服/疼。""如果疼的话，请您告诉我。"

- 您可以穿上衣服了。
- 请您穿上衣服，在外面稍等片刻。/然后来问诊室。

Beschwerden

nach dem allgemeinen Befinden und nach Schmerzen fragen

- Erzählen Sie: Was ist passiert / Was führt Sie zu uns / Warum sind Sie hier?
- Wie geht es Ihnen?
- Wie fühlen Sie sich (heute)?
- Fühlen Sie sich gesund/wohl/fit? Wie fühlen Sie sich allgemein/insgesamt?
- Haben Sie Schmerzen?
- Was für Beschwerden haben Sie im Moment?
- Was tut Ihnen weh?
- Wo genau haben Sie Schmerzen?
- Können Sie mit der Hand auf die Stelle zeigen, wo es weh tut?
- Können Sie mir den Ort der Schmerzen genauer beschreiben?
- Können Sie mir sagen, wie sich die Schmerzen anfühlen?
- Können Sie mir die Schmerzen beschreiben?
- Sind die Schmerzen eher stechend/klopfend/ziehend/brennend/dumpf?
- Womit sind die Schmerzen vergleichbar?
- Wie stark sind die Schmerzen auf einer Skala von 1 bis 10?
- Gehen die Schmerzen von einem bestimmten Punkt aus?
- Strahlen die Schmerzen in eine bestimmte Körperregion aus?
- Spüren Sie die Schmerzen auch an einer anderen Stelle?
- Seit wann haben Sie die Schmerzen?
- Wann sind die Schmerzen zum ersten Mal aufgetreten?
- Sind die Schmerzen plötzlich gekommen oder nach und nach stärker geworden?
- Sind die Schmerzen wellenförmig oder gleichmäßig?
- Haben Sie die Schmerzen ständig/gelegentlich?
- Sind Sie manchmal schmerzfrei?
- Gibt es einen Auslöser für die Schmerzen, z.B. eine bestimmte Nahrung/Bewegung?
- Können Sie sich vorstellen, was die Schmerzen verursacht hat?
- Gibt es etwas, was die Schmerzen lindert/vermindert oder verschlimmert/verstärkt, z.B. Kälte/Wärme oder Stehen/Liegen?
- Haben Sie Medikamente gegen die Schmerzen eingenommen?

对一般情况和疼痛进行询问

- 请您说一说：发生了什么/您为什么来找我们/您为什么来这儿？
- 您怎么样？
- 您（今天）感觉怎么样？
- 您今天感觉舒服吗？您整体感觉怎么样？
- 您哪里疼吗？
- 您现在是有怎样一种疼痛？
- 您哪里疼？
- 您具体哪里疼呢？
- 用手指给我，哪里疼？
- 您可以准确描述一下是哪里疼吗？
- 请您告诉我，是怎样一种疼？
- 您可以描述一下是怎样的疼痛吗？
- 是刺痛/阵痛/长痛/火烧一样痛/胀痛？
- 把这种疼痛打个比方呢？
- 从1到10级的话，这个疼痛大约有几级？
- 是由一个点引发的疼痛吗？
- 在身体某个区域引起的疼痛吗？
- 另外一侧也疼吗？
- 您从什么时候开始疼的？
- 第一次疼是什么时候？
- 是突然的疼还是逐渐疼起来？
- 是不时的阵痛还是有规律性的痛？
- 是持久性的痛还是偶尔痛？
- 有时会不痛吗？
- 有没有特别引起疼痛的原因？例如饮食或是动作？
- 您有想过是什么引起疼痛的吗？
- 有没有什么缓解或加剧疼痛的吗？例如冷/热的东西或是站立/平躺？
- 有没有服过抗疼痛的药物呢？

Beschwerden

Informationen weitergeben

- Patient fühlt sich matt und niedergeschlagen.
- Patient äußert starke Schmerzen bei Belastung des Knies.
- Patient klagt/berichtet über Dyspnoe/Nykturie.
- Patient berichtet / gibt an, dass er an Übelkeit und Erbrechen leidet.
- Patient leidet an Hypercholesterinämie/Hypertonie/Durchfall.
- Patient beschreibt die Schmerzen als ...
- Bewohner/Klient klagt über Appetitlosigkeit.

ärztliche Anordnungen an das Pflegepersonal geben

- Geben Sie Frau M. bei Bedarf gegen ihre Kopfschmerzen 500 mg Paracetamol® oral (p. o.)
- Herr M. erhält 1x tgl. eine Antithrombosespritze subcutan (s. c.) und Antithrombosestrümpfe.
- Herr R. bekommt gegen seine Schmerzen 500 ml NaCl (Natriumchlorid) mit ... mg Tramal® i. v. (intravenös).
- Machen Sie morgen bei Frau A. ein Blutzuckertagesprofil und messen Sie 3 x tgl. den Blutdruck.
- Herr M. bekommt tgl. Verbandswechsel.
- Bitte bei Herrn Y. am 12. postoperativen Tag die Klammern/Fäden entfernen.
- Ziehen Sie heute bei Frau K. die linke Drainage.
- Frau Lex darf ab morgen mobilisiert werden / Krankengymnastik bekommen, ihr Bein aber noch nicht belasten.
- Herr Ober hat drei Tage strenge Bettruhe und muss flach liegen.
- Herr Ober soll täglich Atemgymnastik machen und inhalieren.
- Frau Hauser muss ab heute Abend für die Gastroskopie nüchtern bleiben,
- Bei Herrn N. muss morgen der Dauerkatheter gewechselt werden / kann der Dauerkatheter gezogen werden.
- Herr Thoma soll einen Termin bei der Sozial-/Ernährungsberatung machen.
- Frau Schwedt ist über-/untergewichtig, sie bekommt ab sofort Reduktions-/Aufbaukost.

转达信息

- 病人感觉乏力和意志消沉。
- 在对膝盖施压时，病人感到很强的疼痛感。
- 病人感觉呼吸困难/病人患有夜尿症。
- 病人感觉恶心，想呕吐。
- 病人患有高胆固醇血症/高血压/腹泻。
- 病人感觉这种疼痛像……
- 住院患者/客户诉苦说没有食欲。

向护理人员传达医疗要求

- 请您给M.女士500毫克治疗头痛的口服药物。
- M.先生每天皮下注射一支抗血栓针剂并穿抗血栓长袜。
- R.先生需要注射500 ml氯化钠和……毫克的曲多马（静脉内）来抗疼痛。
- 请您明天给A.女士做一份血糖记录表并且每日测量三次血压。
- M.先生每天需要换绷带。
- Y. 先生手术后第12天拆去创口夹/纱布。
- 今天撤去K.女士左侧的倒脉液管。
- 莱克西女士从明天起可以移动了/进行物理治疗，她的腿还不能施压。
- 欧博先生必须卧床平躺三天。
- 欧博先生每天必须做呼吸训练。
- 豪瑟女士因为胃镜检查明天晚上起必须保持空腹。
- N.先生明天必须换永久导管/撤掉永久导管。
- 托马先生应该在社会咨询/饮食咨询那里预约个时间。
- 施韦特女士超重/体重不足，她需要开始吃低热量食物/营养食品。

- Herr Oppel ist dehydriert, er muss viel / mindestens zwei Liter am Tag trinken.
- Frau Obermüller leidet an Inkontinenz, sie bekommt ab sofort Inkontinenzvorlagen verschrieben.
- Herr Unger ist sturzgefährdet, Sie müssen für ihn einen Rollator bei der Krankenkasse beantragen.
- Zur Abklärung des Befundes machen wir noch weitere Untersuchungen / ein EKG / eine Sonographie / ein(e) MRT / eine Koloskopie / ...

Schmerz und Krankheit als kulturelles Phänomen

Schmerzen und Krankheit sind in D A CH im Vergleich zu anderen Kulturkreisen wie z.B. muslimischen oder asiatischen eher Privatsache, also Sache des Kranken oder der engsten Familie. In orientalischen oder asiatischen Kulturen kann es sein, dass die ganze Familie den Kranken im Krankenhaus besucht und auch versorgt. Die Unterstützung wird als Beistand, als Hilfe zur Heilung gesehen.

In Deutschland wird die Versorgung mit Essen und den täglichen Routinen wie die Körperpflege vom Krankenhaus geleistet. Zu viel Besuch wird besonders von den Mitpatienten oft als störend empfunden.

In Pflegeheimen kann die Situation etwas anders aussehen. Hier wird die Hilfe bei der Betreuung der Bewohner, zum Beispiel beim Essenreichen oder dem Toilettengang, gerne angenommen. Mit der zunehmenden Zahl von Migranten, die in Deutschland krank oder pflegebedürftig werden, sind der Austausch von Wissen um die kulturellen Unterschiede und Verständnis gegenüber den verschiedenen Kulturen sehr wichtig geworden.

Notizen

_____

_____

_____

- 奥佩尔先生出于脱水状态，他必须每天大量饮水/至少饮两升水。
- 欧博穆勒女士患有失禁，马上给她开一些失禁垫。
- 昂格尔先生容易跌倒，您需要为他在医疗保险那里申请一个助步车。
- 对于诊断我们还要做进一步的检查/心电图/超声波检查/磁共振检查/结肠镜检查……

关于疼痛和疾病的文化现象

在德国、瑞士和奥地利，疼痛和疾病与其他文化圈例如穆斯林或亚洲相比是个相对而言更私密的事情，是病人和病人家属的私事。在远东或亚洲文化里可能是一家子的人来医院看望和照料病人。这种支持被看做关心和帮助。

在德国，病人在饮食和每日的照料由医院负责。过多的来访则会影响到病房里的其他病人。

在养老院里情况会有所不同。在这里例如饮食或如厕等老人们彼此会互相帮忙。随着越来越多的移民者生病或需要照料，不同文化之间的相互理解和交流显得尤为重要。

笔记

_____

_____

_____

5 Essen und Trinken

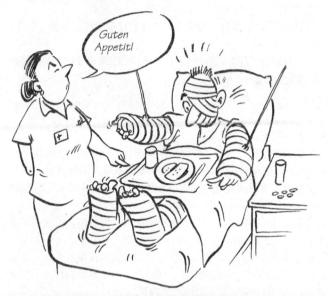

Essen austeilen und einsammeln, Geschirr und Besteck benennen

- Hier kommt Ihr/das Frühstück / das Mittagessen / der Nachmittagskaffee / das Abendessen.
- Möchten Sie lieber Tee oder Kaffee zum Frühstück?
- Frau Müller, wollen Sie noch ein Extrabrötchen / eine Extrasemmel / noch eine Scheibe Brot/Vollkornbrot?
- Möchten Sie Milch oder Zucker in den Tee?
- Wo möchten Sie essen? Soll ich das Essen ans Bett bringen oder auf den Tisch stellen?
- Ich stelle Ihnen das Tablett / den Teller / die Tasse / das Glas auf den Nachttisch.
- Brauchen Sie noch einen Kaffeelöffel / ein Messer / eine Gabel?
- Vorsicht, die Suppe ist noch heiß!
- Guten Appetit.
- Lassen Sie es sich schmecken.

5 饮食

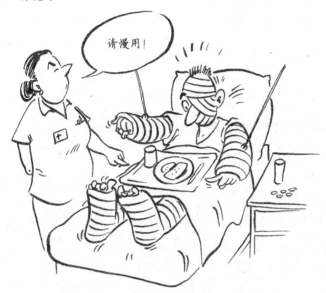

分发和收集食物, 指称餐具

- 这是您的早餐/午餐/下午茶/晚餐。
- 您早餐想要喝茶还是咖啡？
- 穆勒女士，您还想要一块小面包/一片面包/一个全麦面包吗？
- 您的茶里想加奶还是糖？
- 我需要把吃的拿到您床边还是放在桌子上？
- 我把托盘/盘子/杯子/玻璃杯放到床头柜上了。
- 您需要一个咖啡勺/一把刀/一个餐叉吗？
- 小心，汤还很热！
- 请慢用。
- 好好享用。

- Wenn Sie mit dem Essen fertig sind, können Sie das Tablett in den Essenswagen stellen.
- Kann ich das Tablett abräumen?
- Sind Sie mit dem Essen fertig?
- Hat es Ihnen geschmeckt?
- Sie haben kaum etwas gegessen. Hat es Ihnen heute nicht geschmeckt?
- Sind Sie satt oder möchten Sie noch etwas essen?

Unterstützung beim Essen anbieten/geben

- Brauchen Sie Hilfe oder können Sie allein/selbstständig essen?
- Kommen Sie allein zurecht?
- Soll ich Ihnen das Abendbrot richten?
- Ich stelle Ihnen zum Essen das Kopfteil hoch. Geht das so?
- Frau Müller, ich komme gleich und helfe Ihnen beim Essen.
- (Pfl.) Emil, kannst du bitte Herrn Frank das Essen anreichen, er kann nach dem Schlaganfall noch nicht allein essen.
- Was soll ich auf Ihr Brot schmieren? Marmelade oder lieber Honig?
- Möchten Sie den Saft mit dem Schnabelbecher oder einem Strohhalm trinken?
- Soll ich Ihnen das Fleisch schneiden?
- Frau M., Sie müssen noch nüchtern bleiben. Soll ich Ihnen das Mittagessen aufheben/zurückstellen?

Kostformen benennen und begründen, Anweisungen geben

- Herr Fink, Sie müssen ab 22.00 Uhr nüchtern bleiben, d. h. Sie dürfen nichts mehr essen und trinken. Um 9 Uhr haben Sie eine Gastroskopie.
- Herr Grimm, Ihr Blutzucker ist zu hoch. Sie bekommen deshalb ab jetzt eine Diabeteskost/Diabetesdiät.
- Frau Mahler, Sie bekommen wegen Ihres Untergewichts einige Wochen hochkalorische Kost.
- Frau Michel, Sie müssen etwas gegen Ihr Übergewicht tun. Deshalb hat die Ärztin eine Reduktionskost / kalorienarme Kost angeordnet. Außerdem haben wir für Mittwoch einen Termin bei der Ernährungsberatung für Sie ausgemacht.

- 如果您用完餐，可以把餐盘放在餐车里。
- 我可以整理餐盘了吗？
- 您用完餐了吗？
- 饭菜合您胃口吗？
- 您几乎没有吃什么，今天的饭菜不合您胃口吗？
- 您吃饱了吗？还是再吃一点？

在用餐时提供帮助

- 您需要帮助吗，还是可以自己用餐？
- 您可以自己用餐吗？
- 我需要帮您用晚饭吗？
- 用餐时我将您的头部抬高，这样可以吗？
- 穆勒女士，我马上过来帮您用餐。
- 埃米尔，你可以把弗兰克先生的饭递过去吗？他中风后不能自己用餐。
- 我应该给您的面包涂点什么？果酱还是蜂蜜？
- 您将要用杯子还是吸管喝果汁？
- 需要我帮您把肉切开吗？
- M.女士，您还需要保持空腹。需要我帮您把午饭保存起来/放回去吗？

指称和说明餐饮形式，给予指示

- 芬克先生，从22点起您必须保持空腹，也就是说您不可以吃和喝任何东西。这样（明早）9点您才能做胃镜检查。
- 格林姆先生，您的血糖太高了。所以从现在开始您需要进行糖尿病饮食疗法。
- 马勒女士，因为您体重不足，需要进行数周的高卡路里饮食。
- 米歇尔女士，因为您超重，所以医生为您制定了低热量饮食。除此之外，这周三我们还为您预约了饮食咨询。

□ Darf ich jetzt bestimmte Dinge nicht mehr essen?

■ Ja, genau. Sie sollen kein fettes Fleisch, wenig Kohlenhydrate, keinen Kuchen oder Süßigkeiten essen. Dafür sollten Sie lieber viel Fisch, Gemüse und Obst zu sich nehmen.

■ Herr Müller, nach Ihrer Operation müssen wir Ihren Magen/Darm erst wieder an normales Essen gewöhnen. Die nächsten Tage erhalten Sie noch Schonkost / leichte Kost.

■ Herr M., ab morgen dürfen Sie wieder normale Kost / Vollkost zu sich nehmen.

■ Herr Grimm, bei Ihrem hohen Blutdruck sollten Sie mehr auf salzarme Kost achten!

■ Herr A. hat Zöliakie. Wir müssen für ihn glutenfreie Kost bestellen.

■ Herr U. leidet an Appetitlosigkeit und bekommt deshalb ab sofort Wunschkost.

■ Wir müssen bei Herrn Munzig die Trinkmenge erhöhen, er ist leicht dehydriert.

Essenswünsche erfragen und weitergeben

■ Frau M., hier ist der Wochenspeiseplan. Sie können zwischen vier Menus wählen.

■ Frau Mayer, haben Sie schon den Speiseplan gelesen und ausgefüllt? Menü 1 oder 2 oder lieber das vegetarische Essen?

■ Was möchten Sie essen/trinken/bestellen?

■ Haben Sie andere Wünsche? Sind Sie Vegetarier/Veganer?

■ Wünschen Sie koschere Kost?

□ Also Schweinebraten esse ich nicht so gern. Könnte ich bitte etwas anderes bekommen/bestellen?

■ Herr Grimm, Sie können Ihre Wünsche auf der Karte ankreuzen.

■ Frau G. klagt über Übelkeit und möchte leichte Kost bestellen.

■ Herr R. hat Verdauungsbeschwerden/-probleme und wünscht sich zum Frühstück Vollkornbrot.

■ Frau A. hat Schluckbeschwerden und fragt, ob Sie (die) pürierte Kost bekommen könnte.

▫ 现在有些东西我就不可以再吃了是吗?

■ 对的。您不可以吃肥肉、蛋糕和甜品,要少吃碳水化合物。所以您最好吃一些鱼肉、蔬菜和水果。

■ 穆勒先生,手术后您的胃/肠道需要重新适应正常饮食。因此接下来的几天您要吃无刺激性的食物。

■ M.先生,从明天开始您可以正常饮食了。

■ 格林姆先生,由于您高血压,所以最好吃少盐的食物。

■ A.先生患有乳糜泄。我们必须为他预定无谷胶食物。

■ U.先生食欲不振,给他拿点他想吃的东西。

■ 我们需要提高穆吉先生的饮水量,他有些轻微脱水。

询问和转达饮食喜好

■ M.女士,这是这周的菜单。您可以在其中选出四个套餐。

■ 迈耶女士,您读过和填写菜单了吗? 您想选套餐 1 还是2还是想吃素食?

■ 您想要吃/喝/点些什么呢?

■ 您有其他喜好吗? 您是素食主义者吗?

■ 您想要吃符合犹太教规的食物吗?

▫ 我不太喜欢吃猪肉。我可以点些其他的吗?

▫ 格林姆先生,您可以勾选您想要的食物。

■ G. 女士有点恶心,她想要点些清淡的。

■ R. 先生消化不好,想要吃全麦面包。

■ A. 女士有吞咽困难,想问可不可以吃些泥状食物。

Essen und Trinken

Die Essenswünsche werden je nach Haus von der Pflegekraft oder der Verpflegungsassistentin mit einer Essenskarte oder per PC an die Küche weitergegeben.
In den meisten Einrichtungen gibt es einen festen Speiseplan.
Die Patienten und die Bewohner können so zwischen verschiedenen Menüs wählen.

- Die Diät-/Verpflegungsassistentin kommt jeden Tag / jede Woche / regelmäßig, um besondere Wünsche abzuklären.

Angehörige über Kost informieren

- Frau Mayer, Sie wissen, dass Ihre Mutter Diabetes hat. Sie sollte in Zukunft Kohlehydrate, also Brot und Kuchen/Zucker/... meiden.
- Frau Michel, Ihre Mutter ist ja bei uns wegen Ihrer Arthrose in Behandlung. Sie hat auch noch Übergewicht, das belastet die Gelenke sehr. Können Sie bitte darauf achten, dass Ihre Mutter kalorienarme Kost zu sich nimmt, also weniger Fette, mehr Obst, Gemüse und Fisch.
- Frau Müller, Ihr Mann sollte nach der Magen-OP die nächsten Wochen nur leichte Kost bekommen. Wir können gern einen Termin bei der Ernährungsberatung für Sie vereinbaren.
- Ihr Vater ist stark untergewichtig und hat kaum Appetit. Ergänzen Sie bitte die tägliche Nahrung mit einem Liter hochkalorischem Energiedrink. Das Rezept dafür bekommen Sie vom Hausarzt.
- Ihr Vater trinkt zu wenig. Das ist nicht gut für seinen Kreislauf. Bitte sorgen Sie dafür, dass er mindestens eineinhalb Liter Flüssigkeit zu sich nimmt.
- Es wäre gut für die Gesundheit Ihrer Mutter, wenn ...

Essen am Computer bestellen

- Ich kann dir die Essensbestellung bei uns mal erklären:
- Du öffnest die Maske Essensbestellung.
- Nun musst du jeden Patienten einzeln in der Computermaske anlegen, also Name, Vorname, Station und Zimmer hineinschreiben. Das findest du unter dem Button Belegung.

病人的饮食喜好会由医院的护理人员或饮食助理通过菜单或电脑向厨房传达。

在大多数机构会有固定的菜单。病人可以从中选择自己喜欢的。

- 饮食助理每天/每周/定期来确定病人的喜好。

告知家属病人饮食情况

- 迈耶女士，您知道，您的母亲患有糖尿病。因此她以后都要避免吃碳水化合物，也就是面包和蛋糕/糖/……
- 米歇尔女士，您的母亲患有关节炎需要治疗。她还超重，这会加大关节的压力。所以希望您可以注意让她低热量饮食，少油脂，多水果、蔬菜和鱼。
- 穆勒女士，您的先生由于做了胃部手术接下来的几周要饮食清淡。我们可以为您在营养咨询那里预约一个时间。
- 您父亲体重不足且没有食欲。请您每天为他增加一些高热量的能量饮品。家庭医生会给您处方。
- 您的父亲饮水太少了。这不利于他的血液循环。请您注意，他至少要喝一升半的水。
- 如果……，这将有益于您母亲的健康。

在电脑上点餐

- 我可以跟你讲一下我们的订餐方式。
- 打开订餐框。
- 现在在你需要为每个病人在电脑上填写菜单，即他们的姓名、科室和病房。然后找到分配按钮。

Essen und Trinken

- Dann musst du mit der Maus jeweils anklicken, ob der Patient Vollkost, leichte Kost, Diät-, vegetarische, schweinefleischfreie, Aufbau- oder andere Kost bekommt.
- Wenn jemand Sonderwünsche hat, kannst du das bei/unter ... eingeben.
- Wenn du alle Bestellungen eingegeben hast, klickst du auf den Button „an die Küche abschicken".

Kulturelle und religiöse Kostformen im Krankenhaus und in Pflegeeinrichtungen

Neben den medizinisch begründeten Kostformen wie Diät, pürierte Kost oder Aufbaukost werden auch religiös oder weltanschaulich begründete Kostformen in den deutschen Krankenhäusern und Pflegeheimen beachtet. Zum einen kommen immer mehr Patienten aus anderen Ländern, z.B. aus den arabisch-muslimischen Ländern, nach D A CH. Zum anderen kommen auch immer mehr Migranten ins Rentenalter, da sie z.T. pflegebedürftig werden. Aber allein die Tatsache, dass jemand ursprünglich aus einem muslimischen Land kommt, heißt nicht, dass er oder sie kein Schweinefleisch usw. isst.

In vielen Ländern ist es auch so, dass die Verpflegung der Patienten Sache der Angehörigen ist. Das ist in D A CH sicher nicht so. Sie dürfen die Patienten oder Angehörigen also auch darauf hinweisen, dass selbst zubereitetes mitgebrachtes Essen die Patienten sogar gefährden kann.

Alkohol gibt es auf dem Speiseplan überhaupt nicht. Falls keine medizinischen Gründe dagegen sprechen, ist es aber für die Patienten oder Angehörigen erlaubt oder sogar üblich, in der Einrichtung geringe Mengen Alkohol zu trinken. Fragen Sie im Zweifelsfall nach, wie das in Ihrer Einrichtung gehandhabt wird. Rauchen ist nur in den extra bezeichneten Räumen oder im Freien in markierten Bereichen erlaubt.

Sprichwörter zum Thema Essen

- Essen und Trinken halten Leib und Seele zusammen.
- Das Auge isst mit.

- 接下来你需要用鼠标分别点击，病人想要全类饮食、清淡饮食、低热量套餐、素食套餐、无猪肉套餐、营养套餐还是其他套餐。
- 如果有人有其他饮食喜好，你可以在这里写下来。
- 如果你已经输入了所有订餐，就点击按钮"发送给厨房"。

医院和护理机构的文化与宗教饮食形式

除了以医学为基础的饮食形式如低热量饮食，泥状饮食和营养饮食外，宗教和价值观在德国的一些医院和护理机构也作为考虑因素。一方面越来越多其他国家的人来到德国、瑞士和奥地利，例如阿拉伯或穆斯林国家。另一方面越来越多的移民者进入退休的年纪需要照顾。有些人就算来自穆斯林国家，但这并不代表他们不吃猪肉。

在许多国家是这样的，病人的护理由家属负责。而在德国、瑞士和奥地利却不是这样的。您需要提醒病人和家属，自己带来的食物可能对病人造成危害。

菜单上不会出现酒。但是如果医生不反对的话，病人可以喝少量酒。请您存在疑问时问一下您工作的机构，是否允许。只能在吸烟室或室外标志为吸烟区的区域吸烟。

关于饮食的谚语

- 吃喝让身心融为一体。
- 一饱眼福。

Welche Sprichwörter gibt es in Ihrem Land zum Thema Essen?
Vielleicht könnten Sie die Sprichwörter Ihren Patienten oder
Bewohnern übersetzen: Bei uns sagt man ...

Notizen

_____

_____

_____

_____

_____

_____

_____

_____

_____

_____

_____

_____

_____

_____

_____

在您的国家也有关于饮食的谚语吗？您可以翻译给您的病人听：在
我们国家，人们这样：

笔记

_____

_____

_____

_____

_____

_____

_____

_____

_____

_____

_____

_____

_____

_____

6 Messen und Dokumentieren

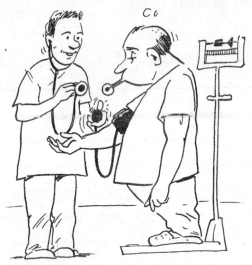

Vitalzeichen messen

- Herr Gröger, ich messe jetzt bei Ihnen den Blutdruck.
- Machen Sie bitte Ihren rechten Arm frei, damit ich die Blut-
druckmanschette anlegen kann.
- Frau Mayer, ich muss noch mal Ihren Puls fühlen, weil er heute
Morgen ungleichmäßig war. Bitte geben Sie mir dazu (mal) Ihr
linkes Handgelenk.
- Frau Scholz, ich möchte jetzt die Temperatur messen. Nehmen
Sie dazu bitte das Thermometer und legen es seitlich unter die
Zunge und halten den Mund geschlossen, bis es piepst.
- Wir müssen täglich Ihre Temperatur kontrollieren. Sie bekommen
dafür ihr eigenes Thermometer. Messen Sie bitte immer am
Vormittag selbstständig unter der Achsel (axillar).
- Wir messen die Köpertemperatur mit einem Ohrthermometer.
Bitte machen Sie Ihr rechtes Ohr frei, damit ich das Thermome-
ter ins Ohr einführen kann. Wenn es piepst, sind wir fertig.

6 测量和记录

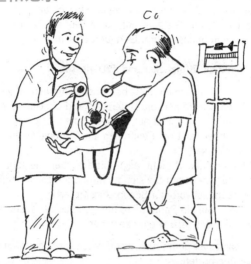

测量生命特征

- 格罗戈先生，我现在要给您测量血压。
- 请您露出右胳膊，以便我给您绑血压带。
- 迈耶女士，我需要测量下您的脉搏，因为今天早上您的脉搏跳动不规律。请给我您的左手腕。
- 朔尔茨女士，我现在要测量您的体温。请您将体温计放置在舌头下方一侧，保持嘴巴闭合，直至温度计响。
- 我们每天都要检查您的体温。您会得到一个专属温度计。请您每天上午自己测量腋下体温。
- 我们现在要用入耳式体温计测体温。请您露出右耳，我将体温计放入您的耳朵中。当它响时，测量就完成了。

Messen

- Wegen Ihres Hustenreizes müssen wir heute Ihre Temperatur rektal, also im After messen. Drehen Sie sich dazu bitte auf die Seite und bleiben Sie ganz entspannt. Gut so! Das ist vielleicht ein bisschen unangenehm. Es dauert aber nicht lange.

EKG schreiben, Blutzucker und ZVD messen

- Ich würde jetzt gern ein EKG bei Ihnen schreiben. Machen Sie bitte Ihren Oberkörper, die Unterarme und die Unterschenkel frei. Legen Sie sich jetzt auf das Bett / die Liege.
- Ich lege Ihnen jetzt die Elektroden an. Achtung/Vorsicht, die sind ein bisschen kalt.
- Die Messung dauert nicht lange, bitte bleiben Sie ganz ruhig liegen. Bitte bewegen Sie sich nicht und atmen Sie ruhig weiter.
- Die Messung ist vorbei. / Schon sind wir fertig.
- Hier haben Sie ein Papiertuch, um sich das Gel abzuwischen.
- Sie können sich jetzt wieder anziehen.

- Herr Scholz, vor dem Frühstück müssen wir noch Ihren Blut-zucker überprüfen.
- An welchem Finger soll ich Sie stechen?
- Soll ich Sie am Finger oder am Ohrläppchen stechen?
- Bitte waschen Sie zuerst Ihre Hände.
- Bevor ich Sie mit der Lanzette steche, desinfiziere ich Ihren Finger / Ihr Ohrläppchen.
- Das pikst jetzt kurz.
- Das tut ein bisschen weh.
- Hier haben Sie einen Tupfer. Drücken Sie mit dem Tupfer kurz auf die Einstichstelle.
- Wenn es nicht mehr blutet, können Sie den Tupfer wegnehmen.

- Herr M., ich messe gleich noch Ihren zentralen Venendruck (ZVD). Dazu muss ich Sie in die flache Rückenlage bringen. Geht das so für Sie?
- Jetzt pumpe ich noch Ihr Bett ein bisschen hoch und verbinde das Schlauchsystem mit Ihrem zentralen Venenkatheter. Bleiben Sie ganz ruhig liegen. Das machen Sie gut!

■ 由于您咽喉不适，所以我们要通过直肠测量温度，也就是测量肛门内温度。请您转身到一侧，保持放松。对，就是这样！这有可能会有点不舒服，但是不会持续很久。

做心电图，测量血糖和中心静脉压

■ 我现在要为您做一次心电图检查。请您露出上身，前臂和小腿。请您躺在床上。

■ 我现在放置电极在您身上，小心，这有点凉。

■ 测量不会持续很久，请您保持平静。不要动，继续平静地呼吸。

■ 测量结束了。

■ 这有张纸巾，您可以将凝胶擦去。

■ 您现在可以穿上衣服了。

■ 朔尔茨先生，早餐前我们还需要检查一下您的血糖。

■ 我应该刺哪个手指呢？

■ 我应该刺手指还是耳垂呢？

■ 请您先洗手。

■ 在我用刺血针刺之前，我会消毒您的手指/耳垂。

■ 就刺一下。

■ 可能会有点疼。

■ 给您一个棉球。用棉球按压刺血的位置。

■ 如果不再出血，您就可以把棉球扔掉了。

■ M.先生，我马上要测量您的中心静脉压。请您身体后仰躺下，这样可以吗？

■ 现在我将您的床充气抬高，然后通过中心静脉导管连接软管系统。请您保持平静。您这样做得很好！

- So, das war´s schon. Ich stelle Ihr Kopfteil wieder hoch und decke Ihren Oberkörper wieder zu.

über Messwerte informieren

- Der Blutdruck ist 165 zu 95 (RR 165/95).
- Ihr Blutdruck ist etwas erhöht / relativ niedrig.
- Ihr Puls ist gleichmäßig / unregelmäßig / zu langsam / zu schnell.
- Ihre Pulsfrequenz ist 56. Sind Sie vielleicht Sportler?
- Frau Scholz, Ihre Temperatur ist 37 Null (37^0).
- Achtunddreißigfünf (38^5). Sie haben leichtes Fieber.
- Ihr Blutzucker ist 100, das ist in Ordnung.
- Ihr Blutzuckerwert ist 130, also leicht erhöht.
- Der ZVD ist 11. Das ist im Normbereich.

Anweisungen zur Kurvendokumentation

- Entschuldigung, wo trage ich die Messwerte ein?
- Kannst du mir bitte zeigen, wo ich die Messwerte eintrage?
- Blutdruck, Puls und Temperatur werden in das Stammblatt der Patientenakte / der Patientenkurve eingetragen.
- Der Puls wird mit einem roten Kreuz dokumentiert/eingetragen.
- Die Temperatur trägst du mit einem blauen Stift als Punkt ein. Wenn du rektal gemessen hast, musst du um den Punkt einen Kreis machen.
- Den Blutdruck musst du mit einem blauen Stift entweder als Zahl (120/80) in der Spalte RR oder graphisch mit einem blauen Stift eintragen.
- Die Blutzuckerwerte kannst du hier unten im Feld BZ mg/dl (Milligramm pro Deziliter) eintragen.
- In der Zeile Stuhl musst du eintragen, ob der Patient Stuhlgang hatte oder nicht. Für Stuhlgang haben wir einen Schrägstrich (/), für keinen Stuhlgang das Symbol Ø.
- Den ZVD schreibst du in der Spalte ZVD mit der Maßeinheit Zentimeter H_2O (z. B. 8 cm H_2O).
- Wenn im Patientenzimmer ein Überwachungsprotokoll liegt, trägst du dort die Werte ein.

- 测量结束。我现在将您的头部重新抬高，把您的上身盖上。

报告测量值

- 血压是165/95。
- 您的血压有点高/相对低一些。
- 您的脉搏很规律/不规律/太慢/太快。
- 您的脉搏频率是56。您是运动员吗?
- 朔尔茨女士，您的体温是37℃。
- 38.5℃。您可能有点发热。
- 您的血糖是100，一切正常。
- 您的血糖值是130，有点高。
- 中心静脉压是11，在正常范围内。

档案记录说明

- 不好意思，请问我在哪填写测量值呢?
- 您可以告诉我，在哪里填写测量值呢?
- 血压，脉搏和体温填写在病人档案/病历表的表格中。
- 脉搏用红色十字记录/登记。
- 体温用蓝色笔画点填写。如果通过直肠测量，就围绕着点画个圈。
- 你需要用蓝色笔在血压栏填写数字（120/80）或用蓝色的笔用图像形式记录血压。
- 血糖值你可以在血糖栏填写mg/dl（毫克/分升）。
- 在排便一栏你需要填写，病人是否排便。排便的话用斜线（/）表示，未排便用符号Ø表示。
- 你要在中心静脉压一栏中填写中心静脉压，用"厘米H_2O"测量单位填写。（例如8 cm H_2O）。
- 若在病房就有观测报告，请在病房观测报告上填写测量值。

Messen

Ausscheiden

- Hatten Sie heute schon Stuhlgang?
- Waren Sie heute schon auf der Toilette?
- Haben Sie immer noch Durchfall/Verstopfung?
- Der Stuhl von Herrn K. ist hart/weich/wässrig/weiß/schwarz/ schleimig/blutig/...
- Haben Sie schon Wasser gelassen?
- Der Urin von Frau M. ist klar/trüb, braun / stark konzentriert, übelriechend, rötlich/blutig,
- Ich habe den Urinbeutel von Herrn N. gewechselt.
- Schwester, können Sie bitte die Urinflasche von Frau M. leeren.
- Kannst du bitte das Steckbecken von Frau K. in der Fäkalien- spüle reinigen.
- Würdest du bitte bei Frau A. das Urinauffangsystem wechseln.
- Der Behälter für den 24-Stunden(Std.)-Sammelurin von Herrn M. steht im unreinen Raum unten im Regal.
- Schwester, können Sie mir bitte den Toilettenstuhl bringen. Ich muss dringend aufs Klo.

- Frau A. hat heute zweimal schwallartig unverdautes Essen erbrochen. Da sie immer noch über Übelkeit klagt, hat sie einen Spuckbeutel am Bett.
- Schwester, mir ist so schlecht/übel. Ich glaube, ich muss mich übergeben. Könnten Sie mir schnell eine Nierenschale bringen?
- Das Erbrochene von Frau A. war kaffeesatzartig/grünlich/blutig/ schleimig.

Flüssigkeitsbilanzierung

- Frau Bayer muss bilanziert werden, d. h. wir legen ein Ein- und Ausfuhrprotokoll an.
- Zur Einfuhr gehören Getränke, flüssige Nahrung und Infusionen.
- Zur Ausfuhr gehören Urinmenge, Erbrochenes, Drainagen und Stuhl.
- Flüssigkeitsverluste über die Haut (Schwitzen) und Atmung werden meist geschätzt.

排泄

- 您今天有排便吗?
- 您今天有去过厕所吗?
- 您还一直腹泻/便秘吗?
- K.先生排便很硬/软/水状的/白色/黑色/黏稠的/有血/……
- 您今天有排尿吗?
- M.女士的尿液是清的/浑浊的，棕色的，高度浓缩的，难闻的，红色的/有血的。
- 我已经将N.的尿壶更换过了。
- 护士，请您将M.女士的尿瓶倒掉。
- 你能把K.女士的便盆在水槽中清理一下吗?
- 你可以把A.女士的接尿器更换一下吗?
- M. 先生的24小时接尿器在污染区的架子里。
- 护士，您能帮我把坐便椅拿过来吗? 我想解手。
- A. 女士今天喷射性呕吐了两次未消化的食物。因为她一直感觉恶心，所以给她在床上放了一个呕吐袋。
- 护士，我感觉很不好/恶心。我想要吐，您能帮我快点拿来一个肾形盘吗?
- A. 女士的呕吐物是咖啡色/绿色/有血的/黏稠的。

液体记录

- 我们要记录拜耳女士摄入和排出液体情况。
- 摄入液体包括饮水、液体食物和输液。
- 排出液体包括尿液、呕吐、引流和排便。
- 皮肤排出（汗液）和呼吸排出的液体量大多通过估计。

- Die Einfuhr trägst du in Milliliter (ml) links in die Spalte ein.
- Die Ausfuhr trägst du in die rechte Spalte ein.
- Frau Meier, Sie müssen ab jetzt bitte alles, was Sie an Flüssigkeit zu sich nehmen, hier auf diesem Blatt aufschreiben.
- Die Nachtschwester sammelt das Bilanzblatt ein und überträgt die Gesamteinfuhr und Gesamtausfuhr und rechnet das Ergebnis der Bilanz aus.
- Frau Mehlig darf eine positive Bilanz von + 400 ml haben.
- Herr Sohler sollte eine negative Bilanz von – 200 ml erreichen.
- Die Bilanz bei Frau Köhler sollte ausgeglichen sein, also +/– 0 ml.

Inkontinenz

- Frau Sehrs hat Probleme den Urin zu halten. Sie trägt am Tag / tagsüber / in der Nacht / nachts Inkontinenzeinlagen mit Netzhose.
- Frau Sehrs hat eine Harninkontinenz. Sie braucht ein neues Rezept für Inkontinenzslips.
- Frau Müller, Ihre Mutter braucht wieder Inkontinenzvorlagen. Können Sie bitte zwei Pakete im Sanitätshaus bestellen.

ärztliche Anordnungen

- Legen Sie für Frau M. ein Einfuhr- und Ausfuhrprotokoll an.
- Herr Müller muss unbedingt mehr trinken, er ist stark dehydriert / sein Urin ist stark konzentriert.
- Herr Meyer, Sie müssen wegen Ihrer Nierensteine/Blasenentzündung täglich mindestens zwei Liter trinken. Am besten mehr vormittags. Dann müssen Sie in der Nacht nicht so oft raus.
- Bei Frau Möller legen wir zum Blasentraining ein Miktionsprotokoll an.
- Herr M. klagt über Nykturie. Ich verschreibe ihm für die Nacht eine Urinflasche.
- Schwester Anna, Frau Mayer hat zu viel Flüssigkeit verloren. Geben Sie ihr über 24 Stunden 1000 ml NaCl (Natriumchlorid) und 1000 ml Ringerlösung intravenös (i.v.).
- Pfleger Paul, achten Sie bitte darauf, dass Herr Möller genügend trinkt / sein Lieblingsgetränk in der Nähe hat.

- 摄入液体以毫升(ml)为单位填入表格左侧。
- 排出液体填入表格右侧。
- 迈耶女士，请您从今天开始把所有摄入的液体记在这张表上。
- 夜班护士将对照表收集起来，转抄下总摄入和总排出的液体值并计算出结果。
- 梅玲女士结算下来共+400 ml液体。
- 索莱尔先生结算下来共 –200 ml 液体。
- 科勒女士结算下来，摄入和排出液体等值，也就是+/– 0 ml。

失禁

- 赛尔女士无法控制排尿。她需要在白天/一整天/晚上穿着带有失禁垫的网裤。
- 赛尔女士有尿失禁。她需要针对尿失禁开一个新的处方。
- 穆勒女士，您的母亲还需要失禁垫。您可以在卫生救护站为她预定两包。

医疗要求

- 请您为M.女士做一个摄入排出报告。
- 穆勒先生一定要多喝水。他脱水很严重/他的尿液高度浓缩。
- 迈耶先生，因为您的肾结石/膀胱炎，您每天必须至少喝两升水。最好在上午，这样您夜里就不需要经常起夜了。
- 针对穆勒女士的膀胱训练，我们需要为她制作一个泌尿记录。
- M. 先生患有夜尿症。我们需要在夜里给他开一个尿壶。
- 安娜护士，迈耶女士失水太多。请您给她静脉注射24小时1000 ml氯化钠和1000 ml格林氏溶液。
- 保尔护工，请您注意，穆勒先生已经喝了足够多的水了/他最喜欢的饮料就摆在他附近。

Messen

- Herr A. leidet an einer Stuhlinkontinenz und trägt deshalb ein Analtampon, das alle 6 bis 8 Stunden gewechselt werden muss.
- Herr A. bekommt vor der Koloskopie noch ein Klistier.
- Bei Herrn U. besteht Verdacht auf (V.a.) Darmverschluss/Ileus. Wir müssen sofort den Notarzt rufen.
- Zur Vermeidung von Verstopfung sollte Frau M. mehr trinken / mehr Obst essen.
- Herr A. bekommt gegen seine Obstipation 10 mg Laxans® supp.

Abkürzungen verwenden

BZ mg/dl	Blutzucker (Milligramm pro Deziliter)
RR	Blutdruck (Riva Rocci)
P	Puls (Schläge pro Minute)
T °C	Temperatur (Grad Celsius)
supp.	Suppositorium (Zäpfchen)
ZVD cm H$_2$O	zentraler Venendruck
ml	Milliliter
i. v.	intravenös
V.a.	Verdacht auf

Zu viel Zeit für die Dokumentation

Viele Pflegekräfte und Ärzte beklagen heute, dass sie für die Dokumentation zu viel Zeit brauchen. Teilweise gehen bis zu 40% der Arbeitszeit für die Bürokratie drauf. Diese Zeit fehlt dann zum Beispiel für das Gespräch mit den Patienten oder Bewohnern.

Die Pflicht zur Dokumentation, zur Schreibarbeit hat aber mehrere Ursachen. Einmal gibt es heute mehr medizinische Möglichkeiten. Mit einer sehr genauen Diagnose und Dokumentation kann man Krankheiten besser erkennen und behandeln. Außerdem werden die Krankenhäuser und Heime in D A CH von den Gesundheitsbehörden, dem MDK (Medizinischer Dienst der Krankenversicherung) überprüft, ob alle pflegerischen und medizinischen Standards eingehalten werden.

Viele Vorgänge werden auch durch das QM, Qualitätsmanagement der einzelnen Häuser oder Konzerne gemessen.

- A.先生大便失禁，所以需要肛门棉条，每6到8小时更换一次。
- A.先生在做肠镜之前需要灌肠。
- U.先生有可能患有肠硬阻。我们必须呼叫急救医生。
- 为了避免便秘，M.女士需要多喝水/多吃水果。
- A.先生得到10 mg 通便剂治疗他的顽固性便秘。

缩写应用

BZ mg/dl	血糖（毫克每分升）
RR	血压（里瓦罗契）
P	脉搏（次每分钟）
T° C	体温（摄氏度）
supp.	栓剂（栓剂）
ZVD cm H$_2$O	中心静脉压
ml	毫升
i. v.	静脉内
V.a.	疑患有

花费太多时间记录

　　许多护理人员和医生抱怨，他们需要花费太多时间进行记录。大约40%的工作时间用于应对官僚体制工作。这样他们就缺少了例如和病人沟通的时间。

　　记录工作有很多原因。如今多了许多的医论方法。所以准确的记录可以让人们对一个病症有更好的了解和进行更妥善的处理。除此之外，在德国、瑞士和奥地利，卫生局和医疗保险医药机构会检验所有的医院和养老机构是否遵守了护理及医药标准。

　　许多工作程序也会由当地医院或康采恩质量管理局检测。

Messen

In der ambulanten Pflege ist die schriftliche Dokumentation sehr wichtig, da die Information über die Patienten oder Klienten meist nur schriftlich an die Kollegen der neuen Schicht weitergegeben wird.

Nicht zuletzt stehen die Krankenhäuser und Seniorenheime unter der ständigen Beobachtung der Medien. Missstände oder Probleme in den einzelnen Häusern werden schnell von der Presse aufgegriffen.

Die Krankenhäuser und die Pflegeheime können sich und die Mitarbeiter nur schützen, wenn sie schriftlich, also per Dokumentation nachweisen können, dass sie „sauber" gearbeitet haben. Aber natürlich gilt der Grundsatz: So wenig Bürokratie wie möglich und nur so viel wie nötig.

Notizen

_____

_____

_____

_____

_____

_____

_____

_____

_____

_____

Was bedeutet das Sprichwort „Papier ist geduldig"?
Fragen Sie Ihre Kollegen.

在门诊式护理工作中，书面记录非常重要。因为关于病人或客户的信息大多时候只能以书面形式转交给下一任同事。

不仅如此，医院和养老院长期受到媒体的关注。如果在一些医院发生误会或问题时，媒体会很快将其报道出来。医院和养老院只能通过书面记录来证明他们的员工很"干净"地工作。当然医院和养老机构也奉行着这一条准则：尽可能少地搞官僚主义，只搞必不可少的官僚主义。

笔记

_____

_____

_____

_____

_____

_____

_____

_____

_____

谚语 "Papier ist geduldig" 是什么意思？请教一下您的同事们。

7 Aufnahme- und Anamnesegespräch

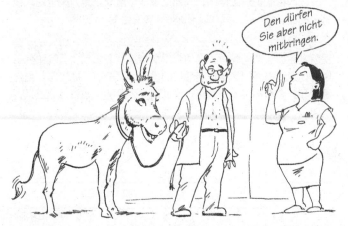

Den dürfen Sie aber nicht mitbringen.

persönliche Daten erfragen

- Guten Tag, ich bin ... Ich möchte Ihnen einige Fragen für den Aufnahmebogen stellen. / Ich möchte gerne mit Ihnen das Aufnahmegespräch führen.
- Sind Sie bereit für das Gespräch?
- Wie heißen Sie?
- Wie ist Ihr Vorname/Familienname/Nachname?

- Wo wohnen Sie?
- Wie ist Ihre Adresse?
- Wie ist die Postleitzahl?
- Wie ist Ihre Telefonnummer?

- Wann und wo sind Sie geboren? Wie alt sind Sie?
- Welche Nationalität haben Sie?
- Welche Konfession haben Sie?
- ☐ Ich bin katholisch/evangelisch/konfessionslos/...

- Wie ist Ihr Familienstand?
- ☐ Ich bin ledig / verheiratet / geschieden / verwitwet / getrennt lebend.
- Haben Sie Kinder?

7 入院对话和询问病史

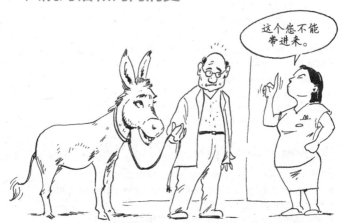

询问个人信息

- 您好，我是……我想要根据入院表格向您提几个问题。
- 您准备好了吗?
- 您叫什么?
- 您的名/姓是什么?
- 您住在哪里?
- 您的地址是?
- 邮编是多少?
- 您的电话号码是多少?
- 您什么时候，在哪里出生的? 您多少岁?
- 您的国籍是?
- 您的宗教信仰是?
- □ 我是天主教/新教/无宗教信仰……
- 您的婚姻状况是?
- □ 我是单身/已婚/离婚/丧偶/分居。
- 您有孩子吗?

Anamnese

- Welchen Beruf haben Sie / üben Sie aus?
- ☐ Ich bin Lagerist/Lehrerin.
- ☐ Ich bin im Ruhestand / Ich bin Rentner.
- ☐ Ich bin zur Zeit (z. Zt.) arbeitslos.
- Wer ist Ihr Arbeitgeber / Wo arbeiten Sie?
- Wie heißt Ihr Hausarzt? Haben Sie seine Telefonnummer?
- Haben Sie einen Betreuer?
- Leben Sie allein?
- Wen sollen wir im Notfall anrufen?
- ☐ Meine Frau ... unter der Nummer ...

Krankengeschichte erfragen

- Ich habe noch ein paar Fragen zu Ihrer Gesundheit.
- Kommen Sie von zu Hause oder aus einer anderen Klinik?
- Wer hat Sie eingewiesen?
- Sie hatten einen Unfall? Was ist genau passiert?
- Aus welchem Grund sind Sie hier?
- Haben Sie einen Arztbrief / eine Überweisung dabei?

- Wie geht es Ihnen? / Wie fühlen Sie sich?
- Was haben Sie für Beschwerden? / Was führt Sie zu uns?
- Haben Sie Schmerzen? Seit wann / Wie lange schon?
- Leiden Sie an chronischen Erkrankungen wie z.B. Diabetes?
- Waren Sie schon einmal (bei uns) im Krankenhaus?
- Sind Sie schon einmal operiert worden? Wann war das?
- Wissen Sie genau, was damals gemacht worden ist?

- Nehmen Sie (regelmäßig) Medikamente? Welche? Haben Sie die mitgebracht/dabei?
- Sind bei Ihnen Allergien bekannt?
- Haben Sie eine Lebensmittelunverträglichkeit?
- Wie ist Ihr Appetit? Leiden Sie an Appetitlosigkeit? Ist Ihr Appetit gut?
- Haben Sie Probleme mit Ihrem Gewicht? Haben Sie zu- oder abgenommen?
- Wie schlafen Sie? Können Sie gut einschlafen/durchschlafen?
- Haben Sie Probleme beim Wasserlassen/Stuhlgang?

- 您从事什么职业？
□ 我是仓库管理员/女教师。
□ 我退休了。
□ 我目前没有工作。
- 您的雇主是谁/您在哪里工作？
- 您的家庭医生叫什么？ 您有他的电话号码吗？
- 您有护理员吗？
- 您自己住吗？
- 紧急情况下我们应该通知谁呢？
□ 我的妻子……她的电话是……

询问病史

- 关于您的身体情况我想要提问几个问题。
- 您是从家里还是从诊所来到这里的？
- 谁为您安排的？
- 您发生了事故？ 到底怎么回事呢？
- 您是为什么来到这里呢？
- 您有医生转诊信吗？

- 您感觉怎么样？
- 是怎样的疼？ /有什么可以帮助您的吗？
- 您感觉疼吗？ 从什么时候开始/持续多久了？
- 您患有慢性疾病吗，例如糖尿病？
- 您已经去过医院了吗（来过我们这里）吗？
- 您已经进行过一次手术了？ 什么时候？
- 您知道当时做了什么吗？

- 您有定期吃一些药吗？ 哪些？ 您有带来吗？
- 您对什么过敏吗？
- 您有食物不耐症吗？
- 您胃口怎么样？ 没有胃口吗？ 您胃口好吗？
- 体重方面您有什么问题吗？ 您有发胖或减重吗？
- 您睡眠怎么样？ 您很容易入睡/睡得安稳吗？
- 您排尿/排便怎么样？

Anamnese

- Haben Sie häufig Harndrang? Leiden Sie an Verstopfung?
- Können Sie sich allein versorgen/waschen/anziehen/...?
- Brauchen Sie Hilfe beim Toilettengang / ...?
- Benötigen Sie irgendwelche Hilfsmittel, z.B. ein Hörgerät, eine Brille, eine Zahnprothese, einen Gehstock, einen Rollator?
- Haben Sie eine Pflegestufe? Welche?

- Trinken Sie (regelmäßig) Alkohol?
- Wie viel Alkohol (Bier, Wein, Schnaps) trinken Sie pro Tag/Woche?
- Rauchen Sie? Wie viel rauchen Sie pro Tag?
- Haben Sie schon einmal Drogen genommen?
- Wann haben Sie mit dem Rauchen/Trinken/Drogenkonsum aufgehört?

Pflegekonzepte

In der deutschen Alten- und Krankenpflege wird nach unterschiedlichen Pflegekonzepten gearbeitet, z.B. den A(B)EDLs (**A**ktivitäten, (**B**eziehungen) und **e**xistenzielle **E**rfahrungen des täglichen **L**eben**s**).

Durch diese ganzheitlichen Konzepte sollen pflegebedürftige Menschen möglichst lange ihre persönliche Selbstständigkeit erhalten, also sich selbst waschen, kleiden, essen und sich beschäftigen.

Dazu sollen sie ihre sozialen Beziehungen erhalten und pflegen. Nicht zuletzt sollen sie mit ihrer eigenen Lebensgeschichte besser umgehen lernen, auch mit belastenden Erfahrungen wie zum Beispiel dem Tod des Ehepartners.

Das heißt, die Pflegekräfte versorgen nicht nur die pflegebedürftigen Leute, sondern geben ihnen auch immer Hilfe und Anregung, sich möglichst lange selbstständig zu versorgen.

Informationssammlung mithilfe der AEDLs: Aktivitäten und Erfahrungen des täglichen Lebens.

(1) Kommunizieren

- Brauchen Sie eine Brille zum Lesen?
- Haben Sie ein Hörgerät?
- Können Sie mich gut verstehen?

- 您尿频吗？您便秘吗？
- 您可以自己照料自己吗/自己洗漱/自己穿衣/……？
- 您在如厕/……时需要帮助吗？
- 你需要一些辅助设备，例如助听器、眼镜、假牙、拐杖、助步车？
- 您有护理服务吗？哪一阶段呢？
- 您（定期）饮酒吗？
- 您每天/周和多少酒（啤酒、红酒、烧酒）？
- 您抽烟吗？您每天抽多少？
- 您吸过毒品吗？
- 您什么时候戒掉的抽烟/喝酒/毒品？

护理概念

在德国的一些养老院和护理院，会根据不同的护理理念来进行工作，例如A(B)EDLs（活动、关系、日常生活的现有经历）。

通过这些理念让需要护理的人尽可能长时间的获得独立，也就是自己梳洗、穿衣、吃饭。

不仅如此，他们要自己建立社会关系。而且要处理好自己过去的生活经历，甚至一些不愉快的经历，例如伴侣的逝去。也就是说，护理人员不仅要照料这些需要护理的人们，也要给予他们帮助和推动他们，尽可能独立照料自己。

借助 AEDLs收集信息: 日常生活和经历

(1) 交流

- 您阅读时需要眼镜吗？
- 您需要助听器吗？
- 您能理解我说吗？

(2) Sich bewegen
- Brauchen Sie eine Gehhilfe? Können Sie Treppen steigen?
- Benötigen Sie Hilfe beim Aufstehen/Gehen/Sitzen?
- Fühlen Sie sich sicher beim Gehen/Laufen/Aufstehen?

(3) Vitale Funktionen des Lebens aufrechterhalten
- Nehmen Sie Medikamente für Ihren Blutdruck?
- Haben Sie Probleme mit Ihrem Blutdruck / bei der Atmung?
- Schwitzen oder frieren Sie schnell?

(4) Sich pflegen
- Brauchen Sie Unterstützung bei der Körperpflege/Intimpflege?
- Benötigen Sie Hilfe beim Duschen/Baden?
- Haben Sie Probleme mit der Haut?
- Gibt es Pflegemittel/Cremes, die Sie nicht vertragen?

(5) Essen und Trinken
- Brauchen Sie eine bestimmte Diät / passierte/pürierte Kost?
- Welche Essgewohnheiten haben Sie?
- Wie ist Ihr Appetit?
- Haben Sie eine Lebensmittelunverträglichkeit?
- Was mögen Sie essen / Was essen Sie gern?
- Haben Sie Kau- oder Schluckbeschwerden?
- Brauchen Sie Unterstützung beim Essen oder Trinken?

(6) Ausscheiden
- Haben Sie Probleme mit dem Stuhlgang/Wasserlassen?
- Wie häufig gehen Sie zur Toilette?
- Nehmen Sie Abführmittel?
- Haben Sie regelmäßig Stuhlgang?

(7) Sich kleiden
- Können Sie sich allein An- und Auskleiden?
- Brauchen Sie Hilfe beim An- und Ausziehen?

(8) Ruhen und schlafen
- Haben Sie bestimmte Schlafgewohnheiten?
- Leiden Sie an Schlafstörungen?
- Nehmen Sie Schlafmittel zu sich?
- Können Sie nachts durchschlafen?

(2) 行动
- 您需要助行器吗？您可以上台阶吗？
- 您起身/行走/安坐需要帮助吗？
- 您行走/起身时感觉稳当吗？

(3) 维持生活的重要功能
- 您有针对血压服药吗？
- 您在血压/呼吸方面有问题吗？
- 您出汗/发冷得很快吗？

(4) 护理
- 您在身体护理/私处护理方面需要帮助吗？
- 您在淋浴/泡澡方面需要帮助吗？
- 您的皮肤有问题吗？
- 您有不耐受的护理产品/护理霜吗？

(5) 饮食
- 您需要特定的低卡路里/改善营养/泥状饮食吗？
- 您有哪些饮食习惯？
- 您胃口怎么样？
- 您有食物不耐受症吗？
- 您喜欢吃什么？
- 您有咀嚼/吞咽困难吗？
- 您在饮食方面需要帮助吗？

(6) 排泄
- 您排便/排尿有问题吗？
- 您多久去一趟厕所？
- 您服泻药吗？
- 您定期排便吗？

(7) 更衣
- 您可以自己更衣吗？
- 您更衣时需要帮助吗？

(8) 休息和睡觉
- 您有特殊的睡觉习惯吗？
- 您失眠吗？
- 您服用安眠药吗？
- 您夜里睡得安稳吗？

(9) Sich beschäftigen
- Haben Sie bestimmte Interessen/Hobbys?
- Gibt es bestimmte Dinge, die Sie gern tun?

(10) Sich als Mann oder Frau fühlen und verhalten
- Haben Sie bestimmte Gewohnheiten oder Wünsche in Bezug auf Kleidung, Kosmetika oder Schmuck?

(11) Für eine sichere Umgebung sorgen
- Wo soll ich Ihren Gehstock/Rollator hinstellen?
- Ich lasse die Nachtbeleuchtung an, damit Sie den Weg zur Toilette finden.

(12) Soziale Bereiche des Lebens sichern
- Welche Kontakte oder Besuchsgewohnheiten haben Sie?
- Bekommen Sie regelmäßig Besuch von Freunden/Verwandten?

(13) Mit existenziellen Erfahrungen des Lebens umgehen
- Gibt es Dinge, die Ihnen besondere Angst/Freude bereiten?
- Gibt es Ereignisse, die Sie traurig machen / Ihnen Freude machen?

---

einen Biografiebericht in einer Senioreneinrichtung erstellen

- Frau Mayer, erzählen Sie bitte etwas zu Ihrem Leben?
- Wann und wo sind Sie geboren?
- Wer waren Ihre Eltern?
- Haben Sie Geschwister?
- Welche Schule(n) haben Sie besucht?
- Haben Sie eine Ausbildung gemacht / ein Studium absolviert?
- Herr Wolf, waren Sie beim Militär / als Soldat im Krieg? Sind Sie verwundet worden?
- Was haben Sie nach dem Kriegsende gemacht?
- Haben Sie Kinder? Was machen die heute? Wo leben sie?
- Bekommen Sie regelmäßig Besuch?

- Frau Mayer, Sie haben vorher erwähnt, dass Sie einmal einen schlimmen Unfall / eine schwere Krankheit/Operation hatten. Erzählen Sie etwas darüber?
- Haben Sie Sorgen?
- Gibt es Probleme in der Familie / am Arbeitsplatz / ...?

(9) 爱好

■ 您有什么特殊兴趣/爱好吗?

■ 您有特别喜欢干的事吗?

(10) 作为男性或女性的需要

■ 您在穿衣、化妆品或饰品方面有特殊习惯或喜好吗?

(11) 需要一个安全的环境

■ 我应该把拐杖/助步车放在哪里?

■ 我打开夜灯,这样您可以找到去厕所的路。

(12) 保障日常的社交活动

■ 您有哪些交流或访客习惯?

■ 朋友/亲戚会定期来拜访您吗?

(13) 对待过去的生活经历

■ 有没有哪些事情您特别害怕/喜欢?

■ 有没有哪些事情让您感到伤心/快乐?

在养老院制定一份履历

■ 迈耶女士,请您跟我们介绍一下您的生活。

■ 您是在哪里/什么时候出生的?

■ 您的父母是谁?

■ 您有兄弟姐妹吗?

■ 您上的哪所学校?

■ 您受过教育吗/您大学毕业了吗?

■ 沃尔夫先生,您有没有参过军/作为士兵参战过? 您有受过伤吗?

■ 战争结束后您做了什么?

■ 您有孩子吗? 您现在从事什么工作? 您在哪里生活?

■ 您定期有访客吗?

■ 迈耶女士,您之前提到过,您经历过一次严重的事故/一场大病/手术。可以给我讲讲吗?

■ 您有什么担心的吗?

■ 您的家庭/工作有什么问题吗?

- Was für Hobbies haben Sie? / Welche Hobbys hatten Sie früher?
- Treiben Sie Sport? / Haben Sie früher Sport getrieben?
- Haben/Hatten Sie ein Haustier?
- Haben/Hatten Sie einen Garten?
- Was essen Sie gern?
- Welche Sendungen im Fernsehen sehen Sie gern?

Familien- und Sozialanamnese erfragen

- Frau Mayer, leben Sie allein oder mit Familie?
- Wohnen Sie zur Miete oder in einem eigenen Haus / einer Eigentumswohnung?
- Seit wann sind Sie verheiratet/geschieden/verwitwet?
- Können Sie (noch) selbstständig leben oder brauchen Sie regelmäßig Hilfe?
- Gibt es in Ihrer Familie besondere/schwere Erkrankungen?
- Hatten Ihre Eltern oder andere Verwandte auch diese Krankheit?
- Ist Ihre Krankheit eine große Belastung für die Familie?
- Leben Ihre Eltern noch?
- Woran ist Ihre Mutter / Ihr Vater gestorben?
- Gibt es finanzielle Probleme durch Ihre Krankheit/Pflegebedürftigkeit/…?
- Gibt es in Ihrem Alltag Probleme, die Sie sehr belasten?
- Haben/Hatten Sie ein Haustier?
- Wer versorgt jetzt die Kinder / Ihren Mann / …?
- Haben Sie regelmäßig Besuch von … / Kontakt zu Ihrer Familie / zu Freunden?
- Wer ist das / Wer sind die Personen auf diesem Foto?
- Haben Sie Nichten/Neffen, Enkel, Onkel/Tanten?

Gespräche mit Angehörigen

- Herr Wolf, an wen können wir uns wenden, wenn wir Fragen haben? An Ihren Sohn / …? Wen sollen wir in Notfällen informieren?
- Seit wann hat Ihre Mutter diese Beschwerden / …?
- Ist Ihre Mutter selbstständig oder braucht sie Hilfe?
- Hat Ihre Mutter besondere Sorgen/Ängste/Vorlieben/…?

- 您有什么爱好吗？ /你之前有什么爱好？
- 您做运动吗？ /您之前有做过运动吗？
- 您现在/过去有养过宠物吗？
- 您现在/过去有花园吗？
- 您喜欢吃什么？
- 您喜欢看什么电视节目？

询问家庭病史和社会既往

- 迈耶女士，您自己住还是和家人一起？
- 您租房子住还是自己有房子？
- 您什么时候结婚的/离婚的/丧偶的？
- 您（还）可以独立生活还是定期需要帮助？
- 在您家族里有没有特殊疾病/重大疾病？
- 您的父母或是其他亲人也患有这个病吗？
- 您的病对您的家人来说是一个很大的压力吗？
- 您的父母还健在吗？
- 您的母亲/父亲是为何去逝的？
- 对于您的病/护理需求/……您有经济困难吗？
- 在日常生活中有没有让您压力很大的事情？
- 您现在/过去有养过宠物吗？
- 现在谁照顾您的孩子/您丈夫/……？
- 您定期有家人来访/朋友来访/和家人（朋友）交流吗？
- 照片上的人是谁呢？
- 您有侄女/外甥，孙子女，舅舅/阿姨吗？

和家属的对话

- 沃尔夫先生，如果我们有问题应该联系谁呢？您的儿子/……？我们在紧急情况下应该通知谁呢？
- 您的母亲什么时候开始有疼痛感/……？
- 您的母亲可以独立生活还是需要您的帮助？
- 您的母亲有什么特别的担忧/害怕/喜好/……？

■ Wir haben bemerkt, dass Ihre Mutter schlecht zu Fuß ist / nachts unruhig ist / ...

Angehörige über stationäre Aufnahme informieren

■ Herr Wolf (jun.), Ihr Vater ist bei uns im Seniorenheim/Krankenhaus. Können Sie bitte vorbeikommen / ihm etwas ... bringen.

■ Ihrer Mutter geht es soweit gut, die Diagnose darf ich Ihnen aber nicht sagen.

■ Über die Diagnose/Therapie müssen Sie bitte mit dem behandelnden Arzt sprechen.

■ Die OP ist soweit gut verlaufen. Ihrem Sohn geht es gut.

■ Ihre Frau liegt noch im Aufwachraum. Sie kommt erst am Nachmittag / ... auf Station.

■ Ihre Frau ist noch nicht auf Station. Rufen Sie bitte später / in zwei Stunden / ... noch einmal an.

■ Ich informiere den diensthabenden Arzt, dass Sie mit ihm sprechen möchten.

■ Ich rufe den Arzt, damit Sie mit ihm sprechen können.

■ Ihr Vater liegt auf Zimmer 6. Es geht ihm den Umständen entsprechend gut. Mehr darf ich Ihnen leider nicht sagen. Alles Weitere müssen Sie mit dem Arzt besprechen.

■ Sie können/dürfen jetzt Ihre Mutter / den Patienten / ... besuchen.

■ Ihre Frau ist sehr erschöpft. Es ist vielleicht besser, wenn Sie jetzt gehen und morgen wieder kommen.

■ Ihr Sohn ist wieder ansprechbar / noch nicht ansprechbar.

■ Gehen Sie ruhig zu Ihrer Tochter ins Zimmer, sie wird sich über Ihren Besuch freuen.

mit Angehörigen über den Gesundheitszustand sprechen

■ Ihrer Mutter / Ihrem Vater / ... geht es gut / leider nicht so gut.

■ Dem Patienten geht es den Umständen entsprechend.

■ Der Zustand Ihrer Tochter ist leider kritisch.

■ Machen Sie sich keine / nicht zu viel Sorgen.

■ Über die Diagnose darf ich leider nicht sprechen. Da müssen Sie bitte den Arzt fragen.

- 我们注意到，您母亲腿脚不太好/夜里不太平静/……

通知家属入院

- 沃尔夫先生，您父亲现在在我们养老院/医院。请您过来一趟/给他带过来一些东西……。
- 目前您母亲状态还不错，但关于诊断我还不能跟您说。
- 关于诊断/治疗您必须和主治医生商谈。
- 手术很成功。您儿子现在状态很好。
- 您妻子还在恢复室。她下午/……才能来病房。
- 您妻子还在恢复室。请您稍后/两小时之后/……再打来电话。
- 我通知值班医生，说您想要和他沟通一下。
- 我叫医生来，这样您可以和他沟通。
- 您父亲现在在6号房。他目前状态良好。我只能告诉您这些，其他的您可以和医生沟通。
- 您现在可以看望您母亲/病人了。
- 您妻子精疲力尽。您最好现在离开，明天再来。
- 您儿子现在可以讲话了/还不能讲话。
- 请您安静地进入您女儿的房间，她会很高兴见到您。

和家属沟通病人的健康状况

- 您母亲/父亲……状态良好/状态不太好。
- 病人目前状态良好。
- 您女儿的状态不太好。
- 您不要担心/别太担心。
- 关于诊断我不清楚，您可以问医生。

- Ihre Frau ist nach der Operation noch sehr schwach, sie braucht Ruhe. Sie können sie aber kurz sehen / zu ihr gehen.
- Ihr Sohn hat sich gut erholt, er ist schon ganz munter.
- Sie sollten nicht so schwarzsehen, Ihre Tochter muss sich jetzt erholen und dann vielleicht eine Kur machen.

Schweigepflicht

Angehörige und Freunde fragen oft nach dem Zustand oder der Diagnose des Pflegebedürftigen. Pflegekräfte und Ärzte dürfen nur mit Zustimmung des Patienten Auskünfte zu Krankheit, Diagnose, Therapie und persönlicher Situation geben. Das dürfen bedingt nur die behandelnden Ärzte.

Die Schweigepflicht gilt auch nach dem Tod des Patienten. Personen, die an der Pflege und Therapie beteiligt sind, dürfen aber Informationen, die für die Behandlung und Pflege wichtig sind, weitergeben.

Immer mehr Leute haben heute diese Rechte in einer Vorsorge- und Betreuungsvollmacht bzw. Patientenverfügung geregelt. Dort steht, wer z.B. in einem Notfall, wenn der Kranke oder alte Mensch nicht mehr selbst entscheiden kann, zu medizinischen oder pflegerischen Entscheidungen gefragt werden soll. (Siehe auch Kapitel 8.)

Viele Formulare sind auf der Homepage des Bundesministeriums der Justiz und für Verbraucherschutz www.bmjv.de kostenlos zu finden.

Gefühle verstehen und Anteilnahme zeigen

- Hallo, Frau Mayer, geht es Ihnen heute besser?
- Haben Sie immer noch Schmerzen/Beschwerden?
- Hat die Salbe / die Spritze gegen die Schmerzen geholfen?
- Sind die Schmerzen/Beschwerden stärker/schlimmer geworden?
- Kann ich noch etwas für Sie tun? Haben Sie einen Wunsch? Möchten Sie etwas trinken / ...?
- Kann ich Ihnen helfen? Brauchen Sie Hilfe?
- Brauchen Sie Hilfe beim Aufstehen / bei der Toilette / beim Anziehen?

- 您妻子在手术后十分虚弱，她需要安静。您可以短暂地看一下她。
- 您儿子休息得很好，他已经醒了。
- 请您别那么悲观。您女儿现在必须休息，有可能需要疗养一段时间。

保守秘密责任

病人家属和朋友经常询问病人的情况和诊断。护理人员和医生只能在病人允许的情况下告知病情、诊断、治疗和个人情况。但是只有负责治疗的医生可以。

在病人逝世后医护人员也要遵守保守秘密责任。参与护理和治疗人员只能转达对于治疗和护理重要的信息。

越来越多的人如今实行护理全权受理书也就是病人指令。其中写道，例如在紧急情况下，当病人或老人不能自己决定时，可询问医生或护理人员意见。（详见第八章）

更多（受理书）表格可在联邦消费者保护司法部主页www.bmjv.de上免费获得。

理解病人感受和给予关心

- 你好，迈耶女士，您今天感觉好一些吗？
- 您还一直感觉疼吗？
- 药膏/注射有没有止疼？
- 疼痛感有增强吗？
- 我可以帮您做些什么呢？您想要什么？您想要些喝的/……？
- 我可以帮您吗？您需要帮助吗？
- 您在起身/如厕/穿衣时需要帮助吗？

Anamnese

- Ich helfe Ihnen gern. / Das mache ich doch gern.
- Ich bin ganz vorsichtig, aber ich muss jetzt den Verband erneuern.
- Es tut mir leid, aber ich muss Ihnen noch mal Blut abnehmen / Sie noch mal stechen.
- Ich kann verstehen, dass das unangenehm/schmerzhaft für Sie ist.
- Wie fühlen Sie sich jetzt? Ist Ihnen übel/schwindelig?
- Können Sie den Schmerz aushalten? Die starken Rückenschmerzen haben Ihnen bestimmt Angst gemacht.
- Machen Sie sich Sorgen wegen Ihrer Diagnose / um Ihre Kinder / Ihre Arbeit?

einen Patienten/Bewohner beruhigen

- Keine Angst! Das schaffen Sie schon!
- Die Verletzung / Das Risiko ist minimal / nicht so groß.
- Kein Problem!
- Halb so schlimm / Es ist nicht so schlimm, wie es aussieht.
- Seien Sie unbesorgt!
- Kopf hoch! Es wird alles wieder gut.
- Wir haben hier sehr gute Möglichkeiten/Ärzte/..., da können Sie ganz beruhigt sein. Sie sind hier in guten Händen.
- Jetzt entspannen Sie sich erst einmal.
- Machen Sie sich keine Sorgen. Sie werden sicher schnell wieder gesund. / Sie werden sich sicher schnell wieder erholen.
- Jetzt schlafen Sie erst einmal.

über Zusatzangebote im Haus informieren

- Für unsere Bewohner/Patienten können wir verschiedene Angebote machen.
- Jede Woche gibt es ein Angebot zur Kunsttherapie / zum Singen / zum Gedächtnistraining.
- In unserem Saal finden regelmäßig Vorträge zu medizinischen oder kulturellen Themen statt.
- Sie können bei uns jeden Morgen um 7.30 Uhr Frühsport machen.
- Mittwochnachmittags haben wir immer einen Lauftreff.

- 我很乐意帮助您。/我很乐意这么做。
- 我会很小心的，但是我现在必须为您更换绷带。
- 抱歉，我必须再为您抽一次血。
- 我理解，这会让您感觉不舒服/疼。
- 您现在感觉怎么样？还恶心/眩晕吗？
- 您能忍住疼吗？背部的疼痛可能会让您感到有点害怕。
- 您因为您的诊断/孩子/工作而担忧吗？

安抚病人

- 别害怕！您可以做到的！
- 伤口/风险很小/不是很大。
- 没问题！
- 他没有看起来那么糟糕。
- 别担心！
- 抬起头！一切都会好起来的！
- 我们这儿有很好的治疗方案/医生/……您别担心，您会好起来的。
- 请您现在放松。
- 别担心。您很快会好起来的。
- 现在您先睡一会儿吧。

告知医院的额外服务

- 我们可以为病人提供不同的服务。
- 每周我们都提供艺术疗法/唱歌/记忆训练。
- 在我们的大厅定期举行关于医疗或艺术主题的报告。
- 您可以每天早上7：30在我们这里做晨练。
- 每周三下午我们有跑步活动。

- Manchmal haben wir auch Musikveranstaltungen oder zeigen Filme.
- In unserem Seniorenheim/Krankenhaus gibt es eine Kapelle.
- Bei uns wird jeden Sonntag ein evangelischer/katholischer Gottesdienst / die Messe gefeiert.
- Der Krankenhausseelsorger besucht sie auch gern auf Ihrem Zimmer.
- Der Sozialdienst kann Ihnen in allen rechtlichen Fragen und bei Fragen an die Krankenkasse helfen.
- Wenn Sie Fragen zu einer Reha (Rehabilitationsmaßnahme) oder zu einer Kur haben, kann Ihnen unsere Sozialarbeiterin helfen.
- Im Erdgeschoss gibt es eine Cafeteria. Dort können Sie Ihre Angehörigen treffen.
- Für Raucher gibt es eine Raucherterrasse / ein Raucherzimmer.

Die Kriegsgeneration und die Nazi-Zeit

In Deutschland und Österreich haben viele Menschen, die circa zwischen 1920 und 1940 geboren wurden, den 2. Weltkrieg und die unmittelbare Nachkriegszeit als Kinder, junge Soldaten oder Zivilisten miterlebt. Viele sind auch mit ihren Familien aus den ehemaligen deutschen Ostgebieten vertrieben worden. Und viele haben im Krieg und danach schreckliche und traumatisierende Dinge erlebt und vielleicht enge Familienmitglieder oder ihre Heimat verloren.

Heute sind diese Leute alt. Einige haben noch eine gute, andere eine schlechte Erinnerung, wieder andere wollen von diesen Dingen nichts mehr hören und nicht mehr darüber sprechen.

In manchen Fällen finden Sie über die Bewohner Informationen in der Biografieakte, die Ihnen erklären, wovon die Bewohner/ Patienten vielleicht sprechen, wovor sie Angst haben oder worüber sie nicht reden möchten.

Manche ältere Leute sind auch extrem sparsam, gerade weil sie in einer Zeit mit großer Not und Hunger aufgewachsen sind.

- 有时候我们会有音乐课或是放电影。
- 在我们的养老院/医院有祈祷室。
- 我们这里每周日有新教/天主教祈祷/集会。
- 医院牧师会到病房探望病人。
- 社会服务人员会在法律问题和医疗保险问题方面帮助您。
- 一楼有咖啡厅。您可以和家属在那里碰面。
- 有吸烟露台/吸烟室提供给吸烟者。

战争年代和纳粹时期的父辈

在德国和奥地利，有很多大约在1920年和1940年之间出生的人，也就是第二次世界大战和战后时期的孩子、年轻士兵或平民。许多人和他们的家人从东德被驱逐出来，还有许多人经历了可怕的、噩梦般的事情，和家人分离或是离开家乡。

如今这些人已经老了。有一些人还留有好的或其他糟糕的回忆。他们不想再提起。

有时候你会发现，他们档案中的一些信息，是他们不愿再提起，令他们感到害怕的内容。

一些更年老的人如今还很节省，因为他们是在贫穷和饥饿的年代长大的。

Sprichwörter und Redensarten zum Trost der Patienten

- Ende gut, alles gut!
- Die Zeit heilt alle Wunden.

Welche Redensarten benutzen Ihre Kollegen in Situationen, in denen sie Patienten beruhigen wollen?

_____

_____

_____

_____

Gibt es in Ihrer Heimat ähnliche Sprichwörter, um einen Patienten/ Angehörigen zu beruhigen? Dann sagt man ...

_____

_____

_____

_____

_____

_____

_____

_____

_____

安慰病人的谚语和成语

- 结局好，一切都好！
- 时间可以抚平一切伤口。

您的同事们用哪些成语来安慰病人？

_____

_____

_____

_____

_____

在您的家乡有没有类似的谚语安慰病人/家属呢？人们说:

_____

_____

_____

_____

_____

_____

_____

_____

_____

8 Vor und nach der Operation

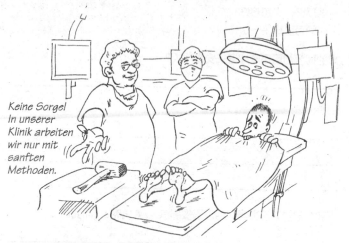

Keine Sorge! In unserer Klinik arbeiten wir nur mit sanften Methoden.

Anweisungen und Maßnahmen vor der OP

- Herr Kork, haben Sie für die OP alle Unterlagen, also das EKG, die Blutuntersuchung und das Röntgenbild / die Röntgenaufnahme der Lunge mitgebracht?
- Der Narkosearzt/Anästhesist kommt gleich zu Ihnen und spricht mit Ihnen über die Narkose / klärt Sie über die Narkose auf.
- Keine Sorge, Sie sind in guten Händen. Zur Beruhigung bekommen Sie für die Nacht / vor der OP eine Tablette.
- Sie müssen ab 22.00 Uhr nüchtern bleiben, das heißt, Sie dürfen nichts mehr essen oder trinken. Und bitte auch nicht mehr rauchen oder einen Kaugummi kauen.
- Wir müssen für die OP noch Blut abnehmen / ein EKG machen.
- Um einer Thrombose vorzubeugen, bekommen Sie ab heute eine Heparinspritze.
- Herr Schumann, wir müssen Sie jetzt für die OP vorbereiten.
- Herr Braun, wir machen Sie jetzt für die OP fertig.
- Herr Braun, ich gebe Ihnen jetzt ein Klysma, um Ihren Darm für die OP zu entleeren.

8 术前和术后

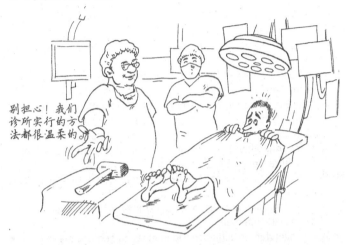

别担心！我们诊所实行的方法都很温柔的。

手术前的指示和措施

- 科尔克先生，您已经把手术需要的所有材料带来了吗，心电图、验血、肺部x线片？
- 麻醉师马上过来，和您商谈麻醉的事情。
- 别担心，您会得到良好的照顾。为了起镇定作用，您会在晚上/手术前服用一粒药片。
- 您22点前必须保持空腹，也就是说您不可以吃和喝任何东西。也请您不要再抽烟或是嚼口香糖。
- 为了手术我们还需要再抽点血/再做个心电图。
- 为了预防血栓，从今天起为您注射肝素。
- 舒曼先生，您必须从现在开始为手术做准备了。
- 布朗先生，我们现在已经为手术做好准备了。
- 布朗先生，我现在要给您灌肠，来为手术清空肠道。

Operation

- Herr Braun, wir müssen für die OP noch Ihr rechtes Bein / ... rasieren.
- Frau Falke, würden Sie bitte wegen der OP morgen den Nagellack von Ihren Finger- und Fußnägeln entfernen.
- Bitte tragen Sie vor der OP kein Make-up auf. Bitte entfernen Sie Ihr Make-up.
- Frau Falk, bitte legen Sie vor der OP Ihren Schmuck ab und verschließen ihn im Tresor.
- Haben Sie eine Zahnprothese / Kontaktlinsen / ein Hörgerät? Dann müssen Sie die/das vor der OP bitte herausnehmen.
- Frau Braun, bitte gehen Sie vor der OP noch duschen.
- Ich lege Ihnen hier das OP-Hemd und die Antithrombosestrümpfe hin. Bitte ziehen Sie sich das an.
- Soll ich Ihnen beim Anziehen des OP-Hemdes / der AT-Strümpfe helfen?
- Bitte ziehen Sie alles aus, auch die Unterwäsche, und ziehen Sie bitte das OP-Hemd an.
- Wir bringen/fahren/schieben Sie in einer halben Stunde in den OP / zur OP-Schleuse.
- Gehen Sie bitte noch mal zur Toilette und nehmen Sie dann Ihre Tablette.
- Sie werden jetzt in den OP geschleust. Bitte setzen Sie die Kopfhaube auf und legen Sie sich auf die OP-Liege.
- Wir setzen Ihnen jetzt die Kopfhaube auf und betten Sie auf die OP-Liege um.

Fettnäpfchen / interkulturelle Probleme

„Ich mache Sie jetzt fertig" könnte einem Patienten gegenüber sehr unhöflich und grob klingen. „Fertig" hat mehrere Bedeutungen: einmal positiv, z. B. „Ich mache Sie jetzt für die Operation fertig", also: Ich helfe bei den Vorbereitungen wie Waschen, Schmuck abnehmen usw. Oder negativ: „Ich mache dich fertig!", was so viel heißt wie „Ich bin der Stärkere".

Bei manchen Redewendungen sollte man vorsichtig sein und sie nur benutzen, wenn man die verschiedenen Bedeutungen genau versteht.

- 布朗先生，为了手术我们需要将您的右腿/……刮毛。
- 法尔克女士，您可以在手术前将手指甲和脚指甲的指甲油卸去吗？
- 请您在手术前不要化妆。请您在手术前卸妆。
- 法尔克女士，请您在手术前将饰品摘下，锁进保险箱。
- 您有假牙/隐形眼镜/助听器吗？您必须在手术前将它们摘下。
- 布朗女士，请您在手术前淋浴。
- 我将手术服和预防血栓长袜放在这里，请您穿上。
- 需要我帮您穿手术服/预防血栓长袜吗？
- 请您脱去所有衣物，包括内衣，并穿上手术服。
- 半小时之内我们将您带到手术室。
- 请您再去一次厕所，然后服下药片。
- 您现在要进入手术室了。请您戴上帽子，躺在手术台。
- 我们现在为您戴上帽子，将您转移到手术台上。

失礼／跨文化问题

"Ich mache Sie jetzt fertig"会让病人听起来很不礼貌。"fertig"这个词有多种含义：其中一个意思是很正面的，例如"Ich mache Sie jetzt für die Operation fertig"，也就是说我来帮您准备手术，例如清洁，摘下饰品等等。这个单词也有负面含义："Ich mache dich fertig!"，意思是（和你相比）我是强者。

人们应该谨慎使用一些惯用语，并且在准确理解句子的不同意思后再应用。

Operation

Übergabe nach der OP

- Bei Herrn Schumann wurde eine radikale inguinale Orchietktomie bei (einem) Hoden-Karzinom/... gemacht.
- Die OP wurde in Vollnarkose durchgeführt.
- Patient ist wach, ansprechbar und orientiert.
- Während der OP gab es keine besonderen Vorkommnisse. Patient bekam 500 ml Eigenblut/Fremdblut.
- Die OP hat von ... bis ... gedauert.
- Der Patient / Die Patientin ist/war während der OP kreislaufstabil.
- Er hatte eine hypo-/hypertone Phase und bekam ... i.v.
- Blutdruck, Puls, Temperatur und Atmung waren unauffällig.
- Der Hb-Wert war post-OP ...
- Die Blutgasanalyse war unauffällig / in Ordnung.
- Er hat einen Abbocath rechts / eine Braunüle links / einen zentralen Venenkatheter (ZVK) rechts / einen Dauerkatheter (DK) / eine Magensonde / eine Redon-Drainage rechts/links.
- Verband ist trocken / unauffällig / leicht durchgeblutet.
- Er hat noch keinen / hat bereits Spontanurin gelassen.
- Gegen die Schmerzen hat sie/er 1 Ampulle Tramal® in 100 ml NaCl erhalten.
- Er hat 500 ml Ringer i.v. erhalten. Infusion und Antibiotikum nach Plan.

Überwachung/Verordnungen postoperativ

- ZVD-Kontrolle/Vitalzeichenkontrolle alle ... Minuten.
- Messen Sie bitte alle ... Minuten/Stunden Blutdruck/Puls/ Temperatur/ZVD/BZ/...
- Ein- und Ausfuhrkontrolle ist bis morgen früh angeordnet.
- Emil, bitte kontrollieren Sie Ausfuhr / die Ausscheidung / die Drainagen / den Wundverband von Herrn Eder.
- Hb/Hkt/BB/BZ/Elektrolyte müssen noch mal um 16.00 Uhr kontrolliert werden.
- Morgen früh soll ein Röntgen-Thorax gemacht werden.
- Bei Bedarf bekommt Patient 30 Tropfen Tramal®.
- Wenn Herr Eder in der Nacht große Schmerzen hat, können Sie ihm ... geben.

手术后的转接

- 舒马赫先生因为睾丸癌，需要在腹股沟进行完全睾丸切除术。
- 手术需要全麻。
- 病人醒了，可以说话并且很清醒。
- 手术过程中无特别事件。病人输了500 ml 本体血/他人血。
- 手术从 …… 持续到 ……
- 病人在手术中血液循环稳定。
- 他有一个张力减退/过强的过程，需要……
- 血压，脉搏，体温和呼吸一切正常。
- 血红蛋白值手术后为……
- 血气分析无异常/正常。
- 他右侧有个一插管 / 左侧一个塑料导管 / 右侧有个中心静脉导管 /
  一个永久导管/一个胃管/左侧（右侧）一个吸抽引流管。
- 绷带是干的/无异常/略微渗血。
- 他还没有/他已经有尿了。
- 她/他为了止痛输了含有一针剂曲马多的100 ml 氯化钠。
- 他输入 500 ml 格林氏溶液，按计划输液和服用抗菌素。

术后监督和医嘱

- 每……分钟进行中心静脉压检查/重要特征检查。
- 请您每……分钟/小时测量血压/脉搏/体温/中心静脉压/血糖/……。
- 明天早上整理摄入和排出记录。
- 埃米尔，请您检查埃德尔先生的排泄/绷带情况。
- 血红蛋白值/血球容积/血象/血糖/电解质16:00必须再检查一遍。
- 明天早上需要做一个胸部人光。
- 如果病人要求的话，请给他30滴曲马多。
- 如果埃德尔先生晚上疼痛剧烈的话，可以给他……

Operation

- Frau Eberl soll für die Nacht / für die nächsten Tage folgende Medikamente / ... Milliliter ... bekommen.
- Schwester Mira, tragen Sie bitte ... ins Überwachungsprotokoll ein.
- Patient muss bis ... nüchtern bleiben / darf um ... Uhr trinken/ essen.
- Herr Eder darf ab heute Nachmittag wieder etwas trinken. Ab morgen darf er leichte Kost essen.
- Patient hat Bettruhe bis ... / darf am Abend mobilisiert werden.

nach dem Befinden fragen

- Frau Schumann, wie fühlen Sie sich heute / am ersten Tag nach der OP?
- Haben Sie gut geschlafen?
- Haben Sie noch starke Schmerzen? Brauchen Sie noch Schmerzmittel?
- Haben Sie Schmerzen an der Wunde?
- Sagen Sie mir, wo genau es Ihnen wehtut.
- Ist Ihnen noch übel? Haben Sie noch Atemnot/Schmerzen im / in der ...
- Sind Sie schon aufgestanden? Wie klappt es mit dem Aufstehen?
- Sind Sie schon gelaufen?
- Haben Sie schon mit der Atemgymnastik begonnen?
- Haben Sie schon gegessen? Haben Sie das Essen / das Medikament gut vertragen?

Angehörige/Patienten über den OP-Verlauf informieren

- Die OP ist ohne Komplikationen verlaufen.
- Ihre Mutter hat die OP gut überstanden.
- Ihr Vater liegt noch im Aufwachraum. Es geht ihm soweit gut.
- Wir haben Sie / Ihren Mann drei Stunden operiert.
- Sie haben während der OP leider viel Blut verloren, deshalb mussten wir Ihnen eine Bluttransfusion geben.
- Wir konnten ohne Probleme den Tumor entfernen / die TEP einsetzen / den Knochenbruch operieren.

- 艾贝尔女士夜里/接下来的几天需要服用一下药物/ …… 毫升……
- 米拉护士，请您填好监控记录。
- 病人必须保持空腹直到……/ 可以在…… 点钟喝水/ 吃东西。
- 埃德尔先生从今天下午起可以喝些水。但是明天开始只能吃清淡食物。
- 病人需要卧床直到…… / 晚上可以活动。

询问情况

- 舒曼女士您今天/手术后第一天感觉怎么样?
- 您睡得好吗?
- 您今天疼痛剧烈吗? 需要止痛药吗?
- 您伤口还疼吗?
- 请您告诉我，到底哪里疼。
- 您还恶心吗? 您呼吸困难吗?/……里疼吗?
- 您已经起来了? 起来方便吗?
- 您已经走路了?
- 您已经开始呼吸训练了吗?
- 您有吃过东西吗? 药物耐受吗?

告知家属/病人手术进程

- 手术没有并发症。
- 您的母亲挺过手术了。
- 您父亲还在恢复室。他状态很好。
- 我们为您/您丈夫做了三个小时手术。
- 您在手术中失血过多，所以我们必须为您输血。
- 我们已将肿瘤摘除/实施了完全腹膜外疝修补术/碎骨手术。

Vorsorgevollmacht und Patientenverfügung

Seit dem 1. September 2009 gibt es in Deutschland ein neues
Gesetz, in dem die Rechte der Patienten geregelt werden. Nach
diesem Gesetz können die Patienten selbst bestimmen, ob sie im
Falle einer unheilbaren Krankheit oder bei Hirntod lebensverlän-
gernde Maßnahmen wollen. In dieser Patientenverfügung kann
man auch regeln, wer von den Angehörigen Entscheidungen
treffen soll, wenn man durch Krankheit oder Unfall nicht mehr
selbst bestimmen kann, welche medizinischen Maßnahmen
ergriffen werden sollen.
Durch dieses Gesetz wird einerseits die Entscheidungsfreiheit der
Ärzte eingeschränkt, andererseits werden sie entlastet, weil die
Entscheidung zum Teil in der Verantwortung des Patienten liegt.
Auch die Entscheidung über juristische Fragen, Finanzangelegen-
heiten oder das Erbe im Todesfall können in einer Vorsorgevoll-
macht und Patientenverfügung geregelt werden.

Sprichwörter und Redensarten zum Thema „Aufmuntern und Mut machen"

„Da haben Sie aber Glück gehabt" oder „Glück im Ungiück" kann
man zum Beispiel sagen, wenn jemand zwar einen Unfall hatte,
aber dann doch nicht schwer verletzt oder schnell gerettet wurde.

„Jetzt aber Kopf hoch" – „Man darf/soll den Kopf nicht hängen
lassen" oder „Man muss doch nicht gleich schwarzsehen" – diese
Redensarten sollen ausdrücken, dass man manchmal schon durch
eine andere Körperhaltung oder eine andere Perspektive die Dinge
auch anders sehen kann. Jede Krankheit und jede Operation sind
eine Krise und können niederdrücken. Aber jede Krankheit und
Operation sind vielleicht auch eine Chance, in Zukunft gesünder und
bewusster zu leben.

Notieren Sie Redewendungen aus Ihrem Land, mit denen man
Patienten oder Bewohner aufmuntern kann.

医疗授权书和和病人法令

自2009年9月1日起德国出台一项新法规，在这次新规中规定了病人权利。根据这项新规，在无法治愈或脑死亡时，病人可以自己决定是否采取延长生命的措施。在病人法令中人们可以规定，在病人由于疾病或事故无法自己做决定时，家属可以作出决定，使用哪种医疗手段。

这项新规一方面限制了医生的决定自由，另一方面也减轻医生的压力，因为一部分决定由病人掌握。关于法律问题、财产事宜或死亡继承也可以在医疗授权书和病人法令中规定。

关于"鼓励和支持"的谚语及习惯用语

当某人发生事故但是伤得不严重或很快就被抢救时，人们可以说例如"那你还算是走运了"或 "不幸中的万幸"。

"现在抬起头"， "不要垂头丧气"或"人不应该悲观估计"——这些谚语想要表达的是，人们有时换个视角就能看见事情的不同方面。每个疾病和每场手术都是一次危机，会让人沮丧。但是每个疾病和每场手术也许是一次机会，未来会因此而变得更明朗。

请您记录下您家乡用来鼓励病人的习惯用语。

9 Visite und Übergabe

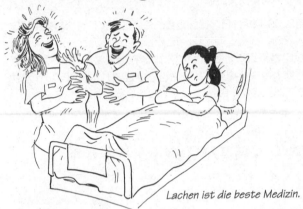

Lachen ist die beste Medizin.

Patienten nach dem allgemeinen Befinden fragen: ansprechen

- Guten Morgen! Wie geht es Ihnen heute?
- Wie fühlen Sie sich?
- Haben Sie gut geschlafen / Wie war Ihre Nacht?
- Geht es Ihnen besser?
- Haben Sie sich etwas von der Operation / der Untersuchung erholt?
- Was tut Ihnen weh / Wo tut es Ihnen weh?
- Haben Sie noch Schmerzen / Was machen Ihre Beschwerden?

sich nach der Zufriedenheit erkundigen: aktives Zuhören

- Ist alles in Ordnung?
- Machen Sie sich Sorgen?
- Ich kann Ihre Sorgen verstehen.
- Schmeckt es Ihnen?
- Können Sie gut schlafen?
- Vertragen Sie die Infusion?
- Brauchen Sie etwas für die Nacht / zum Schlafen / gegen die Schmerzen / ein Rezept?
- Gibt es sonst noch etwas, was ich/wir für Sie tun können?

9 探望和移交

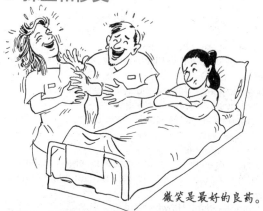

微笑是最好的良药。

询问病人一般情况：打招呼

- 早上好！您今天怎么样？
- 您感觉怎么样？
- 您睡得好吗？/昨晚怎么样？
- 您感觉好点了吗？
- 有没有从手术/检查中恢复过来？
- 哪里疼吗？
- 您还疼吗？/疼的地方怎么样？

询问满意程度：倾听

- 一切都好吗？
- 您还担心吗？
- 我可以理解您的担心。
- 合您胃口吗？
- 您睡得好吗？
- 输液可以吗？
- 夜里 / 睡眠时 / 止痛 / 需要开个处方吗？
- 除此之外，还需要我为您做些什么吗？

neue Patienten vorstellen

- Das ist Frau Kremer, sie ist gestern mit Appendizitis / ... zu uns gekommen.
- Die Patientin klagt / berichtet / gibt an ...
- Herr Meier wurde gestern mit Verdacht auf (V. a) Pneumonie bei uns aufgenommen/eingeliefert.
- Bisher haben wir folgende Untersuchungen gemacht: ...
- Wir haben intravenös ... verabreicht/gegeben.
- Die Röntgenaufnahme zeigt / lässt erkennen, dass ...
- Die Laborergebnisse weisen auf ... hin / lassen ... vermuten.
- Es stehen noch Sonographie/MRT/... aus.
- Weitere Untersuchungen wie ... sind für heute/morgen geplant.
- Das MRT/Schädel-CT / die Laborwerte waren unauffällig / ohne Befund (o.B.).
- Die Befunde ergeben keine Hinweise auf ...
- Herr Müller ist gestern an ... operiert worden.
- Der Patient wurde gestern von der Inneren zu uns verlegt.
- Herr Müller ist wach / orientiert / ansprechbar / noch leicht desorientiert / sehr unruhig /...
- Herr Müller ist in einem guten EZ (Ernährungszustand) und AZ (Allgemeinzustand).

Laborbefunde/Untersuchungsergebnisse darstellen und erfragen

- Hier sind die Aufnahmen/Befunde/Werte ...
- Die Untersuchungen sagen/zeigen / zeigen uns ...
- Das ist das aktuelle Labor von heute Morgen.
- Bei der Gastroskopie wurde ... festgestellt.
- Das EEG lässt ... erkennen / weist auf ... hin / bestätigt den V.a. ...
- Die Zytologie / Der Tumormarker war unauffällig.
- Wie sind denn die Laborwerte?
- Dr. Endres, wir haben jetzt die Werte aus dem Labor / die Aufnahmen aus der Röntgenabteilung von Herrn/Frau ...
- Schwester Monika, sind die Ergebnisse von Herrn/Frau ... aus dem Labor / aus der Radiologie/Sonographie schon da?
- Was haben die Untersuchungen ergeben?
- Haben wir schon ein Röntgen-Thorax?

介绍新病患

- 这是克雷默女士，她患有阑尾炎/……昨天来到这里。
- 这位病人抱怨/说/指出……
- 迈耶先生疑有肺炎，昨天被我们接收/被送到我们这里。
- 目前为止我们做了以下检查 ……
- 我们为……注射了静脉针。
- X线片显示……
- 试验结果显示……
- 超声波扫描/磁共振成像还没有出结果。
- 接下来的检查我们为您安排到了今天/明天。
- 磁共振/颅脑CT/实验结果无异常/未出结果。
- 诊断结果未显示……
- 穆勒先生昨天进行了……的手术。
- 病人是昨天从内科转移到我们这里的。
- 穆勒先生是虚弱的/有判断力的/可以说话/轻微无判断力/非常不安静。
- 穆勒先生现在营养状况和整体身体状况良好。

阐述和询问化验结果结果/检查结果

- 这是影像片/检测结果/检测值……
- 检查显示……
- 这是今早最新的实验室结果。
- 胃镜检查确定……
- 脑电图显示……
- 细胞学检查/肿瘤标记物检测无异常。
- 化验结果到底如何？
- 安德雷斯医生，我们现在已经从放射科拿到……先生/女士的化验/影像片结果。
- 莫妮卡护士……先生/女士的化验/放射科/超声波结果已经出来了吗？
- 检查结果是什么？
- 我们已经照过胸片了吗？

Pflegemaßnahmen und Untersuchungen anordnen

- Bitte lassen Sie noch eine Röntgenaufnahme / ein CRT, ein kleines Blutbild (BB), ... machen.
- Schwester Carla, wir müssen ein 24-Stunden-Langzeit-EKG / ... machen.
- Bitte kontrollieren Sie ab jetzt den ...–Wert.
- Herr Mey soll ab sofort 3 x täglich / bei Bedarf ... bekommen.
- (Pfleger) Paul, mobilisieren Sie den Patienten bitte zweimal täglich.
- Machen Sie bitte morgen einen ZVK-Verbandswechsel und messen Sie 1x tgl. ZVD.
- Der Dreiwegehahn und das Infusionssystem bei Frau K. müssen noch gewechselt werden.
- Bitte legen Sie bei Herrn ... ein Ein- und Ausfuhrprotokoll an.
- Herr ... wird die nächsten drei Tage bilanziert.
- Bitte machen Sie heute bei Frau ... einen Katheterwechsel.
- Bitte einmal täglich Verbandswechsel (VW) durchführen.
- Bitte wechseln Sie den Verband und legen Sie eine neue Drainage.
- Bitte bei Herrn M. am 12. postoperativen Tag die Fäden/ Klammern ex (entfernen).
- Frau Raub soll ab heute 2 x tgl. mit NaCl 0,9% inhalieren.
- Die Magensonde / Der ZVK kann heute Abend gezogen werden.

Patienten Ergebnisse und Vorgehen mitteilen: Situation erklären

- Frau Sauter, Ihre Werte aus dem Labor sehen ganz gut / leider nicht so gut aus.
- Zur Abklärung müssen wir noch weitere Untersuchungen machen.
- Sie brauchen sich keine zu Sorgen machen, aber wir müssen uns den Befund noch genauer ansehen.
- Sie bekommen erst mal eine Spritze / einen Schmerztropf /... gegen die Schmerzen.
- Wir geben Ihnen ab sofort etwas gegen Ihren Bluthochdruck.
- Das Blutzuckertagesprofil deutet darauf hin, dass Sie an Diabetes erkrankt sind.
- Wir behandeln den Bruch konservativ, d. h. wir werden Sie nicht operieren.

安排护理措施和检查

■ 请您做一个X片/阴极摄像管，一个小血象，……
■ 卡拉护士，我们必须做一个24小时长的心电图/……
■ 请您现在检查……值。
■ 梅伊先生从现在起每天三次/需要……
■ （护工）保罗，请您每天移动病人两次。
■ 请您明天换一下中心静脉导管并且每天测量一次中心静脉压。
■ K.女士需要更换三通阀和输液。
■ 请您为……先生做进食和排泄记录。
■ ……先生接下来三天需要做摄入和排出记录。
■ 请您今天为……女士换一下导管。
■ 每周换一次绷带。
■ 请您更换一下绷带并安装导流管。
■ M.先生术后第12天拆除纱线/创口夹。
■ 劳布女士从今天起每天注射两次0.9%氯化钠。
■ 今天晚上拆除胃管/中心经脉管。

通知病人结果和进程：阐明情况

■ 索特女士，您的化验结果很好/可惜不太好。
■ 为了诊断我们必须做进一步检查。
■ 您不用担心，我们还需要更准确的判断一下结果。
■ 我们现在给您注射一针剂药/一个止痛药滴/……来止痛。
■ 我们从现在起给您开一些治疗高血压的药物。
■ 血糖记录显示，您患有糖尿病。
■ 我们现在保守治疗您的骨折，也就是说，我们不为您进行手术。

- Die Behandlung wird zirka (ca.) 4 Wochen dauern.
- Sie werden frühestens in 4 Tagen entlassen.
- Es besteht der Verdacht, dass Sie an ... erkrankt sind.
- Zur Behandlung Ihres Tumors empfehlen wir Ihnen ... / würden wir Ihnen ... vorschlagen.

Patienten die rechtliche Situation erklären

- Herr Mirow, wir haben jetzt alle Untersuchungen gemacht und denken, dass wir Sie morgen operieren werden. Dazu brauchen wir aber Ihr Einverständnis.
- Sind Sie mit der Operation einverstanden?
- Herr Mirow, bevor wir Sie operieren, brauchen wir eine Einverständniserklärung.
- Wenn Sie keine Fragen mehr haben, dann müssten Sie hier bitte die Einverständniserklärung zur Untersuchung / zur OP unterschreiben.
- Möchten Sie wegen der Behandlung erst noch einmal mit Ihren Angehörigen sprechen?
- Haben Sie eine Patientenverfügung?
- Haben Sie noch Fragen zu ...?
- Haben Sie alles verstanden?
- Gibt es etwas, was Sie nicht verstanden haben / was ich Ihnen noch mal genauer erklären soll?
- Sie können sich gerne eine zweite Meinung bei einem Kollegen einholen.

die Angst nehmen und trösten

- Machen Sie sich keine Sorgen!
- Ich kann das erklären: ...
- Ich muss noch einmal Blut abnehmen, erschrecken Sie nicht, es pikt/pikst ein bisschen! (piken/piksen, ugs. = stechen)
- Keine Angst, es tut nicht sehr weh!
- Sie wissen, jede Operation/Narkose ist ein kleines Risiko, aber das ist hier sehr gering.
- Sie müssen sich wirklich keine Sorgen/Gedanken machen. Sie sind hier in guten Händen.

- 手术大约持续四周。
- 您最快四天后出院。
- 您有可能患有……
- 为了治疗您的肿瘤，我们推荐您……/建议您……

向病人说明法律有关情况

- 米罗先生，我们现在已经为您做了所有检查，明天为您进行手术。为此我们需要您的同意。
- 您同意手术吗？
- 米罗先生，在手术前，我们需要您的同意。
- 如果您没有疑问，那您需要在这里签署检查同意/手术同意说明。
- 关于治疗您还想要和您的家属谈下一吗？
- 您有病人法令吗？
- 关于……您还有疑问吗？
- 这些您都同意吗？
- 有没有您不同意的地方/需要更准确说明一下的？
- 您完全可以征求另外一位同事的意见。

接受和安慰患者的恐惧

- 请您不要担心！
- 我这样和您解释：……
- 我现在要抽血,请您不要害怕,会轻微扎一下！(piken/piksen,口语等同于"stechen"扎，刺)
- 别害怕，这不会很疼！
- 您知道，每个手术/麻醉都会有点风险，但是这次非常小。
- 您真的不用担心/多想。您会得到很好的照料。

- Wir haben uns die weitere Therapie genau überlegt.
- Wir haben mit dieser Behandlung/OP/Therapie sehr gute Erfahrungen gemacht.
- Die Testergebnisse sind leider nicht gut ausgefallen, aber wenn wir sofort mit der Therapie beginnen, haben Sie eine gute Heilungschance.

das „schwere Gespräch"

- Herr Weiß, leider haben die letzten Untersuchungen gezeigt, dass ...
- Sie wissen wahrscheinlich selbst schon, dass es nicht so gut um Sie steht.
- Sie wissen, dass jede Operation ein Eingriff ist und den Körper belastet.
- Leider sind die Aussichten nicht so gut.
- Haben Sie eine Patientenverfügung?
- Es tut mir wirklich sehr leid, aber ich muss Ihnen ehrlicherweise mitteilen, dass ...
- Ist es Ihnen lieber, wenn jemand aus Ihrer Familie dabei ist, oder sollen wir zu zweit sprechen?

sich von Patienten verabschieden

- Also, Frau Leicht, dann erholen Sie sich weiter gut.
- Gute Besserung!
- Auf Wiedersehen!
- Falls es später noch Fragen/Probleme/Wünsche gibt, sagen Sie es der Schwester und/oder lassen Sie mich rufen.

nach dem körperlichen Befinden fragen

- Können Sie so gut liegen/sitzen?
- Schmerzt die Wunde / das Bein / ... noch?
- Vertragen Sie die Tabletten / die Infusion / ...?
- Kommen Sie mit dem Gehwagen / der Gehhilfe / dem Hörgerät / ... zurecht?
- Haben die Tabletten / das Schmerzmittel / die Wärmflasche geholfen?

- 我们已经仔细考虑过进一步的治疗。
- 我们对于这次治疗/手术/治疗有很好的经验。
- 很可惜测试结果不太好，但是只要我们马上开始治疗，您就有很大的康复机会。

"沉重的对话"

- 维斯先生，您最后的检查显示……
- 您自己可能已经知道了，您的状况不太好。
- 您了解，每次手术都会给您身体造成压力。
- 可惜前景不是很好。
- 您有病人法令吗？
- 很抱歉，但是我必须诚实地告诉您……
- 您更想要有家人在场还是我们两个单独谈话？

和病人告别

- 莱西特女士，希望您之后好好修养。
- 祝您早日康复！
- 再见！
- 如果您还有疑问/问题/想法，您可以告诉护士和/或叫我。

询问身体状况

- 您可以躺好/坐好吗？
- 伤口/腿/……还疼吗？
- 药片/注射/……您可以承受吗？
- 您来的时候有使用助步车/助步器/助听器/……吗？
- 药片/止痛剂/暖瓶有帮助吗？

- Ist Ihnen noch schwindelig/übel/...?
- Haben Sie noch Probleme beim Wasserlassen / mit dem Stuhl-gang / mit der Schulter / ...?
- Fühlen Sie sich heute besser / fitter / immer noch müde?
- Möchten Sie ein paar Schritte gehen / sich bewegen / sich hinlegen / etwas ausruhen?

Schichtübergabe machen

- Auf Zimmer 322 liegt ein Neuzugang, Herr Ming, 68 Jahre alt, mit Prostatakarzinom.
- Auf Zimmer 321 liegt Herr Maier. Er kam gestern zu uns mit V. a. (Verdacht auf) Pneumonie.
- Er/Sie braucht Hilfe beim Waschen/Aufstehen/...
- Frau Kahler von Zimmer 7 hat heute Vormittag zweimal erbrochen.
- Herr Kraft auf Zimmer 342 muss heute Nachmittag zum CT-Abdo-men. Der Hol- und Bringdienst ist für 14.00 Uhr bestellt.
- Für Frau Janosch auf Zimmer 3 ist das Labor bereits gerichtet.
- Könntet ihr bitte noch Herrn Wahrig auf Zimmer 2 waschen.
- Frau Ehrhard wurde heute am Waschbecken mobilisiert. Sie war aber noch etwas schwach und braucht weiterhin Unterstützung.
- Herr Roland auf Zimmer 5 ist noch nüchtern. Die OP wurde auf den Nachmittag verschoben.
- Frau Auer fühlt sich heute nicht wohl. Sie klagt über Schwindel. Der Blutzucker war normal, Blutdruck 115 zu 80.
- Herr Altthaler wollte heute nichts zu Abend essen. Er hatte keinen Appetit.
- Herr Güther klagte beim letzten Durchgang über Kopfschmerzen. Vitalzeichen unauffällig. Der Doktor hat 500 mg Aspirin ange-ordnet.
- Frau Mehrig bekam zur Nacht (z. N.) 20 Tropfen Tramal® gegen Ihre Schmerzen / 10 mg Adumbran® zum Schlafen.
- Die Medikation bei Frau Kohler wurde umgestellt. Sie bekommt ab sofort ...
- Bei Herrn Auer wurden die Klammern entfernt.
- Bei Herrn/Frau ... wurde ein Verbandswechsel (VW) gemacht. Die Wundränder sind leicht gerötet. Die Wunde ist trocken.

- 您还晕/恶心/……吗?
- 您排尿/排便/肩膀/……还有问题吗?
- 您今天有没有感觉好一些/精神些/还是很累吗?
- 您想不想走几步/活动一下/躺下/休息?

换班

- 322房有一位新病人,明先生,68岁,前列腺癌。
- 321房住着迈耶先生。他昨天来的,疑患有肺炎。
- 他/她清洗/起身/……时需要帮助。
- 7号房的卡勒女士今天上午呕吐了两次。
- 342房卡拉夫特先生今天下午必须做腹部CT。接送服务预约为14点。
- 3号房的雅诺士女士已经准备好化验了。
- 你们可以冲洗一下2号房的瓦里希先生吗?
- 艾哈德女士今天要移动到盥洗盆旁。她还很虚弱还需要进一步帮助。
- 5号房的罗兰德先生还是空腹的。手术被推迟到下午了。
- 奥尔女士今天感觉不舒服。她抱怨说头晕。血糖正常,血压115/80。
- 艾利特阿勒先生今天晚上什么也不想吃。他没有食欲。
- 固特先生上次散步时说头疼。主要生命体征无异常。医生开了500 mg阿司匹林。
- 梅里希女士晚上需要20滴曲马多止痛/10 mg去甲羟安定安眠。
- 科勒女士的用药需要调整。她从现在起用……
- 奥尔先生拆除伤口夹。
- ××先生/女士换过绷带了。创口边缘轻微变红。伤口干了。

- Frau Wohl wird heute entlassen. Sie wird von ihren Angehörigen abgeholt.

Anordnungen, Pflegemaßnahmen, Pflegebericht dokumentieren und weitergeben

- Die Bedarfsmedikation/Dauermedikation trägt der Arzt mit Datum in die Kurve ein und zeichnet sie ab.
- Ärztliche Anordnungen, die du durchgeführt hast, werden von dir mit deinem Handzeichen (Hdz.) als erledigt gekennzeichnet.
- Eine telefonische Anordnung vom Arzt musst du in den Pflegebericht eintragen. Der Arzt muss die Anordnung jedoch schriftlich nachtragen.
- Pflegerische Maßnahmen wie Verbandswechsel, Drainagen ziehen, Thromboseprophylaxe, ... müssen vom Arzt angeordnet und von der durchführenden Pflegekraft auf dem entsprechenden Kurvenblatt/Protokoll abgezeichnet werden.
- Die Wirkungen pflegerischer Maßnahmen, z.B. Kontrakturenprophylaxe, werden in den Pflegebericht geschrieben.
- Körperliche/Geistige und seelische Beobachtungen am Patienten wie z.B. Pat. hat sich heute alleine gewaschen / wirkt sehr schläfrig / klagt wieder über / ... schreibst du in den Pflegebericht.
- Laborwerte/Laborbefunde klebst/schreibst du in das entsprechende Aktenblatt.

gängige Abkürzungen verstehen

- Verdacht auf (V. a.)
- Verbandswechsel (VW)
- ohne Befund (o.B.)
- Magnetresonanztomographie (MRT)
- Computertomographie (CT)
- Zentraler Venenkatheter (ZVK)
- Zentraler Venendruck (ZVD)
- Operation (OP)
- Elektroenzephalographie (EEG)
- Elektrokardiogramm (EKG)
- Schädelhirntrauma (SHT)

- 沃尔女士今天出院。她的家属今天接她走。

记录和传达指示，护理措施，护理报告

- 医生应连同日期将所需药物/持续用药登记在图表内并签字。
- 你已执行的医用指示，需要你标记表示已完成。
- 医生的电话指示需要你登记到护理报告中。医生随后须将指示手写补充上。
- 护理措施如更换绷带，拆除导流管，血栓预防需由医生指示，并由执行护理人员在相应曲线栏中/记录中签字。
- 护理措施的作用，例如预防收缩，需写入护理报告中。
- 你需要将病人身体/精神和心理上的观察，例如病人今天独自洗澡/显得非常困/又抱怨/……写入护理报告中。
- 化验值/化验结果请你贴到/写入相应档案页中。

理解常见缩写

- 疑患有（V.a.）
- 更换绷带（VW）
- 无鉴定结果（O.B.）
- 磁共振成像（MRT）
- 计算机断层扫描（CT）
- 中心静脉管（ZVK）
- 中心静脉压（ZVD）
- 手术（OP）
- 脑电图（EEG）
- 心电图（EKG）
- 颅脑创伤（SHT）

Patienten an eine andere Station übergeben

- Unsere Patientin Frau Meier soll heute zu euch verlegt werden. Wann können wir sie bringen?
- Hallo, hier Schwester Maria. Wann sollen wir Herrn Braun schicken? Er soll heute zu euch verlegt werden.
- Hallo. Ich bringe hier Herrn Braun.
- Hier ist die Patientenakte / die Kurve / seine Medikation für heute / Hier sind seine Röntgenbilder.
- Im Koffer / In der Tasche sind seine persönlichen Dinge.
- Der Patient kam zu uns mit Ulcus cruris / Schädelhirntrauma (SHT) / ...
- Der Patient war/lag bei uns eine Woche / drei Tage stationär wegen ...
- Der Patient kommt zu euch mit (V. a.) Herzrhythmusstörungen/ Bandscheibenprolaps/...
- Der Patient hat seine Medikation für heute Morgen erhalten.
- Der Patient ist mobil / braucht Hilfe beim ... / ist mobilisiert / ...
- Unser Stationsarzt kommt heute Nachmittag zum Verbandswechsel.
- Der Patient benötigt einen Rollstuhl / eine Gehilfe.
- Der Patient hat einen Dauerkatheter (DK) / ZVK / eine Braunüle® / ...

mit Beschwerden von Patienten und Angehörigen umgehen

- Es tut mir leid, dass Sie so lange gewartet haben, aber ...
- Entschuldigung, dass es so lange gedauert hat, aber ...
- Ich verstehe, dass Sie verärgert sind.
- Leider haben wir im Moment keine andere Möglichkeit.
- Ich kann Ihren Vorwurf verstehen.
- Ich werde sofort versuchen, das Problem zu lösen.
- Warten Sie bitte einen Moment. Ich werde mich um Ihr Anliegen kümmern.
- Wenn Sie sich bitte noch einen Augenblick gedulden. Ich komme gleich zu Ihnen.
- Ich kann mir vorstellen, dass das nicht angenehm für Sie ist, aber leider ...

将病人移交至另一个科室

- 我们的病人迈耶女士今天转送到你们那里。我们什么时候带她过来?
- 你好,玛利亚护士。我们什么时候把布朗先生送过去呢? 他今天应该转送到你们那里。
- 你好。我带布朗先生来。
- 这是病人档案/表格/他今天的用药/这是他的X线片。
- 在箱子里/包里是他的个人物品。
- 病人来我们这里时患有静脉性溃疡/颅内创伤/……
- 病人因……住院/在我们这里住院一周/三天。
- 病人因为心律紊乱/腰间盘突出/……来你们这里。
- 病人今天早上已经服药。
- 病人可以移动/……方面需要帮助/已经移动过/……
- 我们科室的医生今天下午来更换绷带。
- 病人需要轮椅/助步器。
- 病人有一个永久导管/中心静脉管/一个插管……

处理病人和家属的意见

- 抱歉让您久等了,但是……
- 抱歉持续这么久,但是……
- 我理解您生气。
- 可惜我们现在没有其他办法。
- 我可以理解您为什么生气。
- 我会马上努力解决这个问题。
- 请您稍等片刻。我来处理您的请求。
- 请您稍忍耐片刻。我马上来。
- 我可以想象,这对您来说有多么不舒服,但是可惜……

Stationäre und ambulante Pflege

In den letzten 20 Jahren wurde das Angebot an ambulanter Pflege ausgebaut. Die meisten Menschen sind froh, wenn sie in ihrer gewohnten Umgebung gepflegt werden können statt in einer Senioren- oder Pflegeeinrichtung.

Die ambulante Pflege wird zum Teil von kirchlichen oder caritativen Organisationen wie der Caritas oder dem Roten Kreuz oder auch von privaten Pflegediensten geleistet.

Je nach Pflegestufe bekommen die Pflegebedürftigen einen Teil der Kosten von der Pflegekasse zurück.

In vielen Fällen gibt es auch Mischformen, das heißt die Angehörigen pflegen die Pflegebedürftigen zusammen mit den Fachkräften des mobilen Pflegedienstes.

Notizen

住院和门诊护理

门诊护理项目是在过去二十年里被设立起来的。大多数人都因此而感到高兴，因为他们可以在住所周边享受护理服务而无需住进养老院或护理机构。

门诊护理一部分由教堂或公益机构如明爱会、红十字基金会或一些私人护理服务提供。

根据护理等级，病患可以从护理保险得到一部分返还费用。

在许多情况下病人都是享受混合形式的护理服务，也就是家属和专业人员共同护理病患。

笔记

_____

_____

_____

_____

_____

_____

_____

_____

_____

_____

10 Medikamente, Materialien und Geräte

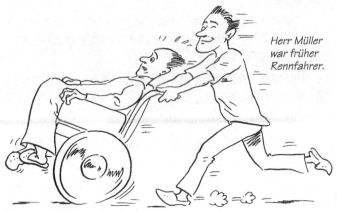

Herr Müller war früher Rennfahrer.

Arzneimittel

- Das Arzneimittel/Medikament ist frei verkäuflich / nicht apothekenpflichtig.
- Sie können das Medikament auch in einer Drogerie kaufen. Es ist nicht apothekenpflichtig.
- Sie können die Salbe nur in einer Apotheke kaufen. Sie ist apothekenpflichtig.
- Der Arzt muss Ihnen für die Tabletten ein Rezept ausstellen. Die Tabletten sind rezeptpflichtig.
- Der Arzt muss Ihnen die Tabletten verschreiben. Sie sind verschreibungspflichtig.
- Rezeptpflichtige Medikamente bekommen Sie nur in der Apotheke.
- Betäubungsmittel (BtM) dürfen nur gegen Vorlage eines Betäubungsmittelrezeptes Teil I und Teil II von Apotheken abgegeben werden.

Beipackzettel

- Zusammensetzung (Inhaltsstoffe/Wirkstoff): 1 Kapsel / 1 Ampulle / 1 Suppositorium enthält/entspricht 0,5 g / 10 mg / 10 ml …

10 药品、材料和仪器

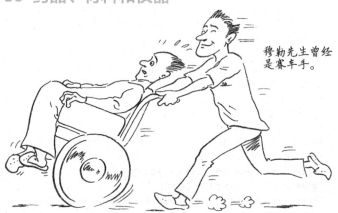

穆勒先生曾经
是赛车手。

药品

- 这个药品是可以自由购买的/并非药房专药。
- 您可以在药店购买到这个药品。这个并非药房专药。
- 您只能在药店购买到这个药膏。这个是药房专药。
- 医生必须针对这个药片给您出具一份处方。这个药片是处方药。
- 必须有医生给您开这个药片。它是处方药。
- 处方药只能在药店购买。
- 麻醉药只能在出具麻醉处方Ⅰ和Ⅱ才能在药店买到。

说明册

- 成分（内含成分/有效成分）：1个胶囊/1安瓶/1检剂含有/相当于 0.5 g/10 mg/10 ml……

- Anwendungsgebiete (Indikation): Zur Behandlung von ... / Zur Anwendung bei/von ... / Bei Erkrankungen des Magen-Darm-Trakts / Kopfschmerzen / krampfartigen Bauchschmerzen / Bluthochdruck / ...
- Gegenanzeigen (Kontraindikation): xy soll nicht angewendet werden bei ... / darf nicht angewendet werden bei ... / dürfen nicht eingenommen werden bei ... / darf nicht verabreicht werden bei ... / Patienten mit ... sind bei der Einnahme von xy gefährdet / sollten xy nicht einnehmen.
  Das Medikament sollte nur nach Rücksprache mit dem Arzt / nach Befragen des Arztes bei ... angewendet/eingenommen werden.
  Für Kinder unter 6 Jahren oder jünger sind ... nicht geeignet / sind die Dosierungsempfehlungen zu beachten.
- Dosierung (Menge der Einnahme):
  Soweit nicht anders verordnet wird das Medikament ... eingenommen/gegeben.
  Falls vom Arzt nicht anders verordnet, ist die übliche Dosis:
  3-mal täglich 1–2 Tabletten/Dragées
  Kinder bis 40 kg Körpergewicht 50–100 mg pro Tag
  Die Tageshöchstdosis sind 2000 mg.
  – 5 ml 3-mal täglich   – 1–2 Hübe/Sprühstöße bei Bedarf
  – 1–2 cm langen Salbenstrang – 10–30 Tropfen täglich
- Nehmen Sie das Medikament immer nach der Anweisung der Packungsbeilage oder fragen Sie Ihren Arzt oder Apotheker.
- Wechselwirkung mit anderen Medikamenten:
  Die Wirkung von ... kann durch ...-Präparate erhöht/vermindert werden.
  Das Medikament sollte nicht zusammen mit ... eingenommen/gegeben werden.
- Art der Anwendung (Art und Weise der Einnahme):
  Das Medikament soll vor/nach dem Essen
  – mit viel/ausreichend Flüssigkeit
  – unzerkaut
  – gelutscht
  eingenommen werden.
  ... intravenös/subkutan/intramuskulär verabreicht werden.
  ... in Wasser aufgelöst und getrunken werden.

■ 适用范围(适用征)：用于治疗……/应用于/为……/胃肠道疾病/头痛/强烈胃痛/高血压/……

■ 禁忌征候（禁忌征象）：ʌY不能在……下服用。/病人将ʌY同……服用会发生危险。
本药物只有在咨询医生后才可应用/服用。
6岁以下儿童不适用……/需注意推荐剂量。

■ 剂量：
若未开具其他药物，可服用此药。
若医生未开具其他药物，一般用量：每天三次1—2片/1—2个药丸。
40 kg以下儿童每天服用50—100 mg，每天最高用量2000 mg。
－ 5 ml 每天三次   　　　　－ 若需要1—2冲程/次喷射
－ 1—2cm长条状涂抹药膏   － 10—30滴每天

■ 请您在阅读说明书或咨询医生或医师后服用本药物。

■ 和其他药物的相互作用：
……药物的作用会通过……药剂提高/降低，
本药物不应与……一起服用。

■ 服用方式：
本药物在饭前/饭后
－ 与大量/足够液体
－ 不咀嚼
－ 吸吮
－ 服用。
……静脉内/皮下/肌肉内注射。
……用水溶解后饮下。

... auf die Haut/Schleimhaut / die Wunde aufgetragen werden.
... in den After / die Vagina eingeführt werden.

■ Nebenwirkungen (unerwünschte Wirkungen):
XY kann zu allergischen Reaktionen / Schwindel / Steigerung der Herzfrequenz / Durchfall / Blutarmut / führen.
Es treten häufig/selten/... auf.
Es wurden manchmal/... beobachtet.

■ Aufbewahrung (wie wird das Medikament gelagert):
XY nicht über 25 Grad lagern.
XY muss kühl/dunkel gelagert werden.
XY nach Anbruch / nach dem Öffnen nicht länger als 4 Wochen verwenden.

Anordnung von Medikamenten: Dosierung, Darreichungsform

■ Herr/Frau Frank bekommt ab sofort ...
- 3-mal täglich Acetylsalicylsäure 100 per os
- 50 mg L-Thyroxin am Morgen / morgens
- Adalat® 10 Kapseln sublingual bei Bedarf
- Canifug® Vaginalzäpfchen am Abend
- morgens und abends 20 Tropfen Novalgin®
- 10 mg Adumbran® zur Nacht oral
- 2 Hübe Nitrolingual® bei Bedarf
- 3-mal täglich 5 Tropfen Otalgan® ins rechte Ohr
- morgens und zur Nacht Nasivin® Nasentropfen
- vor der OP ein Klistier
- morgens und abends 1 cm Bepanthen-Augensalbe® ins rechte Auge
- 4 x täglich 10 Internationale Einheiten Penicillin intravenös/ intramuskulär
- 1 x täglich Clexane 40® subcutan

■ Wenn Frau Meier schmerzfrei ist, können wir das Schmerzmittel absetzen.

■ Sobald Frau Müller fieberfrei ist, reduzieren wir die Antibiose auf ... mg.

■ Bei Herrn Schmidt stellen wir die Medikation auf ... um.

■ Herr Fröhlich bekommt ab heute nur noch einmal täglich ...

……在皮肤上/黏膜/伤口上涂抹。

……插入肛门内/阴道内。

■ 副作用：

人Y会导致过敏反应/晕眩/心率加快/腹泻/贫血。

……经常/很少出现。

有时会觉察到/……

■ 保存（药品如何存放）：

人Y不能超过25度存放。

人Y必须低温/阴暗存放。

人Y打开后需在4星期内服用完。

药物指示：剂量，剂型

■ 弗兰克先生/女士从现在起要服用……

  – 每天口服3次乙酰水杨酸100

  – 早上50 mg L-甲状腺素

  – 如需要舌下服用5片Adalat®（硝苯吡啶）

  – 晚上阴道栓剂Canifug®

  – 早晨和晚上20滴Novalgin®（安乃近）

  – 夜里口服10 mg Adumbran®（去甲羟安定）

  – 如需要使用2冲程硝酸甘油

  – 每天3次，每次5滴Otalgan® 滴耳剂至右耳

  – 早晨和夜里Nasivin®（羟间唑啉）鼻滴剂

  – 手术前灌肠一次

  – 早晨和晚上右眼1cm Bepanthen-Augensalbe®（右泛醇眼药水）

  – 每天四次，静脉内/肌肉内注射10个国际单位青霉素

  – 每天一次陪下注射Clexane 40®（克赛40）

■ 如果迈耶女士感觉不痛了，我们就停止给她止痛药。

■ 只要穆勒女士不发烧了，我们就减少抗生素至……mg。

■ 我们将施密特先生的药物换成……

■ 福罗希先生从今天起每天一次……

Medikamente

- Geben Sie der Patientin zunächst 5 mg Adalat® sublingual und kontrollieren Sie noch mal den Blutdruck.
- Sollte die Patientin heute Nacht Schmerzen bekommen, geben Sie Ihr bitte 20 Tropfen Tramal®.
- Bei hohem Fieber / Temperatur über 39^5 erhält Herr Schmidt zusätzlich 500 mg Paracetamol supp.

Medikation dokumentieren: Dosierung, Darreichungsform

- Doktor Bahlmann, schreiben Sie die Medikation für Herrn/Frau Merk bitte noch in die Kurve:

3 x tgl. ASS 100 p.o.	5 Trpf. Otalgan® OT 1-1-1 re. Ohr
L-Thyroxin® 50 1-0-1	Nasivin® NT 1-0-0-1
Adalat® 10 Kps., s.l. b. B.	prä-OP 1 Klistier
Canifug® supp. 0-0-1	Bepanthen® AS 1-0-1
Novalgin® 20 Gtt. 1-0-1	Penicillin 10 I.E., i.v. / i.m.
Adumbran® 10 p.o. 0-0-0-1	Clexane® 40 1x tgl.
Nitrolingual® 2 Hübe b. B.	

Patienten Anwendungsgebiete erklären

- Diese Tablette ist gegen den Juckreiz / gegen Kopfschmerzen / ...
- Gegen den Hustenreiz verschreibe ich Ihnen einen Hustensaft.
- Die Lutschbonbons gegen Halsschmerzen können Sie so lange nehmen, wie Sie wollen.
- Ein gutes Hausmittel bei Erkältung ist einfach viel trinken, am besten Tee oder warmes Wasser.
- Bei hohem Fieber können Sie auch eine kalte Kompresse auf die Stirn legen.
- Sie bekommen jetzt eine Spritze gegen die starken Schmerzen.
- Frau Möller, wir hängen Sie jetzt an den Tropf (ugs. für Infusion), damit wir Ihren Elektrolythaushalt wieder in Ordnung bringen.
- Bitte reiben Sie Ihre Beine regelmäßig mit der Venensalbe ein, damit die Schwellung zurückgeht.
- Solange Sie noch akute Schmerzen haben, Frau Senge, bekommen Sie von uns dreimal täglich eine Tablette ...

- 请您首先给患者舌下服用5 mg硝苯吡啶，并再检查一次血压。
- 如果今天夜里病人感觉疼痛，就给她20滴曲马多。
- 如果施密特先生发高烧/发烧至39度以上，就给他额外500 mg扑热息痛。

记录用药：剂量，剂型

- 巴尔曼医生，请您将给梅克先生/女士的用药写入表格中：

每天口服3次 ASS100   5滴Otalgan® 滴耳剂1-1-1右耳

L-Thyroxin® 50 1-0-1   Nasivin®鼻滴剂1-0-0-1

如需要10片Adalat®   术前一次灌肠

Canifug® 栓剂0-1-1   Bepanthen®眼药水1-0-1

Novalgin® 20滴 1-0-1   青霉素10，静脉注射/肌肉注射

Adumbran®10口服 0-0-0-1   Clexane® 40每天一次

如需要2冲程Nitrolingual®

向病人说明药品适用范围

- 这个药片是止痒/止头痛/……
- 我给您开一个止咳药水来止喉痒。
- 这个止喉咙痛的糖您可以想服用多久就服用多久。
- 治疗感冒的居家药品就是喝很多水，最好是喝茶或温水。
- 发高烧时您可以冷敷额头。
- 我们现在给您注射一针止痛的。
- 莫勒女士，我们现在为您挂上静脉滴液装置（为了输液），这样您才能保持电解质平衡。
- 请您定期在腿上涂抹静脉药膏，这样才能消肿。
- 森格女士，只要您还感觉剧烈的疼痛，您就每天服用三次，每次一片……

Medikamente

Patienten Dosierung und Darreichungsform erklären

- Ich verschreibe Ihnen gegen die Infektion ein Antibiotikum / ein pflanzliches Mittel. Nehmen Sie davon bitte morgens, mittags und abends eine Tablette unzerkaut und mit viel Flüssigkeit.
- Nehmen Sie die Kapseln bitte eine Stunde vor/nach dem Essen ein.
- Lösen Sie Tabletten in einem Glas Wasser auf und trinken Sie das Glas leer.
- Nehmen Sie bei starken Schmerzen 20 Tropfen von dem Schmerzmittel. Geben Sie die Tropfen dazu am besten auf einen Löffel mit ein bisschen Zucker.
- Nehmen Sie 7 Tage lang morgens und abends 10 ml von dem Saft.
- Sollten Sie nach drei Tagen Antibiotikaeinnahme immer noch Fieber haben, kommen Sie bitte noch mal zu mir.
- Tragen Sie die Salbe täglich dünn auf die betroffene/gerötete Hautstelle auf.
- Schmieren Sie die Salbe 3-mal täglich auf das Knie.
- Reiben Sie die Schulter bei Bedarf mit dem Schmerzgel ein.
- Geben Sie einen ca. 1 cm langen Streifen von der Salbe 2-mal am Tag in das entzündete Auge.
- Kleben Sie das Pflaster auf den Schmerzpunkt und erneuern Sie es alle 24 Stunden / täglich.
- Gegen die Schmerzen bekommen Sie von mir Ohrentropfen. Tröpfeln Sie 3-mal täglich 5 Tropfen in Ihr rechtes Ohr.
- Ich gebe Ihnen gegen die Rückenschmerzen eine Spritze in den Oberarmmuskel.

Medikamente austeilen und verabreichen

- Guten Morgen Herr Kramer. Hier ist Ihr Dispenser mit Ihren Tabletten. Die Tabletten im Kästchen **Morgen** nehmen Sie vor dem Frühstück, die im Kästchen **Abend** nehmen Sie bitte vor dem Abendessen. Im Kästchen **Nacht** ist eine Schlaftablette. Die nehmen Sie aber nur, wenn Sie nicht schlafen können.
- Hier sind Ihre Tabletten für heute. Es sind zwei weniger, weil die Magentabletten abgesetzt wurden.
- Sie müssen jetzt nur noch morgens und abends eine Kapsel gegen Ihren Zucker nehmen.

为病人说明剂量和剂型

- 为了避免感染，我给您开一个抗生素/植物药物。请您每天早晨、中午和晚上各服一片，不咀嚼，用水吞服。
- 请您饭前/后一小时服用一个胶囊。
- 请您将药片在水中溶解后饮用。
- 剧烈疼痛时请您服用20滴止痛药物。请您在每次服用时在勺子上加一点糖。
- 请您每天早晨和晚上服用10 ml，持续7天。
- 如果您在服用3天抗生素后还是发烧，请您来找我。
- 请您在相应/红色皮肤位置每天涂抹一薄层药膏。
- 请您将药膏每天涂抹在膝盖上3次。
- 如需要，请您在肩膀上涂抹止痛凝胶。
- 请您每天2次，将约1 cm长的条状药膏涂抹至发炎的眼睛内。
- 请您将膏药贴在疼痛部位并每24小时/天更换一次。
- 为了止痛，我给您开耳滴剂。请您每天3次，将5滴药水滴进右耳。
- 我给您在上臂肌肉注射一针来止背部疼痛。

分发药物和开药

- 早上好，克莱默先生。这是装有您药片的药品分配器。标有"早上"的小盒子里的药片早餐前服用，"晚上"小盒子里的晚饭前服用。在"夜里"小盒子里的是安眠药。只有在您睡不着的情况下服用。
- 这是您今天的药片。是2片，比之前少，因为没有胃药了。
- 您现在只有早上和晚上针对血糖吃药就可以了。

Medikamente

- Sie bekommen ab heute das Antibiotikum als Tabletten.
- Herr Braun, Sie haben vergessen, Ihre Tablette zu nehmen.
- Soll ich Ihnen die Tablette klein machen / mörsern / auflösen, damit Sie sie besser schlucken können?
- Sie müssen das Zäpfchen vaginal/rektal einführen.
- Schwester, in meinem Dispenser fehlt die Magentablette.
- Ihre Schmerztropfen sind in dem Tropfenbecher.
- Karin, hast du die Medikamente / die Infusion für Siems schon gerichtet?
- Jürgen, kannst du bitte überprüfen, ob Frau Mahler Ihre Tabletten genommen hat?
- Herr Bauer, ich spritze Ihnen jetzt in den Oberschenkel-/ Gesäßmuskel ein Schmerzmittel.
- Herr Roland, machen Sie bitte den Bauch frei. Ich möchte Ihnen die Insulinspritze geben.
- Frau König, Sie müssen die Tabletten am besten vor dem Essen mit viel Flüssigkeit schlucken/nehmen.
- Frau Grau, ich hänge Ihnen jetzt gegen Ihre Schmerzen einen Schmerztropf an.

Wiedervorstellung eines Patienten beim Arzt nach Medikation

- Was kann ich heute für Sie tun?
- Hat Ihnen das Medikament geholfen?
- Fühlen Sie sich mit den Tabletten besser?
- Haben Sie die Tabletten / die Spritze gut vertragen?
- Wie geht es Ihnen, seit Sie die Tabletten nehmen?
- Haben Sie Magenprobleme?
- Haben Sie irgendwelche Nebenwirkungen beobachtet?
- Fühlen Sie sich müde/benommen oder haben Sie Übelkeit/ Erbrechen/ Durchfall?
- Haben Sie Fragen zu der Einnahme des Medikamentes?
- Wollen Sie erst einmal den Beipackzettel lesen?
- Frau Demmer, sind Sie gegen Penicillin/... allergisch?
- Wir würden gern ein anderes Präparat nehmen/ausprobieren.

- 您从今天起服用抗生素药片。
- 布朗先生，您忘记服药了。
- 我应该帮您把药片弄小/研碎/溶解吗？这样您更好吞咽。
- 您需要将栓剂推入阴道内/直肠内。
- 护士，在我的药物分配器里少了胃药。
- 您的止痛滴剂在滴剂杯里。
- 卡林，你有帮希姆斯准备好药品/注射吗？
- 尤尔根，你能检查一下，马勒女士有没有服药呢？
- 鲍尔先生，我现在为您在大腿/臀肌注射止痛药。
- 罗兰德先生，请您揭开上衣。我要给您注射胰岛素。
- 考尼格女士，您最好在饭前，和大量开水吞药物服。
- 格劳女士，我现在为您挂上止痛滴剂。

用药后跟进工作

- 今天我可以为您做什么吗？
- 药物有帮助吗？
- 您服药后有感觉好一些吗？
- 药片/注射您能承受住吗？
- 服药后您感觉如何？
- 您胃部有问题吗？
- 您有注意到什么不良反应吗？
- 您感觉疲惫/昏沉或者您恶心/呕吐/腹泻吗？
- 对于用药有什么问题吗？
- 您想要读一下药物附带说明吗？
- 德默尔女士，您对青霉素/……过敏吗？
- 我们想要给您开/尝试一下另外一个药剂。

Geräte und Materialien im Krankenhaus und in der Pflege-einrichtung kennenlernen, Anweisungen verstehen

- Die Infusionsbestecke/Dreiwegehähne sind im Stationszimmer.
- Die Infusionspumpen/Perfusoren/Infusionsständer sind im Lagerraum 1.
- Die Kanülen sind in der Schublade unten rechts.
- Schwester Svetlana, die Schutzhandschuhe, die Desinfektions-mittel, Fieberthermometer, Blutdruckmesser und die anderen Geräte sind im Raum neben dem Stationszimmer gelagert.
- Alle anderen Geräte wie Rollator/Gehwagen, Rollstuhl und die Toilettenstühle findest du im Geräteraum.
- Frau Möller darf die ersten drei Tage nach der Operation nicht aufstehen. Sie bekommt ein Steckbecken / eine Bettpfanne.
- Herr Meyer, solange Sie nicht selbstständig auf die Toilette (gehen) können, können Sie die Urinflasche benutzen.
- Anna, für die Steckbecken und die Urinflaschen haben wir im Unreinen Raum eine Spülmaschine, du musst / Sie müssen sie nicht mit der Hand waschen/reinigen.
- Für die Patienten, die sich nicht selbstständig bewegen können, haben wir im Badezimmer einen Patientenlifter.
- Das Verbandsmaterial und die frische Bettwäsche sind bei uns im … gelagert.

mit Abfällen umgehen und entsorgen

- Die schmutzige Wäsche kommt in den Schmutzwäschesack und dann in die Wäscherei.
- Die kontaminierten Abfälle müssen separat entsorgt werden.
- Für alle infektiösen Abfälle gelten gesonderte Vorschriften.
- Die Kanülen und Einmalspritzen kommen in die Kanülenabwurf-behälter.
- Der normale Hausmüll wird vom Reinigungspersonal mitgenom-men.
- Für gebrauchtes Geschirr und Gläser gibt es einen Geschirrwagen.
- Leere Flaschen sollen zurück an den Kiosk / in die Cafeteria.

认识医院和护理机构的仪器和材料，理解指示

- 注射器械和三通阀在科室房间里。
- 注射器泵/输液架在储藏室1里。
- 导管在抽屉右下方。
- 斯维特拉娜护士，防护手套、抗感染药剂、温度计、血压测量计和其他仪器存放在科室旁的房间里。
- 其他仪器如助步器/助步车、轮椅和坐厕椅在仪器室。
- 莫勒女士手术后的前三天不能起身。她要有一个便盆。
- 迈耶先生，只要您还不能独立上厕所，您就要使用尿瓶。
- 安娜，对于便盆和尿瓶我们在污染室有一个清洗机器，你/您不用用手清洗它们。
- 对于不能独立行动的病人来说，我们在浴室会提供一个病人升降机。
- 绷带材料和干净的床上用品我们存放在……

处理和清除垃圾

- 脏衣物放在脏衣物袋里，然后拿到洗衣房。
- 混合垃圾需要分开清理。
- 对于有传染性的垃圾有特殊规定。
- 导管和一次性注射器放置在导管投掷盒中。
- 普通病房垃圾由清洁人员处理。
- 用过的餐具和杯子会有餐具车来收集。
- 空瓶需要送回小报亭/咖啡馆。

Geräte und Materialien in der ambulanten und häuslichen Pflege benennen und erklären

- Herr Möbius bekommt jetzt von der Krankenkasse einen Rollator.
- Wenn später Bedarf ist, kann er auch einen Rollstuhl bekommen.
- Frau Kranz wird zu Hause von ihrer Schwester gepflegt, zur Erleichterung hat die Krankenkasse jetzt ein Pflegebett bewilligt.
- Sie braucht täglich Inkontinenzvorlagen (ugs. Windeln).
- Frau Kranz wird zusätzlich zum Baden und Duschen wöchentlich von einem Pflegedienst besucht. Als Hilfe hat sie jetzt einen Badewannenlift einbauen lassen.

Sicherheits- und Warnhinweise

Alle Medikamente haben einen Beipackzettel / einen Waschzettel oder eine Packungsbeilage, die bestimmte Sicherheits- und Warnhinweise enthalten. Die wichtigsten sollten Sie Ihren Patienten oder Bewohnern nennen können.
Bei manchen Medikamenten gibt es Warnhinweise, dass man bei Einnahme nicht verkehrstüchtig ist, das heißt, z.B. nicht Auto fahren oder keine Maschinen bedienen soll.
Besonders ältere Leute, die zu Hause ambulant gepflegt werden, haben im Lauf der Jahre viele Medikamente gesammelt. Viele sind wahrscheinlich abgelaufen. Diese Medikamente müssen alle entsorgt und am besten in einer Apotheke zurückgegeben werden. Nur so ist man etwas sicherer, dass die älteren Leute nur die Medizin bekommen, die sie vom Arzt verschrieben bekommen haben und auch nehmen sollen.

Rote Liste

Die Rote Liste ist ein Arzneimittelverzeichnis für Deutschland, sie erscheint jährlich als Buch oder Intranetversion. Ärzten, Krankenhäusern und Apothekern wird sie kostenlos zur Verfügung gestellt.
Neuerdings befindet sich eine Rote Liste für Patienten und Angehörige im Aufbau. Sie ist noch nicht komplett und erscheint im Internet.

门诊和家庭护理仪器及材料指称及说明

- 莫比乌斯先生从医疗保险处获得了一个助步车。
- 如果以后需要，他也可以有一个轮椅。
- 克兰茨女士在家由她的妹妹照顾，为了更容易护理，医疗保险准予了一个护理床。
- 她每天需要失禁垫（尿布）。
- 同时克兰茨女士每星期都有洗浴护理服务。她安装了一个洗浴升降机。

安全和警告指示

所有药物都有一个附带说明/内容简介或是一个说明书，其中包含了确切的安全和警告指示。您应该为病人列举出其中最重要的内容。

对于有的药物有警告指示，告诉人们不要在行驶时服用，即不要在开车或操作机器时服用。

尤其是在家享受门诊护理的老年人，日积月累积攒了很多药物。许多都已经过期了。这些药物必须处理掉，最好返还给药店。只有这样才能保证老年人服用的是医生给他们开的药物和他们应该服用的药物。

红色名录

红色名录是德国的一个药物名单，每年作为书或是内联网版本出现。医生，医院和药房都可以免费获取到。

最近也有专门针对病人和家属的药物名册。但是还不完整，而且在网上找得到。

Man findet in ihr fast alle gängigen Arzneimittel (Präparatnamen) in alphabetischer Reihenfolge. Angaben zu den Präparaten sind unter anderem:

- Handelsname mit Darreichungsform und Packungsgröße
- Abgabestatus (*nAp* = nicht apothekenpflichtig, *Ap* = apothekenpflichtig, *Rp* = rezeptpflichtig, *BtM* = Betäubungsmittel)
- Zusammensetzung: Wirkstoff(e), weitere Bestandteile
- Anwendungsgebiete (Indikationen)
- Dosierung
- Gegenanzeigen (Bedingungen, unter denen das Arzneimittel nicht angewendet werden soll)
- Anwendungsbeschränkungen (Bedingungen, unter denen das Arzneimittel nicht oder nur unter Beachtung bestimmter Vorsichtsmaßnahmen angewendet werden sollte)
- Schwangerschaft/Stillzeit
- Nebenwirkungen
- Wechselwirkungen mit anderen Medikamenten
- Warn- und Lagerungshinweise

Notizen

_____

_____

_____

_____

_____

_____

_____

_____

人们可以在里面找到几乎所有的药物（药剂名称），并且它们以字母顺序排列。药剂说明如下：

■ 商品名配有药剂形式和包装大小
■ 购买方式（非药店专药、药店专药、处方药、麻醉剂）
■ 成分：有效成分，其他组成成分
■ 适用范围(适用征)
■ 剂量
■ 禁忌征（不能使用该药物的条件）
■ 使用限制（不能或只能在特定预防措施下使用该药物的条件）
■ 怀孕/哺乳期间
■ 副作用
■ 和其他药物的相互作用
■ 警告和存放指示

笔记

_____

_____

_____

_____

_____

_____

_____

_____

11 Telefonieren

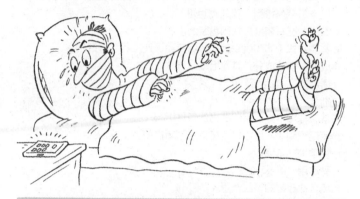

sich am Telefon melden, weiterverbinden

externe Telefonate

- Klinikum Waldstraße, Wagner, Rezeption.
- Guten Tag, hier ist Schwester Naomi, Station 3.
- Gefäßchirurgie, Station 3, Pfleger Karl, guten Morgen.
- Seniorenresidenz Bergheim, mein Name ist Höfl. Wie kann ich Ihnen helfen?
- Pflegedienst Fröhlich, Sie sprechen mit Pfleger Emil. Was kann ich für Sie tun?
- ☐ Können Sie mich bitte mit der Stationsärztin verbinden?
- Einen Moment bitte, ich verbinde.
- Frau Dr. Becker ist gerade nicht am Platz, kann sie Sie zurückrufen?
- Bitte geben Sie mir Ihre Nummer. / Unter welcher Nummer sind Sie erreichbar?
- ☐ Unter der 0811 23 43 57.
- Ich wiederhole, Ihre Nummer ist null-acht-eins-eins zwei-drei vier-drei fünf-sieben.
- ☐ Richtig!
- Frau Dr. Becker ist nicht am Platz, Sie hat die Durchwahl -11. Sie können es gern später noch einmal versuchen.

11 打电话

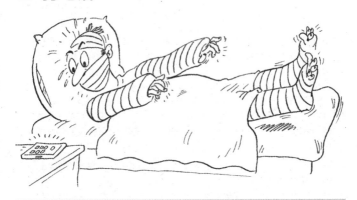

接电话，转接

外来电话

- 瓦尔特大街诊所，瓦格纳，前台。
- 您好，我是内奥米护士，3号科室。
- 血管外科，3号科室，卡尔护工，早上好。
- 贝尔克海姆养老院，我的名字是胡佛。有什么可以帮您的吗？
- 弗索里希护理服务，我是埃米尔护工。有什么可以为您做的吗？
- □ 我可以和科室的医生通话吗？
- 请稍等，我为您接通。
- 贝克医生现在不在，可以让她稍后给您回电话吗？
- 请您告诉我您的号码。拨打哪个电话号码可以找到您呢？
- □ 拨打 0811 23 43 57。
- 我重复一下，您的号码是0811 23 43 57。
- □ 对的！
- 贝克医生现在不在，她的分机号码是11。您可以稍后再拨打一遍。

- Der Apparat von Frau Dr. Becker ist gerade besetzt / Frau Doktor Becker spricht gerade, wollen Sie warten oder später noch einmal anrufen?

- Guten Morgen, hier Mayer. Meine Mutter ist gestern bei Ihnen eingeliefert worden. Können Sie mir sagen, auf welcher Station sie liegt?
- Wie heißt Ihre Mutter mit Vornamen?
- Anna Mayer, Mayer mit a und Ypsilon, und e Er am Schluss.
- Ihre Mutter liegt auf der Inneren (Station 3), Zimmer 324. Moment, ich verbinde Sie erst einmal mit dem Stationszimmer. / Soll ich Sie verbinden?

- Guten Tag, hier ist Büding. Könnte ich bitte den Stationsarzt Dr. Groß sprechen?
- Tut mir leid, der ist heute nicht im Haus. Wollen Sie eine Nachricht für ihn hinterlassen?
- Gern, bitte notieren Sie, dass er mich morgen zurückrufen soll. Ich möchte ihn fragen, wann meine Mutter voraussichtlich entlassen wird / ob meine Mutter in eine Reha kommt / wie ...
- Gern, bitte geben Sie mir Ihre Nummer. Oder ist das die, die ich auf dem Display sehe: 85 73 445?
- Ja, das ist sie. 85 73 445.
- Ich wiederhole 85 73 445.
- Danke! Auf Wiederhören!

- Seniorenheim Marta Maria, ... (Name), was kann ich für Sie tun?
- Ich möchte gern mit jemandem aus der Verwaltung sprechen.
- Ich verbinde / Ich stelle Sie mal durch.
- Hören Sie, dort meldet sich gerade niemand, wollen Sie es später noch einmal versuchen oder sollen wir zurückrufen? Dann geben Sie mir bitte Ihre Nummer.

- Guten Tag, Frau Kurz. Klinikum Bonn, Chirurgische Abteilung, Doktor Becker. Sind Sie die Tochter von Emma Kurz? / Spreche ich mit Frau Fink, der Tochter von ...?
- Guten Morgen, hier spricht Doktor Kempter von der Kardiologie. Könnte ich bitte den diensthabenden Chirurgen/Kollegen der Chirurgie sprechen.

- 贝克医生的电话现在占线，您想继续等待还是稍后再打来？
- 早上好，我是迈耶。我的母亲昨天入院。能不能告诉我她在哪个科室？
- 您母亲叫什么名字？
- 安娜·迈耶，拼写a后一个y，最后是er。
- 您母亲在内科（3号科室），324房。稍等，我为您接通科室电话。/需要我为您接通吗？
- 您好，我是布丁。我可以和科室格罗斯医生通话吗？
- 抱歉，他现在不在医院。您想要给他留言吗？
- 可以，请您记一下，他可以明天早上回复我。我想要问他，我母亲预计什么时候出院/我母亲是否康复/……
- 可以，请您告诉我您的电话号码。或者是不是现在屏幕显示的这个号码：85 73 445？
- 对的，就是这个。85 73 445。
- 我重复一下85 73 445。
- 谢谢！再见！
- 玛塔·玛丽亚养老院，……（名字），有什么可以帮您？
- 我想要和管理部门的人通话。
- 我帮您接通/转接。
- 那边现在没有人接听，您想要稍后再打来还是我们给您回电话？请您告诉我您的电话号码。
- 您好，库尔兹女士。波恩诊所，外科，贝克医生。您是艾玛·库尔兹的女儿吗？/您是芬克女士，……的女儿吗？
- 早上好，我是心脏科坎普顿医生。我可以和外科值班同事/外科同事通话吗？

Telefonieren

eine Nachricht auf dem AB (Anrufbeantworter) / der Mailbox hinterlassen

Oft kann man den gewünschten Gesprächspartner nicht direkt erreichen. Dann hört man oft folgenden Text:

Hier ist der Anrufbeantworter / die Mailbox von Thomas Müller. Ich bin im Moment nicht erreichbar, Sie können mir aber gern eine Nachricht hinterlassen. Ich rufe Sie dann umgehend zurück.

Als Antwort ist möglich:

- Hier ist Frau Meier, meine Telefonnummer ist
  089 13 44 56 27. Bitte rufen Sie mich baldmöglichst zurück. Es geht um ...

Manchmal wird auch eine E-Mail-Adresse als Kontakt angegeben, z.B.: Sie können mich auch per E-Mail erreichen, die Adresse ist: th.mueller@bayern.de (gesprochen: Te – Ha – Punkt – eM – U – E – Doppel-eL– E – eR – @=et – Be – A –Ypsilon – E – eR – eN – Punkt – De – E – alles klein geschrieben)

Manchmal wird für weitere Informationen auch auf eine Homepage verwiesen. Dann hören Sie z.B.: Unsere Website finden Sie unter http://www.dhm.mhn.de/de/kliniken_und_institute/...

Der Schrägstrich wird auch in D A C H als „slash" gesprochen.

Fragen beantworten, nachfragen, Verständigung sichern

- ☐ Spreche ich mit dem Waldklinikum?
- ■ Ja, hier ist das Waldklinikum Gauting, Müller am Apparat. Was kann ich für Sie tun?
- ☐ Kann ich bitte meine Tante, Frau Frei, sprechen?
- ■ Gern, geben Sie mir bitte noch den Vornamen, dann kann ich Sie verbinden.

- ☐ Mit wem habe ich gesprochen?
- ■ Mit Frau Ludstein von der Sozialberatung / ...

- ☐ Hier Nesterenko. Ich möchte gern meinen Bruder sprechen, Herrn Dimitrov, er liegt bei Ihnen im Krankenhaus.
- ■ Wie heißt Ihr Bruder?
- ☐ Pavel Dimitrov.

通过电话应答装置/邮箱留信息

当人们不能直接找到想要通话的人的时候，经常听到以下内容：

我是托马斯·穆勒的自动应答/邮箱。

我现在不在，您可以给我留言。我马上回复您。

有以下回答方式：

■ 我是迈耶女士，我的电话号码是：

089 13 44 56 27。请您尽快给我回电话。是关于……

有时也需要给出邮箱地址，例如：您可以通过邮件联系到我，邮箱地址是：th.mueller@bayern.de （拼写是：Te-Ha-Punkt-eM-U-E-Doppel-eL-E-eR-@=et-Be-A-Ypsilon-E-eR-eN-Punkt-De-E-所有均小写）

有时需要提及一个主页上的信息。您会听到例如：我们的网址是：http://www.dhm.mhn.de/de/kliniken_und_institute/……

斜线在德国、瑞士和奥地利用"slash"表达。

回答和询问问题，确认通话内容

□ 是瓦尔特诊所吗？

■ 对的，这里是高廷的瓦尔特诊所，我是穆勒。我可以为您做什么吗？

□ 我可以和我的姨妈，弗莱女士通话吗？

■ 可以，请您告知我她的名字，我为您接通。

□ 请问和我通话的是？

■ 我是社会咨询/……的路德施泰恩女士。

□ 我是内斯特连科。我想要和我哥哥通话，季米特洛夫先生，他在你们医院。

■ 请问您哥哥叫什么名字？

□ 帕维尔·季米特洛夫。

Telefonieren

- Können Sie das buchstabieren / Wie schreibt man das?
- ☐ (gesprochen) De I eM I Te eR O Vau, Dimitrov.
- Verstanden. Ich verbinde Sie mit seinem Zimmer, die Durchwahl ist -345.
- ☐ Danke und auf Wiederhören!
- (s.a. Buchstabiertafel S. 215f.)

Manchmal wird das Gespräch, z. B. beim Mobilfunk, unterbrochen oder man hat etwas nicht ganz verstanden, dann muss man nachfragen:

- Wie bitte? Können Sie das bitte noch einmal wiederholen?
- Können Sie das bitte / Können Sie die letzten Zahlen / den letzten Wert / ... noch einmal wiederholen.
- Können Sie bitte etwas lauter/langsamer/deutlicher sprechen.
- Nicht so schnell bitte, ich muss das notieren.
- Habe ich Sie richtig verstanden? Sie sagten ...
- ☐ Ja, richtig/genau.

- Ich glaube, wir haben uns missverstanden, meinen Sie ...
- Die Leitung / Die Verbindung war gerade unterbrochen. Also noch einmal ...
- Mit wem habe ich gesprochen?
- Ich buchstabiere: eN, I, E, eM, eL, Ä-Umlaut, eN, De, E, eR, Niemländer.

Im Krankenhaus verwendet man verschiedene Abkürzungen und einen gewissen Berufsjargon (*bj.*). In der schnellen Kommunikation unter Kollegen gibt es diese Abkürzungen zum Beispiel für Laborwerte, aber auch für Arbeitsanweisungen, Untersuchungen usw. Im Folgenden eine Auswahl.

Laborwerte erfragen und verstehen (Abkürzungen)

- ☐ Labor Kaiser, guten Tag.
- Hier Pfleger Rui, Station 4, habt ihr schon die Werte von Frau Müller?
- ☐ Wir haben die Werte schon (hoch)geschickt, aber was brauchst du denn?

■ 您可以拼写一下吗/怎么写呢?

□ (说) De l eM l Te eR O Vau, Dimitrov。

■ 明白了。我为您接通他的房间,分机是-345。

□ 谢谢,再见!

  (参见解释发音一览表,393页)

有时例如移动电话的通话,会被打断或听不太明白,就需要马上询问:

■ 什么? 您可以再重复一遍吗?

■ 您可以把这个/最后的数字/最后的值/再重复一遍吗?

■ 您可以大声一点/慢一点/清楚一点说吗?

■ 请不要说这么快,我要记录下来。

■ 我理解得对吗? 您说……

□ 对的。

■ 我认为,我们理解错了,您的意思是……

■ 线路中断了。那再说一遍……

■ 请问和我通话的是?

■ 我拼写一下: eN, I, E, eM, eL, Ä-Umlaut, eN, De, E, eR, Niemländer。

> 在医院人们会使用不同的缩写和职业用语。在和同事之间的快速对话中就会使用缩写,例如用于化验值,用于工作指示,检查,等等。以下内容即为对缩写的选择。

询问和理解化验值(缩写)

□ 凯撒化验室,您好。

■ 我是科室4的瑞护工,请问穆勒女士的化验值出来了吗?

□ 我们已经把它寄过去了,你还需要什么吗?

Telefonieren

□ Das kleine/große Blutbild (BB).
■ Pfleger Rui, Station 4. Hallo Pedro, habt Ihr schon das Labor (*bj.*, gemeint sind die Laboruntersuchungen) / ... von Herrn Feist gemacht? Kannst du mir die Werte durchgeben?
□ Ja, hast du was zum Schreiben? Also, der Hb ist ...
■ Hier Dr. Nordner von der Gynäkologie. Könnten Sie mir bitte die Blutwerte von Frau Menzig, Elisabeth, geboren am 05.08.1974 sagen.

■ Hallo, hier Dr. Mohler von der Intensivstation. Ich bräuchte dringend den Hb von Herrn M.
□ Herr M., geboren am 30.01.1965.
■ Ja, richtig.

■ Hier Schwester Maria vom OP. Ich soll fragen, ob die Blutkonserve / das Thrombozytenkonzentrat (TK) von Frau K. schon gekreuzt/ da ist.

■ BZ (Be-Zett) fünfundsiebzig: Blutzucker 75
■ BSG (Be – eS – Ge) vierzehn: Blutkörperchensenkungsgeschwindigkeit 14
■ Hb (Ha – Be) dreizehn Komma fünf: Hämoglobin 13,5
■ Hk/Hkt (Ha-Ka-Te) einundvierzig: Hämatokrit 41
■ Erys vier Komma acht: Erythrozyten 4,8
■ Thrombos zweihundertvierundfünfzigtausend: Thrombozyten 254.000
■ Leukos fünftausendachthundert: Leukozyten 5800

Elektrolyte durchsagen
■ Natrium hundertsechsunddreißig: Na 136
■ Kalium vier Komma drei: K 4,3
■ Calcium zwei Komma fünf: Ca 2,5
■ Chlorid achtundneunzig: Cl 98
■ Magnesium null Komma sechsundachtzig: Mg 0,86

□ 这个小/大的血象（BB）。

■ 瑞护工，科室4。你好，佩德罗，你们已经为菲斯特先生做好化验了吗？你有递交给我化验值吗？

□ 有的，你现在可以记下吗？血红蛋白值（Hb）是……

■ 我是妇科的诺德诺医生。您可以告知我梅恩茨希女士的血常规值吗，名字是伊莎贝拉，出生于1974年8月5日。

■ 你好，我是监护病房的莫勒医生。我迫切需要M.先生的血红蛋白值（Hb）。

□ M.先生，出生于1965年1月30日。

■ 对的。

■ 我是手术室（OP）的玛利亚护士。我想要问一下，K.女士的库存血/血小板浓缩液（TK）已经打钩了/准备好了。

■ 血糖（BZ）七十五（标签）：血糖75

■ 血细胞沉降速度（BSG）十四：血细胞沉降速度14

■ 血红蛋白（Hb）13.5：血红蛋白13.5

■ 血球容积（Hk/Hkt）41：血球容积41

■ 红血球（Erys）4.8：红血球4.8

■ 血小板254，000：血小板254，000

■ 白细胞5800：白细胞5800

告知电解质值

■ 钠136：钠136

■ 钾4.3：钾4.3

■ 钙2.5：钙2.5

■ 氯98：氯98

■ 镁0.86：镁0.86

Telefonieren

Werte telefonisch erfragen und notieren

- Hallo Svetlana, was hat denn Frau Müller jetzt für einen Blutdruck?
- Zuletzt 170 zu 95.
- Oh, der ist hoch, habe ich dich richtig verstanden? 170 zu 95?
- Ja, richtig.

Termine und Untersuchungen vereinbaren

- Hallo, hier Schwester Ana von der Station 3. Wir bräuchten für unsere Patientin, Frau Müller, einen Termin für einen Röntgen-Thorax (*bj.*). Wann könnt ihr das machen?
- Im Moment nicht, aber in einer Stunde, also um 10 Uhr.
- Gut, dann schicken/bringen wir sie um zehn zu euch. Wiederhören.

- Hier Schwester Nataliya, Seniorenresidenz Bergheim. Unser Herr Feist ist aus der Reha zurück und braucht jetzt regelmäßig Krankengymnastik. Wann könnte jemand vorbeikommen?
- Moment, ich sehe mal nach. Ja, die Sonja / Frau ... kommt dienstags zu euch ins Haus, sie könnte Herrn Feist um 15 Uhr übernehmen.
- Schön, dann merke ich das vor / dann notiere ich, Dienstag 15 Uhr. Danke!

- Hallo, Unfallambulanz, Pfleger Emil. Wir haben gerade einen Motorradunfall reinbekommen, Schädelverletzung. Wir brauchen dringend ein Röntgen/Kernspint ...
- Ja, kommt gleich/sofort rüber, wir bereiten alles vor.

- Guten Morgen, Schwester Maria von der Gynäkologie. Unsere Patientin, Frau Schäfer, soll heute zu euch verlegt werden. Wann können wir sie bringen?

Transporte am Telefon anfordern, Ware bestellen

- Hier Schwester Nataliya, Seniorenresidenz Bergheim. Wir möchten ein Taxi bestellen. Können Sie uns in zehn Minuten eins schicken, die Adresse ist Waldstraße 22.
- Gern, das Taxi kommt in zehn Minuten.
- Danke, bitte melden Sie sich an der Rezeption.

电话询问和记录数值

- 你好，斯维特拉娜，穆勒女士的血压现在是多少？
- 最近一次是170/95。
- 哦，那有点高，我理解得对吗？170 /95？
- 对的。

预约安排和检查

- 你好，我是3科室的安娜护士。我们需要为我们的病人，穆勒女士预约一次照射胸片？你们什么时候可以做呢？
- 现在不行，在一个小时以后，也就是10点。
- 好的，十点我带病人过去/把病人送过去。再见。

- 我是贝尔克海姆养老院的娜塔莉亚护士。我们的菲斯特先生已经康复，现在需要定期做物理治疗。哪位大约什么时候过来一下？
- 稍等，我查看一下。好的，索尼娅/……女士会过去。她周二去你们医院，15点为菲斯特先生做治疗。
- 好的，那我标记一下，周二15点。谢谢！

- 你好，我是急诊室的埃米尔护工。我们这里有一位摩托车事故患者，头颅受伤。我们需要马上拍人线片/核磁共振……
- 好的，马上过来，我们准备好所有东西。

- 早上好，我是妇科的玛利亚护士。我们的病人舍费尔女士今天将转移到你们那里。我们什么时候带她过来？

电话请求传送，预约商品

- 我是贝尔克海姆养老院的娜塔莉亚护士。我们想要预约一辆出租车。您可以十分钟之内派一辆车过来吗？地址是瓦尔特大街22号。
- 可以，出租车十分钟之内到。
- 谢谢，请您在前台登记一下。

- Hallo, hier Schwester Maria von der Inneren, Station 2. Wir bräuchten einen Patientenbegleitdienst um 14.00 Uhr für Frau Meier. Sie muss im Rollstuhl zum ...

- Hallo, hier die Gefäßchirurgie, Pfleger Luis. Wir brauchen für 15.00 Uhr einen Hol- und Bringdienst ins Labor.

- Guten Morgen, Klinikum Mannheim, Gynäkologie, Station 4. Ich möchte für 10.00 Uhr einen Krankentransport liegend/ sitzend nach Freudenstadt bestellen.

- Sanitätshaus Dorfner. Florian Dorfner am Apparat.
- Ambulanter Pflegedienst mit Herz, Pfleger Emil. Wir bräuchten wieder Inkontinenzvorlagen Größe M für Frau Müller, in der Gartenstraße 4.
- Wie viele Pakete brauchen Sie?
- Bitte liefern Sie drei Pakete.
- Machen wir gerne, die Lieferung kommt am Mittwochvormittag.

- Station 6, Pfleger Thomas am Apparat. Wir bräuchten dringend noch vier Kartons Ringerlösung. Können Sie die heute noch bringen?

mit Angehörigen telefonieren

- Guten Tag, hier ist Frau Endres. Meine Mutter ist gestern operiert worden. Ich möchte nachfragen, wie es ihr geht. Sie liegt auf Station 4.
- Einen Moment, ich verbinde Sie mit dem Arztzimmer auf der 4.
- Dr. Gruber, Station 4.
- Hier Endres, ich wollte mich erkundigen, wie es meiner Mutter geht. Ist sie schon aufgewacht?
- Ihre Mutter ist schon wieder wach / schläft noch. Ihr geht es den Umstanden entsprechend / gut / noch nicht so gut / ...
- Kann ich Sie heute schon besuchen?
- Sie können heute Nachmittag kommen, aber kommen Sie bitte zunächst allein, sie braucht noch etwas Ruhe.

- 你好，我是2科室内科的安娜护士。我们的病人迈耶女士14点需要病人陪同服务。她需要乘坐轮椅去……

- 你好，我是血管外科的护工路易斯。我们15点需要去化验室的取送服务。

- 早上好，这里是曼海姆诊所，妇科，4诊室。我想要预约10点的病人接送服务到弗洛德市，病人需要躺着/坐着。

- 多夫纳医疗保健所。我是佛罗莱恩·多福诺。
- 用心门诊护理服务，我是护工埃米尔。我们又需要为穆勒女士预订M号失禁垫，在花园大街4号。
- 您需要多少包？
- 请您给我送来三包。
- 好的，周三上午发货。

- 6号科室，我是护工托马斯。我们急切需要四箱林格氏溶液。您今天可以带过来吗？

和家属通话

- 您好，我是恩德雷斯女士。我的母亲昨天进行了手术。我想要问一下，她现在怎么样。她在4号科室。
- 稍等，我为您接通4号科室医生电话。
- 我是4号科室的格鲁伯医生。
- 我是恩德雷斯，我想要了解一下，我母亲怎么样了。她已经醒了吗？
- 您母亲还很虚弱/还在睡觉。她的状况正常/好/不太好/……
- 我可以看望她吗？
- 您可以今天下午来，但是请您自己来，她需要安静。

Telefonieren

□ Guten Tag, hier ist Kahle. Wie geht es meinem Sohn? Haben Sie schon einen Befund / ein Ergebnis?

■ Augenblick bitte – im Moment noch nicht, ich werde aber gleich im Labor nachfragen / im PC nachsehen.

□ Guten Tag, hier ist Hofer. Könnte ich bitte Dr. Erhard sprechen?

■ Leider nicht, er ist gerade auf Visite / im OP / … . Kann er sie zurückrufen? / Kann ich etwas ausrichten? / Um was geht es bitte?

□ Ich wollte mich erkundigen, wann mein Vater, Hans Hofer, entlassen wird / in die Reha kommt / …

■ Das kann ich Ihnen nicht sagen, bitte rufen Sie später, nach 14 Uhr noch einmal an. / Da darf ich Ihnen keine Auskunft geben, das müssen Sie direkt mit den Ärzten klären.

□ Guten Abend, hier ist Roth, meine Tochter ist heute bei Ihnen eingeliefert worden. Was ist denn passiert?

■ Ihre Tochter hatte einen Autounfall, es geht ihr aber soweit gut.

□ Können Sie mir nichts Genaueres sagen?

■ Ich kann/darf Ihnen leider keine genauere Auskunft geben, da müsste ich Sie mit der diensthabenden Ärztin verbinden.

den Haus-/Beleg-/Notarzt in die Pflegeeinrichtung rufen

■ Praxis Dr. Berg, Maria am Apparat.

□ Guten Tag, hier ist Schwester Svetlana, von der Seniorenresidenz Bergheim. Können Sie bitte Frau Dr. Arnold sagen, dass sie morgen bei uns vorbeischaut.

■ Mach' ich, die Frau Doktor kommt dann morgen zu Ihnen ins Haus. Um 14 Uhr.

□ Gut, danke, dann informiere ich die Wohnbereiche/Abteilungen.

■ Rettungsleitstelle Nord, Pfister.

□ Pflegedienst Oberländer, Pfleger Emil. Unsere Bewohnerin Frau Müller ist gestürzt und es besteht der Verdacht auf Oberschenkelhalsbruch. Wir brauchen dringend einen Notarzt/Rettungswagen.

■ Okay. Wir schicken sofort einen. Wohin soll er kommen?

□ In die Gartenstraße 14, 2. Stock, bei Müller.

■ Danke, wir warten und versorgen Frau Müller bis dahin.

□ 您好，我是卡勒。我的儿子怎么样了？您已经有鉴定结果/结果了吗？
■ 请稍等，现在还没有，我马上问一下化验室/查看一下电脑。

□ 您好，我是霍弗。我可以和艾哈德医生通话吗？
■ 可惜不能，他现在巡视病房/在手术……他可以给您回电话吗？/我可以帮您转达些什么吗？/关于什么呢？
□ 我想要了解一下，我父亲，汉斯·霍弗什么时候出院/什么时候康复/……
■ 这个我不能告知您，请您稍后再打来，14点以后。/这个我给不了您回答，您必须直接和医生商讨。

□ 晚上好，我是霍特，我的女儿今天入院。到底发生什么了？
■ 您的女儿发生车祸，不过目前她还好。
□ 您能说得更详细些吗？
■ 可惜我不能给您准确的回答，您必须直接和值班医生通话。

呼叫护理机构的家庭医生/协作医生/急救医生

■ 我是诊所的玛利亚·贝格医生。
□ 您好，我是贝尔克海姆养老院的斯维特拉娜护士。您可以告知阿诺德医生，让她明天过来一下吗？
■ 可以，阿诺德明天来医院会去您那里一趟。14点。
□ 好的，谢谢，那我通知住院处/科室。

■ 救援指挥中心，我是普菲斯特·诺德。
□ 欧伯兰德护理服务，我是护工埃米尔。我们的病人穆勒女士摔倒了，大腿和脖子疑似骨折。我们急切需要急救医生/救护车。
■ 好的。我们马上派过去一人。地址是哪里呢？
□ 花园大街14号，3层，穆勒家。
■ 谢谢，我们在这里等着，照顾穆勒女士直到您来。

Telefonieren

ein Telefonat beenden

- Auf Wiederhören! Tschüss! / Bis gleich! / ....
- Vielen Dank für Ihren Anruf.
- Danke für die Information / für Ihre Hilfe.
- Ich habe Ihr Anliegen / Ihre Meldung / Ihren Wunsch notiert und werde es/sie/ihn weiterleiten.
- Bitte versuchen Sie es später noch einmal.
- Das haben wir geklärt, können Sie die anderen Fragen bitte schriftlich per E-Mail reinschicken. Das wäre nett.
- Das mag sein, aber diese Fragen sollten wir nicht am Telefon besprechen, sondern in einem persönlichen Gespräch klären.
- Ich melde mich nächste Woche / morgen / ... wieder bei Ihnen.

Notrufe in D A CH, Verhalten bei Notrufen

In D A CH gibt es ein sehr gut ausgebautes System für Notfälle. Wie in ganz Europa wird die Rettung über die europaweite Notrufnummer 112 erreicht. Kliniken haben eine eigene Notfallnummer für das Reanimationsteam.

Der Rettungsdienst wird fast immer über eine Rettungsleitstelle organisiert, das heißt, diese Stelle entscheidet, wer mit welchem Fahrzeug kommt, was zu tun ist, und ob vielleicht noch weitere Einsatzkräfte, z.B. Feuerwehr, Bergrettung, Kindernotarzt usw. gebraucht werden. Die Leitstelle / Der Notarzt entscheidet, wohin, also in welche Klinik der Patient gebracht wird.

In einem Notfall sollte man diese 5 Fragen beantworten können:

1. **Wer?** Wer meldet, Name.
2. **Wo?** Standort: Wo ist der Notfallort? Straße, Hausnummer, Stockwerk, Name usw.
3. **Was?** Was ist passiert? Vergiftung, Feuer, Unfall, ... Welche Rettungskräfte werden vielleicht gebraucht?
4. **Wie viel?** Wie viele Verletzte sind zu versorgen?
5. **Welche?** Welche Verletzungen oder Krankheitszeichen haben die Betroffenen?

Auf Rückfragen warten: Vielleicht hat die Leitstelle noch andere Fragen. Beenden Sie das Gespräch erst, wenn die Leitstelle keine Fragen mehr hat.

结束通话

- 再见！再见！/一会儿见！/……
- 感谢您来电。
- 感谢您提供信息/帮助。
- 我们已经记下您的请求/申请/愿望并会帮您转达。
- 请您稍候再打来。
- 这个我们已经解释过了，您可以将其他问题通过电子邮件寄送给我们。那很好。
- 这很有可能，但是这些问题我们不能通过电话回答您，我们可以通过亲自会面探讨。
- 我下周/明天/……再给您打电话。

紧急电话，紧急电话的处理态度
德国、瑞士和奥地利具备良好的紧急情况处理体系。像在整个欧洲，拨打紧急电话112就可以获得救援。诊所针对复苏小组有自己的紧急电话号码。

救援服务几乎一直由救援指挥中心组织，也就是说，他们来决定派出哪种交通工具，要做什么和是否需要其他救援人员，例如消防队、山间救援、儿童急救医生等等。指挥中心/急救医生决定去哪里，就是将病人带到哪家诊所。

在紧急情况下人们应该学会回答这5个问题：
1. 谁？ 谁申请救援，姓名。
2. 哪里？ 地点：紧急情况发生在哪里？街道，房间号，楼层，姓名等等。
3. 什么？ 发生了什么？中毒、火、事故，……可能需要哪些救援人员？
4. 多少？ 需要照顾多少伤员？
5. 哪些？ 相关人员受哪种伤或有哪种疾病特征？
等待反问： 指挥中心可能还有其他问题。如果指挥中心没有其他问题，那么就结束对话。

Wer darf welche Informationen telefonisch weitergeben?

Pflegekräfte und Ärzte sind generell an die Schweigepflicht gebunden. Ohne Zustimmung des Patienten oder Bewohners dürfen keine Informationen über die Behandlung und den Gesundheitszustand weitergegeben werden. Dazu gehören die Krankheitsgeschichte, Befunde, ärztliche Aufzeichnungen und Inhalte der Pflegedokumentation. Telefonische Auskünfte dürfen nur dann gegeben werden, wenn gesichert ist, dass es sich um die angegebenen Personen handelt.

Pflegekräfte dürfen nur ganz allgemein informieren.

Gibt es regionale Formeln, Redewendungen und Ausdrücke in einem Berufsjargon, die Kollegen, Patienten und Bewohner häufig benutzen? Was haben Sie gehört? Wenn Sie etwas nicht genau verstanden haben, fragen Sie nach. Vielleicht ist es ja kein Standarddeutsch, sondern nur ganz speziell in Ihrem Haus, Krankenhaus oder in Ihrer Pflegeeinrichtung oder nur in Ihrer Region gebräuchlich.

Notizen

_____

_____

_____

_____

_____

_____

_____

_____

谁可以通过电话转达哪些信息?

护理人员和医生一般有保守秘密的义务。没有病患的同意他们是不允许转达任何关于治疗和健康状况的信息。其中包括病史、检验结果、医疗记录和护理档案中的内容。只能确认是涉及到病人指定人员时,才能给予电话答复。

护理人员只允许给出大致信息。

有一些同事、病患在职业用语中是否会经常使用当地的固定搭配、惯用语和表达方式?您听说过什么?如果您没有准确明白,请您询问他们。可能这些用语并不是标准的德语,却在您工作的医院,护理机构或是在当地很常用。

笔记

_____

_____

_____

_____

_____

_____

_____

_____

12 Wunddokumentation, Hygiene, Sturzprotokoll

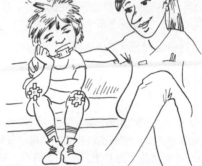

> Das sieht doch schon viel besser aus.

Wunden beschreiben

- Die Wunde ist/war septisch/kontaminiert/infiziert.
- Der Wundränder sind/waren gut durchblutet / gerötet / erhaben / zerklüftet / nekrotisch.
- Die Umgebung der Wunde / Die Wundumgebung ist normal/ intakt/mazeriert/schuppig und trocken/ödematös.
- In der Wundumgebung ist ein Ekzem.
- Die Wundfläche war/ist 3,24 cm² groß. (gesprochen: drei Komma vierundzwanzig Quadratzentimeter)
- Der Durchmesser der Wunde war 7,5 cm.
- Die Wunde hat eine Breite von ... cm, eine Länge von ... cm und eine Tiefe von ... cm.
- Die Wunde ist ... cm breit, ... cm lang und ... cm tief.
- Wundsekret: Die Wunde ist trocken/blutig/eitrig.
- Die Wunde ist kleiner/größer geworden.
- Die Wunde riecht/roch nicht.
- Der Geruch der Wunde ist übel/stark/mäßig riechend.
- Die Wunde schmerzt / schmerzt beim Verbandswechsel.
- Die Wunde ist geheilt/verheilt.

12 创伤记录、卫生措施、跌倒记录

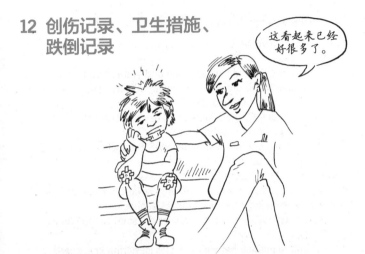

描述伤口

- 伤口是/已经是疑似/被感染了。
- 伤口边缘是/已经是渗血了/变红了/突起的/裂开的/坏死的。
- 伤口周围正常/完好的/浸渍的/多鳞的和干燥的/水肿的。
- 伤口周围有一个湿疹。
- 伤口表面曾是/是3.24 cm²大。（读成：drei Komma vierundzwanzig Quadratzentimeter）
- 伤口直径7.5 cm。
- 伤口宽度……cm，长度……cm，深度……cm。
- 伤口......cm宽，……cm长和……cm深。
- 伤口分泌物：伤口是干的/出血的/流脓的。
- 伤口变小/大了。
- 伤口闻/曾经闻起来无异味。
- 伤口气味闻起来恶心/气味强/适中。
- 伤口疼/在换绷带时疼。
- 伤口已经治愈/愈合。

Wunddokumentation

eine Wunddokumentation verstehen

- In unserer Universitätsklinik haben wir eine Wundmanagerin auf jeder Station.
- Sie macht die Wunddokumentation und gibt die Daten am PC ein.
- Wir dokumentieren die Exsudatmenge / die Wundflüssigkeit, die Exsudatbeschreibung und den Geruch.
- Wir müssen die Wunde lokalisieren, das heißt die Wundregion angeben und genau beschreiben.
- Die Wunde liegt rechts neben der BWS/Brustwirbelsäule / an der rechten Ferse / am linken Bein vorne / ...
- Die Wunde wird fotografiert und vermessen.
- Bei der Wundvisite wird der Heilungsverlauf der Wunde / der Zustand der Wunde genau beschrieben/beobachtet.
- Ein digitales Foto der Wunde ergänzt die schriftliche Wunddokumentation.
- Die Wundumgebung bei Herrn Müller ist normal/mazeriert/trocken/schuppig/...
- Herr Müller leidet an Stauungsdermatitis / einem Ekzem.
- Der Wundrand ist reizlos/gerötet/mazeriert/unterminiert/eingezogen/trocken/...
- Frau Mayer hat kein Wundödem / ein Lymphödem.
- Der Patient hat Schmerzen an der Wunde / keinen Wundschmerz.
- Es gibt keine/eine lokale / eine regionale Infektion.
- Die Exsudatmenge ist gering/mäßig/viel.
- Das Exsudat ist eitrig/serös.
- Das Exsudat riecht nicht/mäßig/stark.

Patienten informieren und über Maßnahmen aufklären

- Die Wunde sieht gut / besser / nicht schlechter aus.
- Die Wunde sieht noch nicht viel besser aus als gestern.
- Die Wunde ist kleiner / leider größer geworden. Die Wunde hat sich vergrößert/verkleinert.
- Die Wunde ist genauso groß wie vor einer Woche. Die Wunde sieht unverändert aus.
- Die Wunde eitert nicht mehr so stark wie vorgestern.

了解一份创伤资料

- 在大学诊所每个科室都有一个创伤管理人员。
- 他们制作创伤记录并将数据输入电脑。
- 我们记录分泌物数量/分泌物，分泌物描述和气味。
- 我们必须明确伤口位置，也就是说明和准确描述伤口部位。
- 伤口在胸椎附近右侧/右脚后跟/左腿前侧/……
- 需要为伤口照相和测量。
- 在观察伤口时需要准确描述/观察伤口愈合情况/伤口状况。
- 需要将伤口的数码照片加入书面伤口记录中。
- 穆勒先生伤口周围正常/浸渍的/干的/水肿的/……
- 穆勒先生患有郁血皮肤炎/湿疹。
- 伤口边缘无异常/变红了/浸渍的/被损坏了/收缩/干燥的/……
- 迈耶女士没有伤口水肿/淋巴水肿。
- 病人伤口感觉/未感觉疼痛。
- 没有/有局部感染。
- 分泌物数量很少/适中/多。
- 分泌物是脓状/血清状。
- 分泌物闻起来无异味/适中/气味很强。

通知病人和说明治疗措施

- 伤口看起来很好/好一些/没有变糟糕。
- 伤口看起来比昨天好很多。
- 伤口变小/大了。伤口变大/小了。
- 伤口和一星期前一样大。伤口看起来没有变化。
- 伤口没有前天化脓那么严重了。

Wunddokumentation

- Frau Müller, wir möchten Ihre Wunde am Rücken versorgen / den Verband am Rücken wechseln.
- Ich muss die Wunde noch spülen.
- Haben Sie mehr/weniger Schmerzen als vorher?
- Legen Sie sich bitte auf die Seite!
- Dann mache ich den Verband ab.
- Ich reinige jetzt die Wunde. Wenn Sie große Schmerzen haben, sagen Sie es.
- Für die Dokumentation muss ich noch die Wunde fotografieren, ich lege ein Maßband daneben.
- Frau Müller, ich lege noch eine Tamponade in die Wunde / ... .
- Darüber kommt eine Wundauflage.
- Dann fixieren wir den Verband.

- Herr Mayer, Sie haben Glück. Sie brauchen keinen Verband mehr, die Wunde ist gut verheilt.

Hygienevorschriften verstehen

- Die Hygiene dient hauptsächlich zum Schutz / zur Prävention vor Infektionen.
- Bei/Vor jedem Kontakt mit Patienten/Bewohnern sind die Hygienevorschriften zu beachten/einzuhalten.
- Die Hygienevorschriften hängen im Stationszimmer / stehen im Hygieneplan / werden von der Hygienefachkraft überprüft.
- Der Reinigungs- und Desinfektionsplan legt fest, was, wann, wie, womit und wer desinfizieren/reinigen muss.
- Waschschüsseln, Steckbecken, Urinflaschen und Blumenvasen müssen im Krankenhaus nach Gebrauch desinfiziert werden.
- Vor der Blutentnahme muss die Injektionsstelle mit Neo-Kodan® besprüht werden und 30 Sekunden einwirken.
- Für die Schleimhautdesinfektion verwenden wir Octenisept®.
- Die Arbeitsflächen müssen mindestens einmal täglich mit einem Flächendesinfektionsmittel abgewischt werden.
- Schwester Svetlana, das wissen Sie ja, bevor Sie in das Patientenzimmer gehen, müssen Sie Ihre Hände desinfizieren.
- Zum Schutz vor einer Infektion solltest du dir Einmalhandschuhe / Schutzhandschuhe anziehen.

- 穆勒女士，我们想要处理一下您背部的伤口/更换背部伤口的绷带。
- 我们还要清洗伤口。
- 您感觉比之前疼痛增加/减少了吗？
- 请您侧躺！
- 我们为您取下绷带。
- 我现在清洗伤口。如果您感觉很疼，请您告诉我，
- 为了记录我还需要为您的伤口拍照。我将卷尺放在旁边。
- 穆勒女士，我现在将压塞放入您的伤口中/……
- 上面会有一个敷料。
- 然后我们扎起绷带。
- 迈耶女士，您很幸运。我们不再需要绷带了，伤口愈合得很好。

了解卫生守则

- 进行卫生措施主要是为了预防感染。
- 在和病患交流时/前，需要注意/遵守卫生守则。
- 卫生守则挂在科室房间内/在卫生计划里，卫生专业人员会检查。
- 清洗和消毒计划确定，什么，什么时候，怎样，用什么和谁来消毒/清洗。
- 医院里的洗手盆。便盆，尿盆和花盆必须在使用后消毒。
- 在采血前必须在注射位置喷射Neo-Kodan®并作用30秒钟。
- 对于黏膜感染使用Octenisept®。
- 工作表面需要每天用表面消毒工具擦拭一次。
- 斯维特拉娜护士，您已经知道，在您进入病房前，您必须消毒双手。
- 为了防止感染，你应该穿上一次性鞋/防护鞋。

Wunddokumentation

- Zum Katheterisieren benutzen wir sterile Handschuhe.
- Bei der Händedesinfektion muss das Desinfektionsmittel mindestens 30 Sekunden einwirken.
- (Pfleger) Emil, bei uns wird das gesamte Sterilisiergut in der Zentralsterilisation aufbereitet.

- Emil, wenn du auf das Isolierzimmer gehst, musst du immer einen Mundschutz / einen Schutzkittel / eine Schutzbrille / einen Haarschutz / Überschuhe tragen.
- Ana, du musst dir aus hygienischen Gründen bitte die Haare zusammenbinden.
- Wegen der Hygiene ist es nicht erlaubt, lange oder künstliche Nägel oder Nagellack zu tragen.
- Schwester Anna, du darfst bei uns im Pflegedienst keinen sichtbaren Schmuck und auch keine Uhr tragen.
- Im Dienst dürfen wir keine langärmlige Kleidung / keine Strickjacken tragen.
- Die Einhaltung der Hygienevorschriften wird vom Gesundheitsamt / der Heimaufsicht kontrolliert.

ein Sturzprotokoll verfassen

- Frau Emig ist gestürzt, wir müssen ein Sturzprotokoll anlegen.
- Frau Emig ist unsicher/desorientiert/dement/...
- Sie muss nachts oft aufstehen / unterschätzt die Wirkung der Medikamente / macht nachts kein Licht an / ...
- Frau Emig hat sich die Hand / den Oberschenkelhalsknochen / ... gebrochen.
- Sie hat den Notruf / die Notklingel noch erreicht.

- Anna, lass dir erklären, was du alles in ein Sturzprotoll eintragen musst.
- Nach dem Namen des Patienten/Bewohners muss das Datum und die Uhrzeit eingetragen werden.
- Dann folgen Informationen über die Situation, z.B. nachts beim Toilettengang / ...
- Waren andere Personen beteiligt oder gibt es Zeugen / hat den Sturz noch jemand gesehen?

- 为了将导管插入，我们需要使用无菌手套。
- 在消毒双手时，我们需要使用消毒工具并至少等待作用30秒。
- （护工）埃米尔，在我们这里整套无菌货物都在无菌中心清洁。

- 埃米尔，如果你想要去隔离室，你必须穿戴口罩/防护罩/防护眼镜/头套/鞋套。
- 安娜，出于卫生原因，你必须将头发扎起来。
- 出于卫生原因，不允许留长指甲，指甲彩绘或涂指甲油。
- 安娜护士，在护理工作过程中你不允许戴首饰和手表。
- 在工作中，我们不允许穿长袖的衣服/羊毛衫。
- 卫生守则的遵守将由卫生处/监管机构进行监督。

书写跌倒记录

- 埃米希女士跌倒了，我们必须建立一个跌倒记录。
- 埃米希不太稳定/无判断力/有些发狂/……
- 她经常起夜/低估了药效/夜里没开灯/……
- 埃米希女士摔断了手/股骨颈。
- 她按了紧急呼救。

- 安娜，你说明一下，你应该在跌倒记录中填写什么。
- 在病患名字后填写日期和时间。
- 紧接着是关于跌倒情况的信息，例如夜里上厕所的时候/……
- 是否有其他人参与或有没有其他证人/有人看见病患摔倒了吗？

Wunddokumentation

- Wie war die Umgebung? War der Boden nass, das Bett nicht gesichert, ...?
- Wo ist der Sturz passiert? Auf der Toilette / im Bad / ...?
- Hat sich Frau Emig verletzt / etwas gebrochen / ...?
- Welche Maßnahmen hast du nach dem Sturz ergriffen?
- War Frau Emig sturzgefährdet / war sie vorher sicher / schon unsicher / ...?
- Muss Frau Emig in Zukunft besser fixiert werden? Braucht Sie ein Pflegebett / einen Rollator / eine Gehhilfe / ...?

ein Protokoll am Computer erstellen

- Emil, ich erkläre dir jetzt einmal das Formular / das Sturzprotokoll / ..., wie du es am PC/Computer eingeben musst.
- Da gibt es Pflichtfelder, die du immer ausfüllen musst, und halboffene und offene Einträge.
- Halboffene Einträge sind Einträge mit ein bis fünf Wörtern, z. B. „beim Toilettengang".
- Zu den Pflichtfeldern gehören Patientennamen, Datum, Uhrzeit usw.
- Bei manchen Fragen hast du eine Auswahl, da musst du nur etwas anklicken. Das sind die Checkboxen.
- Manchmal musst du etwas frei/zusätzlich eintragen wie z.B. den genauen Sturzhergang. Das ist dann ein Freitext.
- Wenn es Zeugen gibt, müssen die namentlich genannt werden.
- Natürlich muss auch der Patient / die Bewohnerin zu dem Vorgang befragt werden.
- Am Schluss müssen die Folgen und die eingeleiteten Maßnahmen beschrieben werden: Wie wurde der Patient gelagert/ verbunden/geröntgt/...
- Am Schluss des Formulars muss das Namenskürzel stehen. Das wird durch das/dein Passwort bestätigt/signiert/...
- Wenn du etwas / ein Pflichtfeld vergessen hast, erscheint ein rotes Warnfeld.
- Das musst du dann noch ausfüllen und mit OK bestätigen.
- Dann musst du das ganze Formular speichern und ausdrucken.

- 周围环境怎么样？地板是湿的吗，床不稳定吗……？
- 在哪里跌倒的？在厕所/浴室/……？
- 埃米希女士受伤了/哪里骨折/……？
- 跌倒后需要采取哪些措施？
- 埃米希女士容易跌倒/之前很稳/已经不稳/……？
- 以后需要对埃米希女士更好地记录一下吗？她需要一个护理床/助步车/拐杖/……？

在电脑上制作一份记录

- 埃米尔，我现在向你说明一下这个表格/跌倒记录/……你应该怎么在电脑上输入。
- 这是必填区域，这个你必须填写，还有半开和全开留言。
- 半开留言是1到5个字的留言，例如"在上厕所时"。
- 病人姓名、日期、时间等等属于必填区域。
- 有些问题有选项，你需要点击。这是复选框。
- 有时你需要自由/额外填写，例如详细的跌倒经过。然后这是一个任意文本。
- 如果有目击者，需要填写他们的姓名。
- 当然也需要询问病患跌倒过程。
- 最后需要写入结果和采用的措施：病人怎样安置/包扎/照人片/……
- 表格最后要有名字缩写。这需要通过密码确认/签字/……
- 如果你忘记某些/必填内容，会出现一个红色警告文本框。
- 那你必须填写然后点击OK。
- 接下来你需要保存这个表格并把它打印出来。

Wunddokumentation

- Falls du etwas korrigieren willst, musst du den Text überschreiben / den Eintrag löschen.

Dokumentation in der ambulanten Pflege

- Die Patientendaten müssen täglich aktualisiert werden.
- Jede Medikamentengabe muss mit Menge und Dosierung eingetragen werden.
- Den Pflegebericht kann man auch in die Pflegezentrale senden.
- Die Pflegezentrale hat alle Patientendaten als Datensatz gespeichert.
- Über die Zentrale können alle Daten auch abgerufen werden.

Bürokratie in der Pflege

Die meisten Pflegekräfte und Ärzte klagen darüber, dass heute bis zu 40% der Arbeitszeit für die Dokumentation aufgewendet werden muss. Diese Zeit fehlt dann für die Betreuung der Patienten oder Bewohner.

Auf der anderen Seite muss man sehen, dass alle Vorgänge in der Pflege oder Medizin auch rechtlich abgesichert werden müssen. Nur so ist klar, wer was wann und warum jemand etwas gemacht hat. Das kann dann auch später überprüft werden.

Besonders in der ambulanten Altenpflege, wo das Pflegepersonal nicht immer im direkten Kontakt zu den Kollegen der nächsten Schicht steht, ist die schriftliche Dokumentation wichtig. Sie müssen sich auf das verlassen können, was die Kollegen aufgeschrieben und dokumentiert haben.

In den modernen Krankenhäusern ist es heutzutage Standard, dass Informationen wie Patientendaten, Laborergebnisse, Wunddokumentation und Operationsberichte im Computer gespeichert werden, damit diese schnell allen Beteiligten zur Verfügung stehen.

Aber natürlich soll darüber der Patient nicht aus dem Blick geraten. Also so viel Dokumentation wie nötig und Doppeldokumentationen vermeiden.

- 如果你想要修改什么，就必须重写文档/删除填写内容。

门诊护理记录

- 必须每天更新病人数据。
- 登记每个药物输入数量和剂量。
- 护理报告可以寄送到护理中心。
- 护理中心将所有病人数据作为数据库记录储存。
- 在中心可以调阅所有数据。

护理服务中的官僚制度

很多护理人员和医生抱怨，如今40%的工作时间都消耗在记录上。这样就缺少了照料病患的时间。

另外一方面，护理人员还需要确认护理过程或用药必须符合规定。只有这样才能清楚"谁，什么，什么时候和为什么，某人做了某事"，并且在以后可以进行检验。

尤其在门诊式老年人护理中，护理人员并不总能和接班的同事进行直接交流，因此书面记录就很重要。而护理人员需要信任同事所写下和记录的内容。

在如今的医院，将信息如病人数据、化验结果、创伤记录和手术报告存入电脑中是基本标准，如此这些信息才可方便所有人员进行快速查询。

但是当然病人并不可以查看。总而言之，医护人员需要记下必要记录，但避免重复记录。

Wunddokumentation

Notizen

_____

_____

_____

_____

_____

_____

_____

_____

_____

_____

_____

_____

_____

_____

_____

_____

_____

_____

_____

_____

笔记

_____

_____

_____

_____

_____

_____

_____

_____

_____

_____

_____

_____

_____

_____

_____

_____

_____

_____

_____

_____

13 Soziale und berufliche Kontakte am Arbeitsplatz

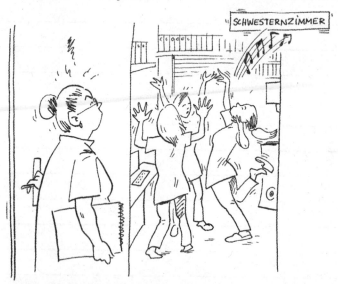

Kontakt aufnehmen und Small talk

- ■ Hallo Michael, wie geht's?
- ■ Anna, wie war dein Wochenende?
- ■ Freut mich, Sie/dich kennen zu lernen. Ich heiße Svetlana. Und Sie/du?
- ■ Ich bin zum ersten Mal in .../Deutschland und es gefällt mir sehr gut.
- ■ Kommst du aus der Gegend oder bist du auch neu in ...?
- ■ Heute ist aber sehr schönes Wetter!
- ■ Regnet es hier oft so stark?
- ■ Hast du gestern auch den Film / ... gesehen?
- ■ Wie gefällt es dir/Ihnen hier?
- □ Sehr gut / Gut / Vieles ist ganz neu/fremd/... .
- ■ Kommst du von der Stadt oder vom Land?

13 工作场所的社交

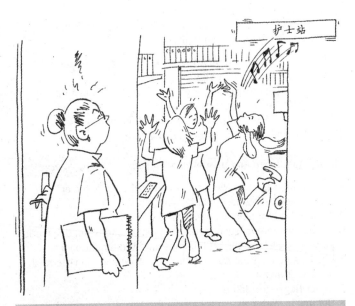

交流和闲聊

- 你好，米歇尔，你怎么样?
- 安娜，周末怎么样?
- 认识您/你很高兴。我叫斯维特拉娜。您/你呢?
- 我第一次来……/德国，我很喜欢这里。
- 你是当地人还是也是新来到……?
- 今天天气真好!
- 这里经常下这么大雨吗?
- 你昨天有没有看那部电影/……?
- 你/您喜欢这里吗?
- 很好/好/很多事物很新奇/陌生/……。
- 你来自城市还是乡村?

- Sag mal, wie schmeckt dir denn das Essen hier?
- Sehr gut / Es geht / Mal so, mal so / ...
- Bist du allein(e) oder mit Familie hier?
- Ich bin noch nicht verheiratet, aber ich habe einen Freund/ Partner/... / Ich bin verheiratet/Single/...

- Was kann man hier am Abend / am Wochenende / in der Freizeit machen? Hast du einen Tipp?
- Ich mache gern Yoga / spiele gern Fußball / ... Kannst du mir einen Club/Verein/... empfehlen?
- Gibt es hier etwas, was ich unbedingt sehen/machen sollte?
- Wo kann man hier günstig/billig einkaufen?

über Erfahrungen und den Beruf sprechen

- Hallo Paul, sag mal: Wie lange arbeitetest du schon hier?
- Schon drei Jahre / noch nicht so lange.
- Was hast du für eine Ausbildung?
- Ich bin gelernter/ausgebildeter Krankheits- und Gesundheitspfleger/Rettungsassistent/... / Ich habe ein Studium absolviert.
- Wie lange dauert die Ausbildung in Deutschland / in Österreich / in der Schweiz?
- In der Regel drei Jahre.
- Bei uns in Portugal/... machen die Pflegekräfte ein vierjähriges Studium. Das ist zum Teil sehr theoretisch. Dafür dürfen sie dann aber in der Behandlungspflege mehr machen als hier.

- Frau Dr. Gruber, darf ich fragen, wo und was Sie studiert haben?
- Ich habe in München Medizin studiert und jetzt mache ich meine Facharztausbildung als Chirurgin hier in ...

- Wie lange haben Sie / hast du schon Berufserfahrung?
- Nach der Ausbildung habe ich drei Jahre auf einer Station gearbeitet, dann habe ich eine Fortbildung zur OP-Schwester / ... gemacht. Seither arbeite ich im OP.

- Arbeitest du Vollzeit oder Teilzeit?
- Seit ich Kinder habe, arbeite ich Teilzeit bei einem ambulanten Pflegedienst. Immer nur vormittags oder manchmal am Wochenende, wenn mein Mann zu Hause ist.

- 说说这里的饭菜你喜欢吗?
- □ 很喜欢/还好/一会儿这样,一会儿那样/……
- 你自己在这里还是和家人一起?
- □ 我还没结婚,不过我有一个男朋友/搭档/……/我结婚了/单身/……
- 这里晚上/周末/闲暇做些什么? 你有建议吗?
- 我喜欢做瑜伽/踢足球/……你能推荐给我一家俱乐部/社团/……吗?
- 这里有没有一些我一定要看/做的事情?
- 哪里购物实惠/便宜?

谈论经历和工作

- 你好,鲍尔,说说:你在这里工作多久了?
- □ 已经三年了/没有很长时间。
- 你受过哪些教育?
- □ 我是受过培训/受过职业教育的医院和健康护工/救护助手/……/我大学毕业了。
- 德国/奥地利/瑞士的职业教育持续多长时间?
- □ 通常三年。
- 在我们葡萄牙/……护理人员要进行四年的学习。一部分是非常理论性的。为此人们要比这里做更多的治疗护理工作。
- 格鲁伯医生,我可以问一下,您在哪里读的大学,多长时间呢?
- □ 我在慕尼黑学的医学,现在我在这里进行专业外科医生培训。
- 您/你有过多久的工作经历?
- □ 在受职业教育之后我在科室工作了三年,然后我继续进行手术护士进修/……。从那以后我在手术室工作。
- 你是全职还是兼职?
- □ 自从我有了孩子,我就在诊所护理服务做兼职工作。如果我丈夫在家,我一般在上午,有时在周末兼职。

Small Talk und Tabuthemen, öffentlich und privat

Beliebtestes Small Talk-Thema ist in D A CH das Wetter.
Die Fragen nach Beruf, Hobbies und Familienstand sind in
D A CH erlaubt. Die Höhe des Einkommens ist in der Regel tabu,
selbst unter Freunden. Gesprächsthemen, die etwas über den
Status der Person verraten, sind z.B. die Wohnadresse, das Auto,
auch die Schule oder Ausbildung der Kinder. Bei politischen
Themen sollte man am Anfang vorsichtig sein.

Privat- und Berufsleben sind in D A CH relativ getrennt, vielleicht
stärker als in anderen europäischen Ländern. Man unternimmt
nicht so viel mit den Kollegen.

Aber man weiß heute auch, dass eine gute Arbeitsatmosphäre
sehr wichtig ist. Viele Firmen, Kliniken usw. organisieren heute
Events wie Partys, Sommerfeste, Weihnachtsfeiern, Betriebsaus-
flüge oder die Teilnahme an Sportwettkämpfen wie z.B. einen
Firmenlauf. Auch die Fortbildungen haben heute neben der
fachlichen Seite oft eine große soziale Funktion. Gehen Sie hin
und machen Sie mit!

Als gutes Team zu arbeiten macht Spaß und die Arbeit einfacher.

sich über Arbeitsverträge und andere Verträge informieren

- ■ Was hast du im Moment für einen Arbeitsvertrag?
- □ Im Moment ist der Arbeitsvertrag auf ein Jahr befristet.
- ■ Welche Stelle hast du?
- □ Derzeit bin ich als Pflegehelfer eingestellt. Wenn ich die
  Sprachprüfung bestanden habe, werde ich als Pflegefachkraft
  eingestuft.
- ■ Weißt du, was das netto ausmacht?
- □ Ja, das ist eine Menge, so ungefähr ... Euro mehr pro Monat.
- ■ Was musst du für das Zimmer im Schwesternheim bezahlen?
- □ Circa ... € inklusive Nebenkosten.
- ■ Braucht man in Deutschland noch andere Versicherungen?
- □ Wenn du langfristig bleiben willst, ist vielleicht eine zusätzliche
  Altersversorgung interessant – und auch eine Privathaftpflicht.
- ■ Bei uns gibt es auch Prämien / einen Zuschuss / zusätzliche
  Sozialleistungen für ...

闲聊和禁忌话题，公开场合及私下

在德国、瑞士和奥地利，公开场合和私底下人们最喜欢的闲聊话题是天气。关于工作、爱好和家庭状况的问题在这些国家也是可以的。收入通常是禁忌话题，除了在朋友之间。关于个人状况的话题包括家庭住址、车、和孩子的学校。政治话题一开始也要小心。

在这些国家私人生活和职场生活是相对分开的，也许比其他欧洲国家的区分还要明显。一般人们不会和同事谈论很多。

但是如今人们也意识到，一个良好的工作环境是非常重要的。很多公司，诊所等如今会组织活动像派对、夏季节日、圣诞庆祝、公司郊游或体育竞赛，例如一次公司赛跑等。除了专业方面，进修如今在社交也起了很大的作用。请您多多参与其中！

一个好的团队会让工作更容易也更有趣。

了解工作合同和其他合同

- 你现在有哪种工作合同？
- 我现在的工作合同期限为一年。
- 你是哪个职位？
- 现在我被聘用为护理帮手。如果我通过了语言考试，我可以进阶为护理专业人员。
- 你知道净收入总计多少？
- 知道，就是大约……欧元一个月。
- 你要为护士之家的房间付多少钱？
- 大约……欧元包括附加费用。
- 在德国还需要其他保险吗？
- 如果你想要长期待在这里，可能会有额外养老金，还有一个私人赔偿保险。
- 我们这里对于……有保险金/补贴/额外的社会福利基金。

- Gibt es ein verbilligtes Essen?
- ☐ Ja, es gibt Gutscheine/Essensmarken für die Kantine / den Kiosk / ...
- Gibt es für die Mitarbeiter auch einen Fitnessraum / ...
- ☐ Ja/Nein/...
- ≡ Gibt es Vergünstigungen für Mitarbeiter, z. B. beim Apotheken-einkauf?

über Fortbildung sprechen und an Fortbildungen teilnehmen

- Am Samstag ist eine Fortbildung zum Thema ... Ist das eine Pflichtfortbildung oder ist die freiwillig?
- ☐ Die Fortbildung ist für alle Neuen obligatorisch/Pflicht.
- ☐ Die Fortbildung ist eigentlich freiwillig, aber es wird sehr gern gesehen, wenn man daran teilnimmt.
- Mich würde die Fortbildung zum Thema ... interessieren, aber da habe ich Dienst. Kann ich dafür frei gestellt werden?
- ☐ Da musst du die Stationsleitung/Pflegedienstleitung fragen.
- Ich habe eine sehr interessante Veranstaltung zum Thema ... gefunden. Die Fortbildung kostet aber ... Euro. Wird das übernommen? / Bezahlt das Klinikum die Fortbildung?
- ☐ Ich weiß nicht, aber du kannst bei ... nachfragen. / Ja, aber das musst du bei ... beantragen.
- Ich habe einen sehr guten Deutschkurs gefunden, der ist aber regelmäßig am ... Kann ich dafür im Dienstplan frei bekommen / den Dienst tauschen?
- ☐ Das ist Verhandlungssache / das geht wahrscheinlich / nicht / ...
- Hier in der Klinik / im Seniorenheim gibt es regelmäßig Fortbil-dungsangebote, manche sind obligatorisch, manche freiwillig. Wir müssen aber pro Jahr mindestens ... Fortbildungen besuchen.

nach Sozialleistungen, Freizeit und Urlaub fragen

- Gibt es noch andere Sozialleistungen?
- ☐ Ja, das ist eine Privatklinik, wir haben die Möglichkeit, uns kostenlos behandeln zu lassen, auch unsere Angehörigen, und der Dienstplan ist gut. Wir bekommen auch einen Bonus und haben einen eigenen Kindergarten.
- Wie sieht es bei euch mit den Arbeitsbedingungen aus?

- 有优惠食品吗？
- 有的，食堂/售报亭/⋯⋯有优惠券/饭菜票。
- 员工有没有健身房/⋯⋯?
- 有/没有/⋯⋯
- 员工有没有优惠，例如在药店买药？

谈论和参与进修

- 周六有关于⋯⋯主题的进修，这是个义务进修还是自愿的？
- 这个进修对于所有新来员工是义务性的。
- 这个进修本来是自愿性的，但是很希望大家能够参与。
- 我对于⋯⋯主题的进修很感兴趣，但是那天我要值班。我可以请假去吗？
- 你需要问科室领导/护理服务领导。
- 我找到一个关于⋯⋯主题很有趣的课程。但是这个进修价格是⋯⋯欧元。这个费用诊所支付吗？/诊所支付进修费用吗？
- 我不知道，但是你可以问⋯⋯。/是的，但是你必须在⋯⋯申请
- 我找到一个很好的德语课程，但是是在⋯⋯定期进行。我可以那天不排班/换班吗？
- 这可以协商/可能可以/不行/⋯⋯
- 在诊所/养老院定期有进修项目，有些是必须参加的，有些是自愿参加的。我们每年必须至少进行⋯⋯进修。

询问社会福利，空余时间和假期

- 还有其它社会福利吗？
- 是的，我们是一家私人诊所，我们和我们的家属可以享受免费治疗，值班表安排得也很好。我们有津贴，还有自己的幼儿园。
- 你们那里的工作环境怎么样？

- Die sind Standard, leider gibt es wenig Sozialleistungen, aber das Arbeitsklima ist gut und die Kollegen sind sehr nett.
- Gibt es noch andere Vorteile?
- Ja, die Klinik / ... hilft bei allen Fragen, bei der Anmeldung, bei der Wohnungssuche usw.
- Auf was soll ich noch achten, wenn ich über den Vertrag spreche?
- Ich würde über die Urlaubsregelung und die Anerkennung der Berufserfahrung sprechen. Vielleicht werden dir die fünf Jahre Erfahrung angerechnet, dann wirst du höher eingestuft.
- Wie viele Tage Urlaub habe ich?
- Bei uns im Haus sind das 30 Tage.
- Was ist mit den Überstunden?
- Die werden in der Regel mit Freizeit ausgeglichen/ausbezahlt/...
- Wie viele Wochenenddienste gibt es pro Monat?
- Das hängt vom Dienstplan ab, aber in der Regel sind es zwei.

Orientierungshilfe in der neuen Stadt / im Land erfragen

- Wo kann/muss ich mich anmelden?
- Das Rathaus/Bürgerhaus/Einwohnermeldeamt ist ...
- Wo finde ich einen Kindergarten?
- In unserem Viertel gibt es mehrere. Die Adressen bekommst du im Bürgerhaus / im Internet / ...
- Kennst du einen guten Zahnarzt/Kinderarzt/...
- Ja, da kann ich dir Doktor ... empfehlen. Er/Sie ist sehr nett.
- Gibt es hier eine Kirche mit Gottesdienst in kroatischer/... Sprache?
- Ja, in der Stadt gibt es eine ... Gemeinde.
- Gibt es in der Stadt auch ein Ausländeramt?
- Ja, wir haben eine Extraberatungsstelle für Ausländer in ...
- Wo kann ich einen Deutschkurs finden?
- Bei uns in der VHS, das heißt Volkshochschule, aber es gibt auch mehrere private Schulen.
- Wo ist denn abends oder am Wochenende (et)was los?
- In unserem Stadtmagazin findet man die besten Events und Adressen. Im Moment ist der ...-Club ganz „in" (angesagt).
- Gibt es hier auch Flohmärkte?

□ 就是标准的工作环境，可惜社会福利很少，但是工作氛围很好，同事很友好。

■ 还有其他好处吗？

□ 有的，诊所/……会在登记、找房等方面帮忙。

■ 关于合同，我需要注意什么？

□ 我想要谈一下假期规定和工作经验认证。我们可能为你预估五年经验，然后你可以进阶。

■ 我有多少天假期？

□ 在我们医院有30天。

■ 如果加班呢？

□ 那通常会补偿给你空余时间/支付报酬/……

■ 每个月多少天周末班？

□ 这取决于排班表，但是通常两天。

在新的城市/国家问路

■ 我可以/必须在哪里登记？

□ 市政厅/社区中心/居民户籍管理处在……

■ 我在哪里可以找到幼儿园？

□ 在我们这个区有很多家。这个地址你可以在社区中心/网上/……找到。

■ 你有没有认识好的牙医/儿童医生/……

□ 有，我可以推荐……医生。他/她人很好。

■ 这里有没有做克罗地亚语/……礼拜的教堂？

□ 有，在这座城市有一个……教区。

■ 这座城市里有没有外事处？

□ 有的，我们在……有一个额外为外国人设立的咨询中心。

■ 我在哪里可以找到德语课程？

□ 在成人大学里，但是那里还有很多私立学校。

■ 晚上或周末有什么活动吗？

□ 在城市杂志里可以找到最好的活动及地址。现在有一个……俱乐部很流行（"in"为口语化词汇）。

■ 这里还有跳蚤市场？

☐ Ja, jede Woche. Die Termine und Adressen findest du im Wochenblatt. Das kommt kostenlos in deinen Briefkasten.

■ Wo kann ich mein Auto / meinen Roller anmelden?

☐ Erst braucht man eine Versicherungskarte, dann muss man zur Zulassungsstelle / ins Rathaus / aufs Landratsamt /... gehen.

■ Gibt es hier einen Laden, in dem ich spanische/... Spezialitäten bekommen kann?

Kollegialität zeigen und einfordern

■ Hallo Anne, kannst du mir bitte helfen?

■ Tut mir leid, das habe ich nicht verstanden.

■ Kannst du das bitte noch einmal sagen/wiederholen / Kannst du bitte langsamer sprechen.

■ Ich kann dir jetzt gern bei ... helfen. Kannst du mir dann nachher bei ... helfen? Ich habe das noch nicht so oft gemacht.

■ Hast du mal einen Moment Zeit für mich? Kannst du mir das zeigen/erklären?

■ Ich würde gern / möchte wissen, wie das ...-Gerät funktioniert.

■ Können wir uns die neue Maschine / das neue Formular / das neue PC-Programm mal gemeinsam ansehen? Ich möchte es gleich richtig lernen.

■ Korrigiere mich bitte, wenn ich etwas falsch sage/ausspreche. Ich möchte ja gut Deutsch lernen.

■ Ich kenne das aus Russland /... anders. Kannst du mir bitte den Unterschied erklären?

■ Ich kann dir mal zeigen, wie wir das in Portugal gelernt haben. Da haben wir sehr gute Erfahrungen gemacht.

■ Entschuldigung, ich habe das anders gelernt, kannst du mir noch einmal zeigen, wie das hier gemacht wird? Danke!

■ *(Arzt)* Herr Kollege, bei allem Respekt, aber hier müssen wir das so machen/dokumentieren / die Patienten genau aufklären / ...

■ Frau Dr. Ratiskaya, ich möchte Sie darauf aufmerksam machen, dass ...

■ Unsere Oberärztin / Unser Chefarzt wünscht / ist es gewohnt, dass ...

- □ 是的，每周。日期和地址你可以在周刊上找到。周刊是免费寄送到你的信箱的。
- ■ 我在哪里注册我的车/摩托车?
- □ 首先你需要一张保险卡，然后去牌照事务处/市政厅/区办事处/……。
- ■ 这里有没有可以买到西班牙/……特产的商店?

同事之谊

- ■ 你好，安妮，你可以帮我一下吗?
- ■ 抱歉，我没明白。
- ■ 你可以再说一遍/重复一遍/慢点说吗?
- ■ 我现在很愿意帮你……。你然后可以帮我……? 这个我不太常做。
- ■ 我可以耽误你一会儿吗? 你可以向我展示/说明一下吗?
- ■ 我很乐意/想要知道，这个仪器怎么运作的?
- ■ 我们可以一起看那台新机器/新表格/新电脑软件吗? 我想要学习一下。
- ■ 请你纠正我，如果我说错了。我我想学好德语。
- ■ 我认识产自俄罗斯的/……其他东西。你可以向我说明一下它们的区别吗?
- ■ 我可以给你展示，我们在葡萄牙是怎么学习操作这个的，这方面我们有很好的经验。
- ■ 抱歉，这和我学到的不一样，你可以再向我展示一下，这里是怎么用的吗? 谢谢!
- ■ （医生）同事，恕我直言，我们这里必须这样做/记录/向病人准确说明/……
- ■ 哈提斯卡亚医生,我想请您注意……
- ■ 我们的主治医生/主任医生希望/习惯于……

- *(Junge Ärztin zu jungem Arzt)* Joachim, kannst du bitte mal meinen Aufnahmebericht/Entlassungsbrief/... durchlesen, ob das alles so stimmt, wie es hier in der Klinik üblich/Vorschrift ist? Danke!
- Wie kann ich das besser formulieren?
- Gibt es hier einen bestimmten Standard / Abkürzungen / vorgeschriebene Formulare/Textbausteine/Vorlagen /... ?

auf Beschwerden von Kollegen und anderen Abteilungen reagieren

- Entschuldigung, da ist mir wohl ein Fehler unterlaufen.
- Das tut mir leid. Ich schicke Ihnen die Laborwerte / die Ergebnisse der Untersuchung gleich mit der Hauspost.
- Ich bitte vielmals um Entschuldigung. Es wird nicht wieder vorkommen.
- Das war keine Absicht von mir. Entschuldigen Sie.
- Da habe ich wohl etwas falsch verstanden / etwas verwechselt / falsch eingetragen.
- Es tut mir wirklich leid, dass ich das Formular falsch ausgefüllt habe.
- Ich möchte mich bei Ihnen/dir entschuldigen, dass ich ...
- Entschuldigen Sie, aber ich glaube, der Fehler liegt bei Ihnen.
- Schwester Maria, wäre es möglich, dass Sie in Zukunft ...

- Herr Kollege, ich möchte Sie bitten, dass Sie mich beim nächsten Mal vorher über den Vorgang informieren.
- Entschuldigen Sie bitte, aber ich bin für ... nicht verantwortlich.
- Tut mir leid, aber das gehört nicht zu meinem Aufgabenbereich.

Berufliche Mobilität

Deutschland, Österreich und die Schweiz sind Einwanderungsländer. So sind z.B. 2014 mehr als eine Million Menschen nach Deutschland eingewandert, aber gleichzeitig haben mehr als 750 000 Menschen Deutschland verlassen. Darunter waren auch rund 150 000 Deutsche, die sich aus beruflichen Gründen im Ausland einen Job gesucht haben. Ähnlich sieht es in Österreich und der Schweiz aus. Und rund 20 Prozent der Bevölkerung haben einen Migrationshintergrund, das heißt, mindestens ein Elternteil ist nicht in Deutschland bzw. der Schweiz oder Öster-

- (年轻女医生对话年轻男医生)约阿希姆,你可以再读一遍我的入院报告/出院书信/……吗, 看看它对不对, 是不是符合诊所规定? 谢谢!
- 我怎样可以表达得更好呢?
- 这里有没有固定标准/缩写/规定表格/文本模板/样板/……?

回应同事和其他部门的意见

- 抱歉, 我这里出现了一个错误。
- 对不起。我马上给您邮寄化验值/检查结果。
- 请您原谅。这种事情不会再发生。
- 我不是有意的。抱歉。
- 我可能理解错了/弄混淆了/登记错了。
- 抱歉, 我把表格填错了。
- 我想要请求您的原谅, 我……
- 抱歉, 我想错误处在您那里。
- 玛利亚护士, 有没有可能, 您以后……
- 同事, 请您下次提前告知我流程。
- 抱歉, 但是我不负责……
- 抱歉, 但是这不属于我的职责范围内。

工作变动

德国、奥地利和瑞士是移民国家。例如在2014年有超过100万人移民到德国, 但同时也有超过75万人离开德国。其中大约有15万德国人因工作原因到国外。在奥地利和瑞士也有相似的情况。大约20%的居民有移民背景, 也就是说, 至少父母一方不是在德国、瑞士或奥地利 (接203页)

reich geboren. Sehr wichtig ist auch zu wissen, dass die deutschsprachigen Länder auf die internationale Zusammenarbeit
angewiesen sind. Alle drei sind Exportnationen und es gibt in
allen drei Ländern durch den demographischen Wandel zu
wenige einheimische Fachkräfte. Das heißt, die deutschsprachigen Länder sind auf die internationale Zusammenarbeit und
internationale Fachkräfte angewiesen.
Natürlich muss man je nach Beruf mehr oder weniger gut
Deutsch sprechen. Pflegekräfte und Ärzte, die sehr eng und mit
hoher Verantwortung mit Patienten zu tun haben, müssen sehr
gut Deutsch sprechen, verstehen und auch schreiben können.
Und die deutschsprachigen Kollegen sollten bei der Integration
und der sprachlichen Entwicklung helfen.
Haben Sie keine Angst, diese Hilfe auch einzufordern. Sie nutzt
allen.

Redensarten

- Wir ziehen alle an einem Strang/Strick.
- Wir sitzen alle in einem Boot.
- Einer für alle, alle für einen.
- Es ist noch kein Meister vom Himmel gefallen.
- Aller Anfang ist schwer.

Diese und andere Redensarten, die es wahrscheinlich ähnlich in
allen Kulturen gibt, sollen zeigen, dass man gemeinsam mehr
erreichen kann und der Anfang nicht immer einfach ist.
Welche Redensarten gibt es bei Ihnen zu Hause? Welche würden
Sie gerne Ihren Kollegen erklären und übersetzen?

Notizen

_____

_____

_____

_____

（接201页）出生。德语国家是很依赖于国际合作的。德国、瑞士和奥地利都是出口国家，由于人口迁移导致它们本国劳动力少。因此，德语国家依赖于国际合作和国际劳动力。

当然根据职业不同，人们多多少少也需要说些德语。护理人员和医生和病人之间有着紧密联系而且承担着病人的很大责任，因此他们必须会说，理解和书写德语。说德语的同事也应该帮助他们融入集体，提高语言水平。

请您不用担心，向他们请教。

谚语

- 我们同拉一绳。
- 我们同乘一艘船。
- 我为人人，人人为我。
- 天才并非而天从降。
- 万事开头难。

这些谚语可能在所有文化中都有相似的表达方式，都用来形容人们合作就可以取得更多和凡事开头都不容易。

在您的家乡有什么谚语吗？您想要和同事解释和翻译哪些呢？

笔记

_____

_____

_____

_____

14 Interkulturelle Kompetenz

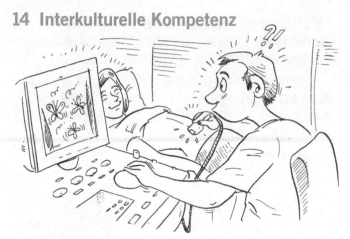

Da sehe ich ja lauter Schmetterlinge im Bauch.

über Erfahrungen im neuen Land und am neuen Arbeitsplatz sprechen

- Ich finde ...
- Mir ist aufgefallen, dass ...
- Ich habe bemerkt/beobachtet, dass ...
- Ich habe den Eindruck, dass man hier ...
- Ich habe die Erfahrung/Beobachtung gemacht, dass man in D A CH ...
- Man kann aber nicht sagen, dass alle Österreicher/Deutschen/ Schweizer ...
- Entschuldigung, ich bin nicht so genau informiert, wie ist das in D A CH?
- Gibt es große Unterschiede zwischen dem Norden und dem Süden/ ... in Ihrem Land?
- Also, an das Essen / das Wetter / ... muss man sich erst gewöhnen.
- Am schwersten ist für mich ..., da muss ich mich sehr umgewöhnen.
- Die Umstellung ist für mich ganz leicht, weil es in ... sehr ähnlich ist / bei uns fast gleich ist.

14 跨文化能力

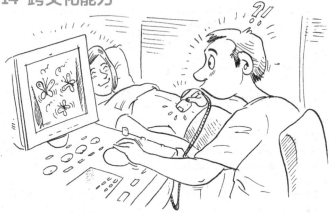

我看到肚子里有蝴蝶翩翩起舞。（形容感觉激动和幸福）

谈论在新的国家和新工作岗位的经历

- 我觉得……
- 我想到……
- 我注意到……
- 我有印象，这里的人……
- 我有经历过/注意到，……
- 但是人们不能说，所有的奥地利人/德国人/瑞士人……
- 抱歉，我不太清楚，这在德国、瑞士和奥地利是怎样的呢？
- 南部和北部/……和您的国家之间有很大的区别吗？
- 首先必须习惯饮食/天气/……
- 对于我而言最难的是……但我必须要适应。
- 这种变化对于我来说很容易，因为它和……很相似/和我的家乡几乎一样。

Interkulturelles

- Ich denke oft an zu Hause / meine Heimat, weil ich das Essen / die Familie /... vermisse. Dann habe ich etwas Heimweh / Dann bin ich ein bisschen traurig.
- Ich bin eigentlich nicht so empfindlich/kleinlich, aber manchmal finde ich, es gibt zu viel Bürokratie.
- Auf die Situation bin ich ganz gut vorbereitet.

sprachliche Probleme ansprechen

- Entschuldigung, das habe ich nicht genau verstanden.
- Was verstehen Sie / verstehst du unter ...?
- Was meinen Sie / meinst du mit ...?
- Wie sagt man das auf Deutsch?
- Ist es richtig, dass ... so viel wie ... bedeutet?
- Ist es in etwa das Gleiche wie ... / in meiner Sprache / in meinem Land?
- Haben Sie für Brötchen/Semmel/Schrippe in Österreich ein anderes Wort?
- Kann es sein, dass man im Norden ... und im Süden ... sagt?
- Das Wort ... ist heute etwas veraltet, heute sagen wir ... .
- ... ist der Fachbegriff, aber bei uns in der Klinik sagen alle ... .
- In diesem Zusammenhang passt ... besser.

Probleme im Team ansprechen

- Entschuldigung, aber ich habe das nicht verstanden / ich habe da ein Problem.
- Hast/Hättest du mal einen Moment Zeit für mich, ich würde gern über ... reden.
- Ich habe den Eindruck / das Gefühl, dass wir einmal über ... reden sollten.
- Mir kommt es manchmal/oft/öfter so vor, dass ...
- Wenn wir miteinander arbeiten/sprechen, bin ich manchmal überrascht/verunsichert/irritiert/verärgert, weil ...
- Ich weiß, dass ich noch nicht so gut Deutsch spreche, du kannst mich gern korrigieren, wenn ich etwas Falsches sage.
- Ist es richtig, dass man in D A CH / bei Ihnen/euch ...?

- 我经常想家/家乡，因为我想念那儿的饮食/家人/……我有点想家/我有点伤心。
- 我本来不是这么敏感/小气的，但是有时我认为有太多官僚制度了。
- 我已经准备好应对这种情况了。

探讨语言问题

- 抱歉，我没太明白。
- 关于……您/你怎么理解呢?
- 关于……您/你怎么认为呢?
- 这个用德语怎么说?
- 是不是……和……意思一样?
- 这个是不是和……/用我的语言表达/在我的国家意思一样?
- 在奥地利是否有其他词汇表达小面包吗?
- 有没有可能，人们在北部说……在南部说……?
- 这个词……如今有点过时了，现在我们说……
- ……是专业概念，但是在诊所里所有人都说……
- 在这种情况下……更合适。

在团队中探讨问题

- 抱歉，我没太明白。/我有一个问题。
- 我可以耽误你一会儿吗? 我想要讨论一下关于……
- 我有印象/感觉，我们讨论过……一次。
- 我有时/经常/更频繁地想起……
- 当我们互相合作/谈话时，我有时会惊讶/不安/混乱/生气，因为……
- 我知道，我的德语说得不太好，如果我说错了的话，你可以纠正我。
- 是不是在德国、瑞士和奥地利/您那里/你们那里……?

- Die Deutschen/… haben wohl manchmal die Gewohnheit, ihre Position / … sehr direkt zu formulieren. Das klingt für uns … manchmal etwas arrogant/störend/unfreundlich.
- Entschuldigung, vielleicht war es nicht so gemeint, aber das hat mich sehr getroffen/verletzt/gestört.
- Ich weiß nicht genau, wie es hier abläuft, aber wenn man Probleme im Team hat, soll man das besser offen/sofort ansprechen. Oder nicht?
- Wenn man etwas kritisieren möchte, würde man das in meinem Heimatland sofort / nicht sofort / direkt / nicht so direkt/offen ansprechen.
- Maria, du bist meine beste Kollegin hier. Was meinst du, soll ich das direkt mit … klären oder erst die Stationsleitung fragen?
- Ich verstehe deine/die Meinung / die Kritik gut, aber …
- Ich bin ein bisschen enttäuscht davon, dass …
- Ich kenne das zwar auch, aber da bin ich anderer Meinung.
- Du hast / Sie haben da völlig recht, aber …

interkulturelle Probleme und Missverständnisse mit Patienten und Angehörigen ansprechen

- Entschuldigen Sie bitte, wenn ich das anspreche, aber …
- Verzeihung, wenn ich etwas falsch gesagt/ausgedrückt habe, aber mein Deutsch ist noch nicht so gut.
- Ich wollte Sie auf keinen Fall verärgern/verletzten/beleidigen, aber …
- Bitte nehmen Sie es mir nicht übel, aber ich möchte hier sagen, dass …
- Entschuldigen Sie bitte, in meinem Heimatland war ich das so gewohnt / habe ich das so gelernt.
- Ich fürchte, ich habe Sie nicht richtig verstanden, können Sie das bitte noch einmal sagen/wiederholen.
- Viele Probleme lassen sich schnell/besser lösen, wenn …
- Wenn man offen und ehrlich ist, dann …
- Ich verstehe Ihre Kritik/Sorge/Meinung, aber hier im Seniorenheim müssen wir auf gewisse Regeln achten.

- 德国人/……有时会非常直接表达他们的立场/……的习惯。这让我们听起来……有时有点傲慢/扰人/不友好。
- 抱歉，这可能不是其本意，不过确实伤害/侵犯/打扰到我了。
- 我不太了解，这里是如何处理的，但是当团队里出现问题，人们应该坦诚/马上讨论一下。不是吗？
- 当人们想要批评些什么的时候，在我的家乡人们会马上/不要马上/直接/不这么直接/坦诚的讨论一下。
- 玛利亚，你是我在这里最好的同事。你怎么认为，我应该直接和……说明一下还是先问一下科室领导？
- 我理解你的/这个观点/评论，但是……
- 我对……有些失望。
- 我虽然也了解这件事，但是我持有另外一种观点。
- 你/您完全正确，但是……

和病人和家属探讨跨文化问题和误解

- 抱歉，虽然我这样说，但是……
- 抱歉，可能我说得/表达有误，我的德语不太好。
- 我绝对不想惹怒/伤害/冒犯您，但是……
- 请您不要对我生气，但是我想说……
- 抱歉，在我的家乡我已经习惯这样了/我学到的是这样的。
- 我担心，我没有正确理解您的意思，您可以再说一遍/再重复一次吗？
- 许多问题可以很快/好的解决，如果……
- 如果人们互相坦诚相待的话，那么……
- 我理解您的批评/担心/观点，但是在养老院我们必须遵守一定的规定。

Interkulturelles

- Bitte respektieren Sie, dass die anderen Patienten/Bewohner/... das so nicht wollen.
- Kann ich Ihnen das näher erklären, ich bin das so gewohnt / nicht gewohnt, dass ...
- Entschuldigung, aber ich glaube, es handelt sich hier um ein Missverständnis.
- Es tut mir leid, wenn ... Aber können wir bitte sachlich bleiben.
- Es verärgert Patienten/Bewohner, wenn/dass ...
- Ich verstehe, wenn Sie sich Sorgen um Ihre Mutter machen, Sie können uns alles fragen, was Sie möchten.
- Es tut mir leid, wenn ich Sie jetzt unterbrechen muss, aber ich muss noch die anderen Patienten versorgen.
- Ich glaube, Sie vergessen da etwas. Bitte denken Sie auch an ...

über Tabus sprechen, Tabuwörter klären

- Entschuldigung, aber das Wort /... ist sehr umgangssprachlich, bei uns / hier sagt man besser ...
- Statt ... würde/sollte man besser ... sagen.
- Um das auszudrücken, sagt man besser ...
- Den Ausdruck kann man vielleicht im Freundeskreis benutzen, hier sagt man besser ...
- Entschuldigung, ich weiß nicht, wie ich das gegenüber der Patientin sagen soll.
- Was rätst du / raten Sie mir, was soll ich machen/sagen, wenn ...
- Es ist mir ein bisschen / sehr unangenehm, aber ich muss das Thema ... ansprechen.
- In meiner Heimat/Kultur ist das ... ein großes Tabu, wie ist das hier?
- Es tut mir leid, aber ich muss jetzt ein sehr ernstes Thema ansprechen.
- Dieses Thema ist in meiner Heimat / in Deutschland tabu, d.h. man spricht es besser nicht an.
- Über solche Themen sprechen wir eigentlich nur mit guten Freunden / ... .

- 请您尊重一下其他病人/……他们并不像这样。
- 我可以向您进一步说明一下，我已经习惯/不习惯……
- 抱歉，我认为这里有误会。
- 抱歉，如果……但是我们可以实事求是。
- 这让病人/住院者很生气，因为……
- 我理解，请您不要但是您的母亲，您可以问我们您想要知道的。
- 抱歉，我现在必须打断您，因为我要去照顾其他病人。
- 我认为，您在那落下些东西。请您也想一想……

谈论禁忌，解释禁忌词语

- 抱歉，但是这个词/……很口语化，在我们这里/这里人们说……会好一些。
- 人们会/应该说……而不是……。
- 为了表达这个，人们说……会好一些。
- 这个表达方式可能只用于朋友之间，在这里人们说……会好一些。
- 抱歉，我不知道，面对病人应该怎么表达。
- 你/您建议我，我该做/说些什么，当……
- 这对我来说有点/非常不舒服，但是我必须谈论这个话题……
- 在我的家乡/文化中，……是一个很大的禁忌，在这里呢？
- 抱歉，我现在需要探讨一个非常严肃的话题。
- 这个话题在我的家乡/德国时禁忌，也就是说，人们最好不要谈论这个。
- 这些话题我们只会和好朋友/……探讨。

Tabu

Wie in allen Kulturen gibt es in D A CH verschiedene Tabus, die sich auf die verbale und die nonverbale Kommunikation beziehen.

Wenn man sich noch nicht so gut kennt, ist es nicht üblich, dass man gleich nach dem Familienstand oder nach dem Einkommen fragt.

Bei der nonverbalen Kommunikation ist es z.B. unhöflich, beim Essen zu schmatzen, auf den Boden zu spucken oder direkt mit dem Finger auf jemanden zu zeigen.

In den Pflegeberufen ist es normal, dass man die Patienten und Bewohner körperlich berührt. Im privaten Umgang muss man hier vorsichtiger sein. Einfach den Arm um jemanden legen oder jemanden berühren ist erst möglich, wenn man sich besser kennt. Beobachten Sie, wie sich Ihre Kollegen verhalten, dann können Sie besser einschätzen, was üblich ist. Vielleicht haben Sie bei der Einarbeitung einen Mentor oder eine Mentorin, dann können Sie diese Themen besprechen.

einen Kompromiss finden, Konsens herstellen

- Ich stimme dir/Ihnen zu.
- Ich bin auch der Meinung / ich bin ganz deiner/Ihrer Meinung.
- Das ist sicher richtig, aber man muss auch bedenken, dass ...
- Ich kann dich/Sie verstehen, aber ich bezweifle, dass ...
- Ich bin mir nicht sicher, aber ich will dir hier glauben/folgen.
- Ja, das stimmt.
- Okay, können wir hier einen Kompromiss machen/finden?
- Können wir das in Zukunft so machen?
- Ich glaube, wir haben uns verstanden.
- Das freut mich, dass/wenn wir das Missverständnis jetzt geklärt haben.

禁忌

和其他文化一样，在德语国家也有不同的禁忌，其中包括言语性和非言语性的交流。

当人们之间彼此不是很熟络，马上询问对方的家庭状况或收入就不太常见。

在非言语性交流时，例如在吃饭的时候发出响声，吐痰到地上或用手指直接指向某人等就是不礼貌的。

在护理行业，护理人员与病患之间有身体接触是很正常的。在私下交往中人们需要更谨慎。只有彼此之间更熟络了，才有可能直接用胳膊环住某人或接触某人。请您观察您的同事们是如何行事的，这样您就可以更好的了解到什么行为是普遍的。也许您在熟悉工作时有导师指导，那么您可以和他/她进行探讨。

和解和建立共识

- 我赞同你/您的意见。
- 我也持有相同观点/你的/您的观点。
- 这一定是正确的，但是一定要考虑……
- 我理解你/您，但是我怀疑……
- 我不太确定，但是我相信你。
- 是的。
- 好的，我们可以找到一种和解方式吗？
- 我们以后也可以这样做吗？
- 我想，我们是互相理解的。
- 我很高兴，我们想在把误会解释清楚了。

Kritik ansprechen und kritisch angesprochen werden

In den deutschsprachigen Ländern, besonders in Deutschland wird Kritik relativ schnell und direkt angesprochen. Das sind Sie vielleicht aus Ihrer Heimat nicht so gewohnt und fühlen sich dann angegriffen und verletzt.

Es kann aber auch ein Vorteil sein, wenn Probleme und Missverständnisse schnell geklärt werden können. Dann funktioniert die Zusammenarbeit im Team gut und alle sind zufriedener.

Besprechen Sie Probleme am besten zuerst mit einem guten Kollegen, bevor Sie zur Stations-/Wohnbereichsleitung oder zum Chefarzt gehen. Oft sind es nur kleine Missverständnisse, vielleicht auch sprachliche, aber keine echten persönlichen Probleme. Natürlich wird man nicht zu allen Kollegen, Patienten und Bewohnern immer ein sehr gutes Verhältnis haben können. Aber es ist besser, ein Problem anzusprechen, als es zu lange mit sich herumzutragen. Gerade wenn man im Ausland arbeitet, ist man sich nicht immer ganz sicher, man versteht vielleicht nicht immer alles, man kennt Dinge anders von zu Hause. Aber so geht es ja auch Ihren deutschsprachigen Kollegen, sie müssen auch dazulernen. Gute Zusammenarbeit ist gerade in multinationalen Teams sehr wichtig.

Redensarten, die man in schwierigen Situationen gebraucht

„Nicht (mehr) wissen, wo einem der Kopf steht" bedeutet, dass man durch Arbeit, Sorgen oder Ähnliches überlastet ist.

Mit „keinen guten Faden an jemandem/etwas lassen" oder „kein gutes Haar an jemandem/etwas lassen", drückt man aus, dass man an jemandem/etwas alles schlecht macht.

Sicher hören Sie in Ihrem Berufsalltag in Konfliktsituationen die eine oder andere Redensart. Fragen Sie nach der Bedeutung, wenn Sie sich nicht sicher sind.

提出批评和被批评

在德语国家，尤其在德国，人们会相对很快和直接地表达批评。这可能在您的家乡不太常见，您会感觉被攻击和伤害到了。

但这有一个好处就是，问题和误解可以很快解释清楚。团队合作可以进行得很好，所有人也能更满意。

请您最好先将问题和一个要好的同事探讨一下，然后在去找科室/病房领导或主任医师。可能经常会发生一些小误会，也许只是语言上的，而并非是个人问题。

当然人们不可能总和所有同事和病患保持良好的态度。但是说出问题总要比长期自己苦恼要好。尤其是生活在国外，会经常不太确定，可能不能理解所有的事情，接触的事物和家乡不同。但是这种事情也会发生在您说德语的同事们身上，您需要学习。好的合作在跨国团队中是非常重要的。

在困难情况下使用的谚语

"工作多的摸不着头脑"意思是，人由于工作，担忧或类似事情而感到压力过大。

"不给某人/某物留一根好线"或"不给某人/某物留一丝好头发"意思是把某人/某物说得一无是处。

在职场生活中发生冲突的情况下，您一定会听到一个或多个谚语。如果您不确定，请您询问其他人它们的含义。

Alphabetisches Verzeichnis

字母索引

A

A

Abfall, mit Abfällen umgehen und Abfälle entsorgen

- Die schmutzige Wäsche kommt in den Schmutzwäschesack und dann in die Wäscherei.
- Die kontaminierten Abfälle wie Wundverbände müssen separat entsorgt werden.
- Für alle infektiösen Abfälle gelten gesonderte Vorschriften.
- Die Kanülen und Einmalspritzen kommen in die gelben Kanülenabwurfbehälter.
- Der normale Müll wird vom Reinigungspersonal mitgenommen.
- Für gebrauchtes Geschirr und Gläser gibt es einen Geschirrwagen.
- Leere Flaschen sollen zurück an den Kiosk / in die Cafeteria.

Abkürzungen verwenden

BZ mg/dl	Blutzucker (Milligramm pro Deziliter)
CT	Computertomographie
EEG	Elektroenzephalographie
i. V.	intravenös
o.B.	ohne Befund
OP	Operation
P	Puls
RR	Blutdruck (Riva Rocci)
T	Temperatur (Grad Celsius)
V.a.	Verdacht auf
VW	Verbandswechsel
MRT	Magnetresonanztomographie
ZVK	Zentraler Venenkatheter

- Wenn jemand einen Verbandswechseln benötigt, sagen wir hier oft nur VW.
- Ich habe verstanden. V(au) W(e)) steht für Verbandswechsel.
- Wenn ich in den Formularen Abkürzungen nicht verstehe, wen kann ich fragen oder wo stehen die?
- Fragen Sie mich. Eine Übersicht steht auch in dem Einarbeitungsmanual / ...

垃圾，处理和清理垃圾

- 把脏衣物放在脏衣物袋里，然后拿到洗衣房。
- 受污染垃圾需要分开清理。
- 对于有传染性的垃圾需遵循特殊规定。
- 导管和一次性注射器放置在废旧导管箱中。
- 普通病房垃圾由清洁人员处理。
- 用过的餐具和杯子会有餐具车来收集。
- 空瓶子需要送回小报亭/咖啡馆。

缩写应用

- BZ mg/dl   血糖（毫克/分升）
- CT   计算机断层扫描
- EEG   脑电图
- i. V.   静脉内
- o.B.   无检查结果
- OP   手术
- P   脉搏
- RR   血压（罗契式血压计）
- T   温度（摄氏度）
- V.a.   疑患
- VW   更换绷带
- MRT   磁共振成像
- ZVK   中心静脉导管

- 如果有人要更换绷带，我们经常说VW。
- 我明白了。VW是更换绷带的缩写。
- 如果我不明白表格中的缩写，我可以问谁或在哪里找解释呢？
- 请您问我。在工作手册/……中有一个概览。

A

AEDLs (Aktivitäten und Erfahrungen des täglichen Lebens) erfragen

(1) Kommunizieren
- Brauchen Sie eine Brille (zum Lesen)?
- Haben Sie ein Hörgerät?
- Können Sie mich gut verstehen?
- Hören/Sehen Sie gut?

(2) Sich bewegen
- Brauchen Sie eine Gehhilfe? Können Sie Treppen steigen?
- Benötigen Sie Hilfe beim Aufstehen/Gehen/Sitzen?
- Fühlen Sie sich sicher beim Gehen/Laufen/Aufstehen?

(3) Vitale Funktionen des Lebens aufrechterhalten
- Nehmen Sie Medikamente für Ihren Blutdruck?
- Haben Sie Probleme mit Ihrem Blutdruck / bei der Atmung?
- Schwitzen oder frieren Sie schnell?

(4) Sich pflegen
- Können Sie sich selbst waschen (auch im Intimbereich)?
- Brauchen Sie Unterstützung bei der Körperpflege/Intimpflege?
- Benötigen Sie Hilfe beim Duschen/Baden?
- Haben Sie Probleme mit der Haut?
- Gibt es Pflegemittel/Cremes, die Sie nicht vertragen?

(5) Essen und Trinken
- Brauchen Sie eine bestimmte Diät / passierte/pürierte Kost?
- Welche Essgewohnheiten haben Sie?
- Wie ist Ihr Appetit?
- Wie viel trinken Sie am Tag? (Alkohol, am Tag / in der Woche)
- Was mögen Sie (nicht) essen? Was vertragen Sie (nicht)?
- Haben Sie Kau- oder Schluckbeschwerden?
- Brauchen Sie Unterstützung beim Essen oder Trinken?

(6) Ausscheiden
- Haben Sie Probleme mit dem Stuhlgang/Wasserlassen?
- Wie häufig gehen Sie zur Toilette / zum Wasserlassen/Stuhlgang?
- Nehmen Sie Abführmittel?
- Haben Sie regelmäßig Stuhlgang?

(7) Sich kleiden
- Können Sie sich allein an- und auskleiden?
- Brauchen Sie Hilfe beim An- und Ausziehen?

询问AEDLs（日常生活活动和经历）

（1）交流
- 您（阅读时）需要眼镜吗？
- 您有助听器吗？
- 您能理解我说的吗？
- 您听力/视力好吗？

（2）行动
- 您需要助步器吗？ 您可以上台阶吗？
- 您起身/行走/安坐需要帮助吗？
- 您行走/起身时感觉稳当吗？

（3）维持生活中的重要功能
- 您有针对血压服药吗？
- 您在血压/呼吸方面有问题吗？
- 您出汗/发冷得快吗？

（4）护理
- 您可以自己冲洗吗（包括在私处）？
- 您在身体护理/私处护理方面需要帮助吗？
- 您在淋浴/泡澡方面需要帮助吗？
- 您的皮肤有问题吗？
- 您有不耐受的护理产品/护理霜吗？

（5）饮食
- 您需要特定的低卡路里 /改善营养/泥状饮食吗？
- 您有哪些饮食习惯？
- 您胃口怎么样？
- 您每天喝多少？ （酒精，白天/一周）
- 您（不）喜欢吃什么您有食物不耐受症吗？
- 您喜欢吃什么？
- 您有咀嚼/吞咽困难吗？
- 您在饮食方面需要帮助吗？

（6）排泄
- 您排便/排尿有问题吗？
- 您多久去一趟厕所/排尿/排便？
- 您服泻药吗？
- 您定期排便吗？

（7）更衣
- 您可以自己更衣吗？
- 您更衣时需要帮助吗？

(8) Ruhen und schlafen
- Haben Sie bestimmte Schlafgewohnheiten?
- Leiden Sie an Schlafstörungen? (Einschlaf-/Durchschlafstörungen)
- Nehmen Sie Schlafmittel ein?
- Wie oft gehen Sie nachts zur Toilette?

(9) Sich beschäftigen
- Haben Sie bestimmte Interessen/Hobbys?
- Gibt es bestimmte Dinge, die Sie gern tun?

(10) Sich als Mann oder Frau fühlen und verhalten
- Haben Sie bestimmte Gewohnheiten oder Wünsche in Bezug auf Kleidung, Kosmetika oder Schmuck?

(11) Für eine sichere Umgebung sorgen
- Wo soll ich Ihren Gehstock/Rollator hinstellen?
- Wohin soll ich Ihre Brille / Ihr Hörgerät / Ihre Zahnprothese legen?

(12) Soziale Bereiche des Lebens sichern
- Welche Kontakte oder Besuchsgewohnheiten haben Sie?
- Bekommen Sie regelmäßig Besuch von Freunden oder Verwandten?

(13) Mit existenziellen Erfahrungen des Lebens umgehen
- Gibt es Dinge, die Ihnen besondere Angst/Freude bereiten?
- Gibt es Ereignisse, die Sie traurig machen / Ihnen Freude machen?

Angehörige über stationäre Aufnahme informieren

- Herr Wolf (jun.), Ihr Vater ist bei uns im Seniorenheim/Krankenhaus. Können Sie bitte vorbeikommen / ihm etwas ... bringen.
- Über die Diagnose/Therapie müssen Sie bitte mit dem behandelnden Arzt sprechen.
- Die OP ist gut verlaufen, ihre Frau liegt noch im Aufwachraum. Sie kommt erst am Nachmittag auf Station.
- Rufen Sie bitte später / in zwei Stunden / ... noch einmal an.
- Ich informiere den diensthabenden Arzt, dass Sie mit ihm sprechen möchten.
- Ihr Vater liegt auf Zimmer 6. Es geht ihm den Umständen entsprechend gut. Mehr / Die Diagnose darf ich Ihnen leider nicht sagen. Alles Weitere müssen Sie mit dem Arzt besprechen.

（8）休息和睡觉

- 您有特殊的睡觉习惯吗?
- 您失眠吗? （不能入睡/整晚安睡）
- 您服用安眠药吗?
- 您夜里多久去一次厕所吗?

（9）爱好

- 您有什么特殊兴趣/爱好吗?
- 您有特别喜欢干的事吗?

（10）作为男性或女性的需要

- 您在穿衣，化妆品或饰品方面有特殊习惯或喜好吗?

（11）需要一个安全的环境

- 我应该把拐杖/助步车放在那里
- 我应该将眼镜/助听器/假牙放在那里?

（12）保障日常的社交活动

- 您有哪些交流或访客习惯?
- 朋友/亲戚会定期来拜访您吗?

（13）对待过去的生活经历

- 有没有哪些事情您特别害怕/喜欢?
- 有没有哪些事情让您感到伤心/快乐?

通知家属入院

- 沃尔夫先生，您父亲现在在我们养老院/医院。请您过来一趟/给他带过来一些东西……。
- 关于诊断/治疗您必须和主治医生商谈。
- 手术很成功，您妻子还在恢复室。她下午才能来科室。
- 请您稍候/两小时以后/……再打来电话。
- 我通知值班医生，您想要和他沟通一下。
- 您父亲现在在6号房。他目前状态良好。我只能告诉您这些，其他的您可以和医生沟通。

A

- Sie können/dürfen jetzt Ihre Mutter / den Patienten / ... besuchen.
- Ihre Frau ist sehr erschöpft. Es ist vielleicht besser, wenn Sie jetzt gehen und morgen wieder kommen.
- Ihr Sohn ist wieder ansprechbar / noch nicht ansprechbar.
- Gehen Sie ruhig zu Ihrer Tochter, sie wird sich über den Besuch freuen.

Angehörige über den Gesundheitszustand informieren

- Ihrer Mutter / Ihrem Vater / ... geht es gut / leider nicht so gut.
- Ihrem Vater geht es schlechter. Bitte kommen Sie.
- Der Zustand Ihrer Tochter ist leider kritisch.
- Machen Sie sich keine / nicht zu viel Sorgen.
- Ihre Frau ist nach der Operation noch sehr schwach, sie braucht Ruhe. Sie können sie aber kurz sehen / zu ihr gehen.
- Ihr Sohn hat sich gut erholt, er ist schon ganz munter.
- Sie sollten nicht so schwarzsehen, Ihre Tochter muss sich jetzt erholen und dann vielleicht eine Anschlussheilbehandlung (AHB) machen.

Angehörige über Kost informieren

- Frau Mayer, Sie wissen, dass Ihre Mutter Diabetes hat. Sie sollte in Zukunft Kohlehydrate, also Brot und Kuchen/Zucker/... meiden.
- Frau Michel, Ihre Mutter ist ja bei uns wegen Ihrer Arthrose in Behandlung. Sie hat auch noch Übergewicht, das belastet die Gelenke sehr. Können Sie bitte darauf achten, dass Ihre Mutter kalorienarme Kost zu sich nimmt, also weniger Fette, mehr Obst, Gemüse und Fisch.
- Frau Müller, Ihr Mann sollte nach der Magen-OP die nächsten Wochen nur leichte Kost bekommen. Wir können gern einen Termin bei der Ernährungsberatung für Sie vereinbaren.
- Ihr Tochter ist stark untergewichtig und hat kaum Appetit. Ergänzen Sie bitte die tägliche Nahrung mit einem Liter hoch-kalorischem Energiedrink. Das Rezept dafür bekommen Sie vom Hausarzt.

- 您现在可以看望您母亲/病人/……了。
- 您妻子精疲力尽。您最好现在离开，明天再来。
- 您儿子现在可以讲话了/还不能讲话。
- 请您安静地进入您女儿的房间，她会很高兴见到您。

和家属沟通病人的健康状况

- 您母亲/父亲/……状态良好/状态不太好。
- 您父亲目前状态良好，请您过来一下。
- 您女儿的状态不太好。
- 您不要担心/别太担心。
- 您妻子在手术后十分虚弱，她需要安静。您可以短暂地看一下她。
- 您儿子休息得很好，他已经醒了。
- 请您别那么悲观。您女儿现在必须休息，有可能需要疗养一段时间。

告知家属饮食注意事项

- 迈耶女士，您知道，您的母亲患有糖尿病。因此她以后都要避免吃碳水化合物，也就是面包、蛋糕/糖/……
- 米歇尔女士，您的母亲有关节炎需要治疗。她还超重，这会加大关节的压力。所以希望您可以注意让她低热量饮食，少油脂，多水果、蔬菜和鱼。
- 穆勒女士，您的先生由于做了胃部手术接下来的几周要饮食清淡。我们可以为您在营养咨询那里预约一个时间。
- 您父亲体重不足且没有食欲。请您每天为他增加一些高热量能量饮品。家庭医生会给您处方。

A

- Ihr Vater trinkt zu wenig. Das ist nicht gut für seinen Kreislauf. Bitte sorgen Sie dafür, dass er mindestens 1,5 Liter Flüssigkeit zu sich nimmt.
- Es wäre gut für die Gesundheit Ihrer Mutter, wenn ...

Angehörige/Patienten allgemein über den OP-Verlauf informieren

- Die OP ist ohne Komplikationen verlaufen.
- Ihre Mutter hat die OP gut überstanden.
- Ihr Vater liegt noch im Aufwachraum. Es geht ihm soweit gut.
- Wir haben Sie / Ihren Mann drei Stunden operiert.
- Sie haben während der OP leider viel Blut verloren, deshalb mussten wir Ihnen eine Bluttransfusion geben.

Angst nehmen und trösten

- Machen Sie sich keine Sorgen!
- Ich kann das erklären: ...
- Ich muss noch einmal Blut abnehmen, erschrecken Sie nicht, es pikt/pikst ein bisschen! (piken/piksen, ugs. = stechen)
- Keine Angst, es tut nicht sehr weh.
- Sie wissen, jede Operation/Narkose ist ein kleines Risiko, aber das ist hier sehr gering.
- Sie müssen sich wirklich keine Sorgen/Gedanken machen. Sie sind hier in guten Händen.
- Wir haben uns die weitere Therapie genau überlegt.
- Wir haben mit dieser Behandlung sehr gute Erfahrungen gemacht.
- Die Testergebnisse sind leider nicht gut ausgefallen, aber wenn wir sofort mit der Therapie beginnen, haben Sie eine gute Heilungschance.

Anordnungen, Pflegemaßnahmen, Pflegeberichte

- Die Bedarfsmedikation/Dauermedikation trägt der Arzt mit Datum in die Kurve ein und zeichnet sie ab.
- Ärztliche Anordnungen, die du durchgeführt hast, werden von dir mit Handzeichen (Hdz.) als erledigt gekennzeichnet.

- 您父亲饮水太少了。这不利于他的血液循环。请您多注意，他至少喝一升半的水。
- 如果……这将对您母亲的身体很好。

告知家属/病人手术进程

- 手术没有并发症。
- 您的母亲挺过手术了。
- 您父亲还在恢复室。他状态很好。
- 我们为您/您丈夫做了三个小时手术。
- 您在手术中失血过多，所以我们必须为您输血。

打消患者恐惧和安慰患者

- 请您不要担心！
- 我这样和您解释……
- 我现在要抽血，请您不要害怕，会轻微扎一下！
- 别害怕，这不是很疼！
- 您知道，每个手术/麻醉都是个小风险，但是这次非常小。
- 您真的不用担心/多想。您会受到很好的照料的。
- 我们已经仔细考虑过进一步的治疗方法。
- 我们对于这次治疗/手术/治疗有很好的经验。
- 检测结果还没有出来，但是只要我们开始治疗，您就有很大的治愈机会。

记录，护理措施和护理报告

- 医生应连同日期将所需药物/持续用药在图表内登记并签字。
- 你所执行的医用安排，需要你按手印表示已完成。

A

- Eine telefonische Anordnung vom Arzt musst du in den Pflegebericht eintragen. Der Arzt muss die Anordnung jedoch schriftlich nachtragen und unterschreiben.
- Pflegerische Maßnahmen wie Verbandswechsel, Thromboseprophylaxe, ... müssen vom Arzt angeordnet und von der durchführenden Pflegekraft auf dem entsprechenden Kurvenblatt/Protokoll abgezeichnet werden.
- Die Wirkungen pflegerischer Maßnahmen, z. B. Kontrakturen-Prophylaxe/Lagerung, werden in den Pflegebericht geschrieben.
- Körperliche, geistige und seelische Beobachtungen am Patienten wie z.B. Pat. hat sich heute alleine gewaschen / wirkt sehr schläfrig / klagt wieder über / ... schreibst du in den Pflegebericht.
- Laborwerte/Laborbefunde klebst/schreibst du in das entsprechende Aktenblatt.

Anordnung von Medikamenten: Dosierung, Darreichungsform

- Herr/Frau Neu bekommt ab sofort ...
- 3-mal täglich Acetylsalicylsäure 100 per os.
  - 50 mg L-Thyroxin am Morgen / morgens
  - Adalat® 5 Kapseln sublingual bei Bedarf
  - Canifug® Vaginalzäpfchen am Abend
  - morgens und abends 20 Tropfen Novalgin®
  - 10 mg Adumbran® zur Nacht oral
  - 2 Hub/Hübe Nitrolingual bei Bedarf
  - 3 x täglich 5 Tropfen Otalgan® ins rechte Ohr
  - morgens und zur Nacht Nasivin® Nasentropfen
  - vor der OP ein Klistier
  - morgens und abends 1 cm Bepanthen-Augensalbe® ins rechte Auge
  - 4 x täglich 10 IE (internationale Einheiten) Penicillin intravenös/intramuskulär
  - 1 x täglich Clexane 40® subcutan
- Wenn Frau Meier schmerzfrei ist, können wir das Schmerzmittel absetzen.
- Sobald Frau Müller fieberfrei ist, reduzieren wir die Antibiose auf ... mg.

- 医生的电话安排需要你登记到护理报告中。随后医生须将指示以书面形式补充上并签字。
- 护理措施如更换绷带, 血栓预防……需由医生指示, 并由执行护理人员在相应图表中/记录中签字。
- 护理措施的作用, 例如收缩预防, 需写入护理报告。
- 你需将对病人身体/精神和心理上的观察,例如病人今天独自清洗/显得非常困/又抱怨/……写入护理报告中。
- 化验值/化验结果请你贴到/写入相应档案页中。

药物指示: 剂量, 剂型

- 弗兰克先生/女士从现在起要服用……
- 每天口服三次乙酰水杨酸100
  - 早上50 mg L-Thyroxin
  - 如需要舌下服用5片Adalat®
  - 晚上阴道栓剂Canifug®
  - 早晨和晚上20滴Novalgin®
  - 夜里口服10 mg Novalgin®
  - 如需要使用2冲程硝酸甘油
  - 每天3次, 每次5滴Otalgan® 滴耳剂至右耳
  - 早晨和夜里Nasivin®鼻滴剂
  - 手术前灌肠一次
  - 早晨和晚上右眼1 cm Bepanthen-Augensalbe®眼药水
  - 每天四次, 静脉内/肌肉内注射10个国际单位青霉素
  - 每天一次皮下注射Clexane 40®
- 如果迈耶女士感觉不痛了, 我们就停止给她止痛药。
- 只要穆勒女士不发烧了, 我们就减少抗生素至……mg。

A

- Bei Herrn Schmidt stellen wir die Medikation / die Dosierung auf ... um.
- Herr Fröhlich bekommt ab heute nur noch einmal täglich ...
- Geben Sie der Patientin zunächst 5 mg Adalat® sublingual und kontrollieren Sie noch mal den Blutdruck.
- Sollte die Patientin heute Nacht Schmerzen bekommen, geben Sie Ihr bitte 20 Tropfen Tramal®.
- Bei hohem Fieber / Temperatur über 39^5 erhält Herr Alt zusätzlich 500 mg Paracetamol® supp.

Anweisungen zur Kurvendokumentation

- Entschuldigung, wo trage ich die Messwerte ein?
- Blutdruck, Puls und Temperatur werden in das Stammblatt der Patientenakte / der Patientenkurve eingetragen.
- Der Puls wird mit einem roten Kreuz dokumentiert/eingetragen.
- Die Temperatur trägst du mit einem blauen Stift als Punkt ein. Wenn du rektal gemessen hast, musst du um den Punkt einen Kreis machen.
- Den Blutdruck musst du mit einem blauen Stift entweder als Zahl (120/80) in der Spalte RR oder graphisch mit einem blauen Stift eintragen.
- Die Blutzuckerwerte kannst du hier unten im Feld BZ mg/dl (Milligramm pro Deziliter) eintragen.
- In der Zeile Stuhl musst du eintragen, ob der Patient Stuhlgang hatte oder nicht. Für Stuhlgang einen Schrägstrich (/), für keinen Stuhlgang einen Kreis mit Schrägstrich (Ø).
- Den ZVD schreibst du in der Spalte ZVD mit der Maßeinheit Zentimeter H_2O (z. B. 8 cm H_2O).
- Wenn im Patientenzimmer ein Überwachungsprotokoll liegt, trägst du dort die Werte ein.

Anweisungen und Aufforderungen zur Mobilisation

- Frau Richter, wir helfen Ihnen jetzt aufzustehen / beim Aufstehen und gehen ein paar Schritte, damit Sie wieder etwas mobil werden.
- Herr Meyer, wir gehen jetzt jeden Tag etwas spazieren, damit Sie Ihr Knie wieder belasten lernen.

- 我们将施密特先生的药物换成……
- 福罗希先生从今天起每天一次……
- 请您首先给患者舌下服用5 mg Adalat®，并再检查一次血压。
- 如果今天夜里病人感觉疼痛，就给她20滴曲马多。
- 如果施密特先生发高烧/发烧至39度以上，就给他额外500 mg扑热息痛栓剂。

档案记录指示

- 不好意思，请问我在哪填写测量值呢？
- 血压，脉搏和体温填写在病人档案的表格中。
- 脉搏用红色十字记录/填写。
- 体温用蓝色笔画点填写。如果通过直肠测量，就在围绕着点画个圈。
- 血压你需要用蓝色笔在血压栏填写数字（120/80）或用蓝色的笔以表格形式填写。
- 血糖值你可以在血糖栏填写mg/dl（毫克/分升）。
- 在排便一栏你需要填写，病人是否排便。排便的话用斜线（/）表示，未排便用符号ø表示。
- 中心静脉压你在中心静脉压一栏中填写，用"厘米H_2O测量单位"填写（例如8 cm H_2O）。
- 若在病房有监测报告，请在那上填写测量值。

活动的指示和要求

- 里克特女士，我们现在帮您起身，走几步，这样您可以稍微活动一下。
- 迈耶先生，我们现在每天都散散步，让您学习如何施压膝盖。

A

- Herr Frei, um 11 Uhr kommt die Physiotherapeutin zu Ihnen und macht die ersten Übungen mit Ihnen.
- Bitte nehmen/benutzen Sie am Anfang einen Rollator / die Krücken / einen Gehwagen, bis Sie wieder sicher gehen können.
- Brauchen Sie Hilfe oder wollen Sie es allein(e) versuchen?
- Frau Uhlig, wir helfen Ihnen jetzt beim Aufstehen. Zuerst setzen wir Sie an die Bettkante. Geht es Ihnen gut? Ist Ihnen schwindlig?
- Wir gehen jetzt ganz langsam ein paar Schritte. Sehen Sie dabei bitte nicht auf den Boden, damit Ihnen nicht schwindlig wird.

Anweisungen und Fragen: Untersuchung

- Ich möchte Sie jetzt untersuchen.
- Ich würde Sie jetzt gern körperlich untersuchen.
- Wir untersuchen zuerst Ihren Bauch / Ihr Bein / ...
- Würden Sie sich bitte bis auf die Unterwäsche ausziehen.
- Machen Sie sich bitte unten herum frei.
- Könnten Sie bitte den Oberkörper frei machen.
- Würden Sie sich bitte auf die Untersuchungsliege legen.
- Legen Sie sich bitte auf den Bauch.
- Drehen Sie sich bitte auf die rechte/linke Seite.
- Heben/Senken Sie bitte das Bein / den Fuß / den Arm.
- Würden Sie jetzt bitte das Bein / den Arm beugen und dann strecken.
- Winkeln Sie bitte das Knie / den Arm an.
- Spreizen Sie bitte Ihre Finger/Zehen.
- Drücken Sie bitte mit Ihrem linken Fuß gegen meine Hand.
- Öffnen Sie bitte den Mund.
- Strecken Sie bitte die Zunge heraus und sagen „Ah".
- Folgen Sie bitte meinem Finger mit Ihren Augen.
- Atmen Sie bitte tief ein und aus.
- Atmen Sie bitte durch den Mund ein und durch die Nase aus.
- Ich werde jetzt Ihr Herz mit dem Stethoskop abhören.
- Als nächstes werde ich Ihren Bauch abtasten.
- Nun werde ich Ihren Rücken abklopfen.
- Ich muss Sie noch rektal/gynäkologisch untersuchen.
- Ich möchte bei Ihnen Blutdruck messen. Krempeln Sie dazu bitte Ihren Ärmel hoch und halten Sie den Arm leicht gebeugt.

- 弗莱尔先生，女理疗师11点来，和您一起完成第一组练习。
- 请您在一开始使用助步车/拐杖，知道您确定可以独立行走。
- 您需要帮助吗？还是想独立尝试？
- 乌利希女士，我们现在帮您起身。我们先帮您坐在床沿边。感觉怎么样？头晕吗？
- 我们现在慢慢地走几步。与此同时您不要看向地面，以免头晕。

身体检查时对病人的指示和提问

- 我现在要对您进行检查。
- 我现在为您进行身体检查。
- 我先检查您的腹部/腿部/……
- 请您脱去内衣。
- 请您脱去下身衣物。
- 请您脱去上身衣物。
- 请您躺至床上。
- 请您露出腹部。
- 请您转向右侧/左侧。
- 请您抬起（放下）腿/脚/胳膊。
- 请您弯曲腿/胳膊然后伸直。
- 请您弯曲膝盖/胳膊。
- 请您张开手指/脚趾。
- 请您用左脚按压我的手。
- 请您张嘴！
- 请您伸直舌头说"啊"。
- 眼睛请跟随我的手指动。
- 请您深呼吸。
- 请您用嘴吸气用鼻子呼气。
- 我现在要用听诊器听您的心脏。
- 接下来我要触摸您的腹部。
- 现在我要敲您的背部。
- 我现在想要检查您的直肠/妇科。
- 我想要测量您的血压。请您卷起袖子，保持手臂微弯曲。
- 我现在要感受您手腕/颈动脉的脉搏。

A

- Ich werde jetzt Ihren Puls am Handgelenk / an der Halsschlagader fühlen.
- Es tut mir leid, aber das wird jetzt ein bisschen unangenehm sein / weh tun.
- Sagen Sie mir bitte, wenn es schmerzt / weh tut.
- Sie können Sich jetzt wieder anziehen/ankleiden.
- Ziehen Sie sich bitte wieder an und warten Sie kurz draußen / kommen Sie dann in das Sprechzimmer nebenan.

Anwendungsgebiete von Medikamenten und Hilfen erklären

- Diese Tablette ist gegen den Juckreiz / gegen Kopfschmerzen / ...
- Von dem Hustensaft soll Ihre Tochter / ... dreimal täglich einen Esslöffel nehmen, damit der Hustenreiz zurückgeht.
- Die Lutschbonbons gegen Halsschmerzen können Sie so lange nehmen, wie sie wollen.
- Ein gutes Hausmittel bei Erkältung ist, einfach viel trinken, am besten Tee oder warmes Wasser.
- Bei hohem Fieber können Sie auch eine kalte Kompresse auf die Stirn legen.
- Sie bekommen jetzt eine Spritze gegen die starken Schmerzen.
- Frau Möller, wir hängen Sie jetzt an den Tropf (ugs. für Infusion), damit wir Ihren Elektrolythaushalt wieder in Ordnung bringen.
- Bitte reiben Sie Ihre Beine regelmäßig mit der Venensalbe ein, damit die Schwellung nach der Operation zurückgeht.
- Solange Sie noch akute Schmerzen haben, bekommen Sie von uns dreimal täglich eine Tablette, später können wir die Menge auf einmal täglich reduzieren.

Arbeitsanweisungen auf Station verstehen und weitergeben

- Wer kümmert sich um den Neuzugang Herrn Nolte?
- Maria, du bist die verantwortliche Pflegefachkraft für Herrn Nolte, also seine Bezugspflegefachkraft.

- Heute werden Frau Müller und Herr Maier entlassen. Wer kümmert sich um die Entlassung?
- ☐ Das kann ich machen.

- 我现在要触摸您手腕/颈动脉的脉搏。
- 抱歉，现在这会有点不舒服/疼。
- 如果疼的话，请您告诉我。
- 您现在可以重新穿上衣服了。
- 请您穿上衣服在外面稍等一下/然后到隔壁的接待室里。

说明药物的适用范围和作用

- 这个药片是止痒/止头痛/……
- 您女儿每天服用三次，每次一汤匙止咳水/……这样咳嗽就会消退了。
- 这个止喉痛硬糖您可以想服用多久就服用多久。
- 治疗感冒最好的居家药品就是喝很多水，最好喝茶或温水。
- 发高烧时您也可以冷敷额头。
- 我们现在给您注射一针止痛的。
- 莫勒女士，我们现在为您挂上静脉滴液装置（为了输液），这样您才能保持电解质平衡。
- 请您定期在腿上涂抹静脉药膏，这样术后才能消肿。
- 只要您还感觉剧烈的疼痛，您就每天服用三次，每次一片，然后可以减少到每天一次。

理解和传达科室工作指示

- 谁照顾新入院的诺尔特先生？
- 玛利亚，你来负责诺尔特先生，也就是他的专业护理员。
- 今天穆勒女士和迈耶先生出院。谁负责办理出院？
- 我可以完成。

A

- Maria, bitte mach du heute mal die Neuaufnahme.
- Bei Herrn Frei auf Zimmer 6 müsste der Verband gewechselt werden. Kannst du das machen, Elena?
- Ja, (das) übernehme ich, wenn ich mit dem Messen fertig bin.

- Können wir mal kurz über die Aufgaben sprechen / darüber reden, was noch zu tun ist.
- Herr Kurz müsste zum Röntgen gebracht werden. Das könnte doch der Praktikant machen.
- Okay, ich sage es ihm.

Arbeitsverträge und andere Bedingungen

- Was hast du im Moment für einen Arbeitsvertrag?
- Im Moment ist der Arbeitsvertrag auf ein Jahr befristet.
- Welche Stelle hast du?
- Derzeit bin ich als Pflegehelfer eingestellt. Wenn ich die Sprachprüfung bestanden habe, werde ich als Pflegefachkraft eingestuft.
- Weißt du, was das netto ausmacht?
- Ja, das ist eine Menge, so ungefähr ... Euro mehr pro Monat.
- Was musst du für das Zimmer im Schwesternheim bezahlen?
- Circa 400 € inklusive Nebenkosten.
- Braucht man in Deutschland noch andere Versicherungen?
- Wenn du langfristig bleiben willst, ist vielleicht eine zusätzliche Altersversorgung interessant – und auch eine Privathaftpflicht.
- Bei uns gibt es auch Prämien / einen Zuschuss / zusätzliche Sozialleistungen für ...
- Gibt es ein verbilligtes Essen?
- Ja, es gibt Gutscheine/Essensmarken für die Kantine / den Kiosk / ...
- Gibt es für die Mitarbeiter auch einen Fitnessraum / ...?
- Gibt es Vergünstigungen für Mitarbeiter z. B. beim Apothekeneinkauf, kann man da günstig Medikamente kaufen?

ärztliche Anordnungen an das Pflegepersonal

- Geben Sie Frau M. bei Bedarf gegen ihre Kopfschmerzen 500 mg Paracetamol oral (p. o.).

- 玛利亚，请你今天重新做一次患者记录。
- 6号房间的弗莱先生要换绷带。你可以完成吗，艾琳娜？
- 可以，我测量完就去给他换绷带。
- 我们可以简要的说一下，还需要做些什么工作。
- 库尔兹先生需要去拍X光片。这个工作实习生可以完成吧？
  那位实习生可以完成。
- 好的，我告诉他一下。

工作合同和其他条件

- 你现在有哪种工作合同？
  现在我的工作合同期限为一年。
- 你是哪个职位？
- 如今我被聘用为护理助手。如果我通过了语言考试，我可以进阶
  为护理专业人员。
- 你知道是净收入总计多少吗？
- 知道，大约……欧元每个月。
- 护士之家的房间你需要支付多少钱？
- 大约400欧元包括附加费用。
- 你在德国还需要其他保险吗？
- 如果你想要长期待在这里，可能会有额外养老金，还有一个私人
  赔偿保险。
- 我们这里对于……有保险金/补贴/额外的社会福利基金。
- 有优惠食品吗？
- 有的，食堂/售报亭/……有优惠券/饭菜票/……
- 员工有没有健身房/……？
- 员工有没有优惠，例如去药房买药？

向护理人员传达医疗要求

- 请您给迈耶女士500毫克治疗头痛的口服药物。

A

- Herr M. erhält 1 x tgl. eine Antithrombosespritze subcutan (s. c.) und Antithrombosestrümpfe.
- Herr R. bekommt gegen seine Schmerzen 500 ml NaCl (Natriumchlorid) mit ... mg Tramal® i. v. (intravenös).
- Machen Sie morgen bei Frau A. ein Blutzuckertagesprofil und messen Sie 3 x tgl. den Blutdruck.
- Herr M. bekommt täglich Verbandswechsel.
- Bitte bei Herrn Yilmaz am 12. postoperativen Tag die Klammern/ Fäden entfernen.
- Ziehen Sie heute bei Frau Kern die linke Drainage.
- Frau Lex darf ab morgen mobilisiert werden / Krankengymnastik bekommen, ihr Bein aber noch nicht belasten.
- Herr Ober hat drei Tage strenge Bettruhe und muss flach liegen.
- Herr Ober soll täglich Atemgymnastik machen und inhalieren.
- Frau Hauser muss ab heute Abend für die Gastroskopie nüchtern bleiben.
- Bei Herrn Neu muss morgen der Dauerkatheter gewechselt werden / kann der Dauerkatheter (nach vorherigem Abklemmen) gezogen werden.
- Herr Thoma soll einen Termin bei der Sozial-/Ernährungsberatung machen.
- Frau Schwedt ist übergewichtig, sie bekommt ab sofort Reduktionskost.
- Jasmin ist stark untergewichtig, sie bekommt Aufbaukost.
- Herr Oppel ist dehydriert, er muss mindestens 1,5 Liter am Tag trinken.
- Frau Müller leidet an Inkontinenz, Sie bekommt ab sofort Inkontinenzvorlagen.
- Herr Unger ist sturzgefährdet, Sie müssen für ihn einen Rollator bei der Krankenkasse beantragen.
- Zur Abklärung des Befundes machen wir noch weitere Untersuchungen / ein EKG / eine Sonographie / ein MRT ...

ärztliche Anordnungen: Messen und Dokumentieren

- Bitte messen Sie einmal täglich/wöchentlich den Blutdruck (RR) und Puls / den Nüchternblutzucker / postprandialen Blutzucker (BZ).

- M.先生每天皮下注射一支抗血栓针剂并穿抗血栓长袜。
- R.先生需要注射500 ml氯化钠和……毫克的曲多马(静脉内）来止疼。
- 请您明天给A.女士做一份血糖记录表并且每日测量三次血压。
- M.先生每天需要换绷带。
- Yilmaz 先生手术后第12天拆去创口夹/纱布。
- 今天撤去科恩女士左侧的倒脓液管。
- 莱克西女士从明天起可以动了/进行物理治疗，她的腿还不能施压。
- 欧博先生必须卧床平躺三天。
- 欧博先生每天必须做呼吸训练。
- 豪瑟女士为了胃镜检查明天晚上起必须保持空腹。
- 纽恩先生明天必须换永久导管/撤掉永久导管。
- 托马先生应该在社会咨询/饮食咨询那里预约个时间。
- 雅思敏女士超重，她需要吃低热量食物。
- 奥佩尔先生出于脱水状态，他必须每天至少饮1.5升水。
- 穆勒女士患有失禁，马上给她开一些失禁垫。
- 昂格尔先生容易跌倒，您需要为他在医疗保险那里申请一个助步车。
- 对于诊断我们还要做进一步的检查/心电图/超声波检查/磁共振检查/……

医疗要求：测量和记录

- 请您每天/每星期测量一次血压和脉搏/空腹血糖/餐后血糖。

A

- Bitte wiegen Sie den Patienten/Bewohner einmal wöchentlich.
- Legen Sie für Frau März ein Ein- und Ausfuhrprotokoll an.
- Herr Müller muss unbedingt mehr trinken, er ist stark dehydriert / sein Urin ist stark konzentriert.
- Herr Meyer, Sie müssen wegen Ihrer Nierensteine/Blasenentzündung täglich mindestens zwei Liter trinken. Am besten mehr vormittags, dann müssen Sie in der Nacht nicht so oft raus.
- Bei Frau Möller legen wir zum Blasentraining ein Miktionsprotokoll an.
- Herr M. klagt über Nykturie. Ich verschreibe ihm für die Nacht eine Urinflasche.
- Frau Mayer hat zu viel Flüssigkeit verloren. Geben Sie ihr über 24 Stunden 1000 ml NaCl (Natriumchlorid) und 1000 ml Ringerlösung intravenös (i .v.).
- Pfleger Paul, achten Sie bitte darauf, dass Herr Möller genügend trinkt / sein Lieblingsgetränk in der Nähe hat.
- Herr A. leidet an einer Stuhlinkontinenz und trägt deshalb ein Analtampon, das alle 6 bis 8 Stunden gewechselt werden muss.
- Herr A. bekommt vor der Koloskopie noch ein Klistier.
- Bei Herrn U. besteht Verdacht auf (V.a.) Darmverschluss/Ileus. Wir müssen sofort den Notarzt rufen.
- Zur Vermeidung von Verstopfung sollte Frau M. mehr trinken / mehr Obst essen / ein Abführmittel (Laxans) einnehmen.

Arzneimittel besprechen

- Das Arzneimittel/Medikament ist frei verkäuflich / nicht apothekenpflichtig.
- Sie können das Medikament auch in einer Drogerie kaufen. Es ist nicht apothekenpflichtig.
- Sie können die Salbe nur in einer Apotheke kaufen. Sie ist apothekenpflichtig.
- Die Tabletten können Sie nur mit einem Rezept vom Arzt kaufen.
- Der Arzt muss Ihnen für die Tabletten ein Rezept ausstellen.
- Der Arzt muss Ihnen die Tabletten verschreiben. Sie sind verschreibungs-/rezeptpflichtig.
- Rezeptpflichtige Medikamente bekommen Sie nur in der Apotheke.

- 请您每星期为病患测量一次体重。
- 请您为麦尔茨女士做进食和排泄记录。
- 穆勒先生一定要多喝水，他脱水很严重/他的尿液高度浓缩。
- 迈耶先生，因为您的肾结石/膀胱炎，您每天必须至少喝两升水。最好在上午，这样您夜里就不需要经常出去了。
- 针对穆勒女士的膀胱训练，我们需要为她制作一个泌尿记录。
- M. 先生患有夜尿症。我们需要在夜里给他开一个尿壶。
- 迈耶女士失水太多。请您24小时给她静脉注射1000 ml NaCl (氯化钠) und 1000 ml 格林氏溶液。
- 鲍尔护工，请您注意，穆勒先生已经喝了足够多的水了。/他最喜欢的饮料就摆在他附近。
- A.先生大便失禁，所以需要肛门棉条，每6到8小时更换一次。
- A.先生在做肠镜之前需要灌肠。
- U.先生有可能患有肠硬阻。我们必须呼叫急救医生。
- 为了避免便秘， M.女士需要多喝水/多吃水果/服用泻药。

谈论药品

- 此药品可以自由购买/并非药房专药。
- 您可以在药房购买到这个药物。这个并非药房专药。
- 您可以在药房购买到这个药膏。这个是药房专药。
- 这个药物只能由医生的处方才能购买。
- 医生必须针对这个药片给您出具一份处方。
- 这个药片需要医生给您必须开具。它们是处方药。
- 处方药只能在药房购买。

A

- Betäubungsmittel (BtM) dürfen nur gegen Vorlage eines Betäubungsmittelrezeptes Teil I und Teil II von Apotheken abgegeben werden.

- Frau Maier bekommt dreimal täglich ... und abends zusätzlich 1 Tablette ... zum Schlafen.
- Also dreimal täglich ... und abends zusätzlich einmal ... . Richtig?
- Kannst du mir das bitte noch einmal erklären, ich habe nicht alles verstanden.
- Melden Sie bitte Herrn Hermann zur Gastroskopie an.
- Herrn Hermann zur Gastroskopie.
- Zuerst machen wir bei Frau Berner Labor und dann ein CT-Thorax.
- Zuerst Labor und dann melde ich Frau Berner beim CT an / mache ich für Frau Berner einen CT-Termin.
- Soll ich jetzt bei Herrn Müller zuerst ein EKG schreiben oder ihn zur orthopädischen Sprechstunde bringen?
- Gehen Sie zuerst in die Sprechstunde, das EKG kann warten / können wir später machen.

- Hatten Sie heute schon Stuhlgang?
- Waren Sie heute schon auf der Toilette?
- Haben Sie immer noch Durchfall/Verstopfung?
- Der Stuhlgang von Herrn V. ist hart/weich/wässrig/weiß/schwarz/ schleimig/blutig/...
- Haben Sie schon Wasser gelassen?
- Der Urin von Frau M. ist klar/trüb/braun / stark konzentriert / übelriechend/rötlich/blutig,
- Ich habe den Urinbeutel von Herrn N. gewechselt.
- Schwester, können Sie bitte meine Urinflasche leeren?
- Kannst du bitte das Steckbecken von Frau K. in der Fäkalienspüle reinigen.
- Würdest du bitte bei Frau A. das Urinauffangsystem wechseln.
- Der Behälter für den 24 Stunden (Std.)-Sammelurin von Herrn M. steht im unreinen Raum unten im Regal.

■ 麻醉药只能在出具麻醉处方 I 和 II 才能在药房买到。

询问和确认任务和要求

■ 迈耶女士每日服三次……晚上睡觉时多服一粒……药片。
☐ 每日三次……晚上额外增加一次……对吗?
■ 你可不可以再跟我说明一遍,我没完全懂。
■ 请您为海尔曼先生申请一次胃镜检查。
☐ 海尔曼先生去胃镜检查。
■ 首先带伯纳女士去实验室,然后去进行胸腔CT检查。
☐ 首先去实验室,然后为伯纳女士预约一个CT检查。
■ 那我现在应该首先为穆勒先生预约一个放射科检查还是带他去矫形外科看诊?
☐ 首先请您带他去矫形外科看诊,放射科检查还要等/可以稍后做。

排泄

■ 您今天有排便吗?
■ 您今天有去过厕所吗?
■ 您一直腹泻/便秘?
■ V.先生排便很硬/软/水状的/白色/黑色/黏稠的/有血/……
■ 您今天有排尿吗?
■ M.女士的尿液是清的/浑浊的/棕色的/难闻的/红色的/有血的。
■ 我已经将N.的尿壶更换过了。
■ 护士,请您将M.女士的尿瓶倒掉。
■ 你能把K.女士的便盆在水槽中清理一下吗?
■ 你可以把A.女士的接尿器更换一下吗?
■ M. 先生的24小时接尿器在污染区的架子里。

B

- Schwester, können Sie bitte Frau M. den Toilettenstuhl bringen. Sie muss dringend aufs Klo.
- Frau A. hat heute zweimal schwallartig unverdautes Essen erbrochen. Da sie immer noch über Übelkeit klagt, hat sie einen Spuckbeutel am Bett.
- □ Schwester, mir ist so schlecht/übel. Ich glaube, ich muss mich übergeben. Könnten Sie mir schnell eine Nierenschale bringen?
- Das Erbrochene von Frau A. war kaffeesatzartig/grünlich/blutig/schleimig.

B

Befinden erfragen und reagieren

bei Kollegen:

▪ Wie geht's?	□ Danke, gut! Und dir?
▪ Wie geht es Ihnen?	□ Danke, sehr gut! Und Ihnen?
▪ Was gibt es Neues?	□ Nichts Besonderes.
▪ Wie war die Nacht?	□ Alles in Ordnung / Leider anstrengend.

- Wie war dein Wochenenddienst?
- □ Relativ ruhig / normal/stressig / viel zu tun / ...

bei Patienten:

▪ Wie geht es Ihnen heute?	□ Gut / Nicht so gut.
▪ Wie fühlen Sie sich heute?	□ Danke, besser.
▪ Haben Sie gut geschlafen?	□ Ja, gut / Es geht / ...
▪ Wie war die Nacht?	□ Sehr gut, danke.

- Guten Morgen! Wie geht es Ihnen heute?
- Wie fühlen Sie sich?
- Haben Sie gut geschlafen / Wie war Ihre Nacht?
- Geht es Ihnen besser?
- Was tut Ihnen weh / Wo tut es Ihnen weh?
- Haben Sie noch Schmerzen / Was machen Ihre Beschwerden? Wie fühlen Sie sich heute / am ersten Tag nach der OP?
- Haben Sie sich etwas von der Operation / der Untersuchung erholt?
- Haben Sie gut geschlafen?
- Haben Sie noch starke Schmerzen? Brauchen Sie Schmerzmittel?

- 护士，你能帮M.女士把坐便椅拿来吗？她急着解手。
- A. 女士今天喷射性呕吐了两次未消化的食物。因为她一直感觉恶心，所以给她在床上放了一个呕吐袋。
- 护士，我感觉很不好/恶心。我想要吐，您能帮我快点拿来一个肾形盘吗？
- A. 女士的呕吐物是咖啡色/绿色/有血的/粘稠的。

询问和回应同事近况

和同事之间：

- 你最近怎么样？
- 您最近怎么样？
- 有没有什么新鲜？
- 昨晚怎么样？
- 周末值班怎么样？
- 相对而言平静的/正常的/紧张的/有很多事情做/……

- 谢谢，很好！你呢？
- 谢谢，很好！您呢？
- 没什么新鲜事。
- 一切都好/有点疲惫。

和病人之间：

- 您今天怎么样？
- 您今天感觉怎么样？
- 您睡得好吗？
- 昨晚怎么样？
- 早上好！您今天怎么样？
- 您感觉怎么样？
- 您睡得好吗？/昨晚怎么样？
- 您感觉好点了吗？
- 您哪里感觉疼？
- 您还感觉疼吗？/您疼痛的地方怎么样？您今天/手术后第一天感觉如何？
- 有没有从手术/检查中恢复过来？
- 您睡得好吗？
- 您还疼吗？/您需要止痛药吗？

- 很好/不是很好。
- 谢谢，好一些。
- 很好/还行/……
- 非常好，谢谢。

B

- Haben Sie Schmerzen an der Wunde?
- Sagen Sie mir, wo genau es Ihnen wehtut.
- Ist Ihnen noch übel?
- Haben Sie noch Atemnot/Schmerzen im / in der ...
- Sind Sie schon aufgestanden? Wie klappt es mit dem Aufstehen?
- Sind Sie schon gelaufen?
- Haben Sie schon mit der Atemgymnastik begonnen?
- Haben Sie schon gegessen? Haben Sie das Essen / das Medikament gut vertragen?

Befinden und Schmerzen allgemein erfragen

- Erzählen Sie: Was ist passiert / Was führt Sie zu uns? /
  Warum sind Sie hier?
- Wie geht es Ihnen?
- Wie fühlen Sie sich (heute)?
- Fühlen Sie sich gesund/wohl/fit? Wie fühlen Sie sich allgemein/
  insgesamt?
- Haben Sie Schmerzen?
- Was für Beschwerden haben Sie im Moment?
- Was tut Ihnen weh?
- Wie kann ich Ihnen helfen?
- Wo genau haben Sie Schmerzen?
- Können Sie mit der Hand auf die Stelle zeigen, wo es weh tut?
- Können Sie mir den Ort der Schmerzen genauer beschreiben?
- Können Sie mir sagen, wie sich die Schmerzen anfühlen?
- Können Sie mir die Schmerzen beschreiben?
- Wie fühlen sich die Schmerzen an?
- Sind die Schmerzen eher stechend/klopfend/ziehend/brennend/
  dumpf?
- Womit sind die Schmerzen vergleichbar?
- Wie stark sind die Schmerzen auf einer Skala von 1 bis 10?
- Gehen die Schmerzen von einem bestimmten Punkt aus?
- Strahlen die Schmerzen in eine bestimmte Körperregion aus?
- Spüren Sie die Schmerzen auch an einer anderen Stelle?
- Seit wann haben Sie die Schmerzen?
- Wann sind die Schmerzen zum ersten Mal aufgetreten?

- 您伤口还疼吗?
- 请您告诉我,到底哪里疼。
- 您还恶心吗?
- 您呼吸困难吗/……里疼吗?
- 您已经起来了? 起来方便吗?
- 您已经走路啦?
- 您已经开始呼吸训练了吗?
- 您有吃过东西吗? 药物耐受吗?

询问一般性情况和疼痛

- 请您说明一下:发生了什么/您为什么找到我们/您为什么来这儿?
- 您怎么样?
- 您(今天)感觉怎么样?
- 您今天感觉舒服吗? 您整体感觉怎么样?
- 您哪里疼吗?
- 您现在是有怎样一种疼痛?
- 您哪里疼?
- 您到底哪里疼呢?
- 请您用手指给我,哪里疼?
- 请您可以准确描述一下是哪里疼?
- 请您告诉我,是怎样一种疼?
- 您可以描述一下是怎样的疼痛吗?
- 是刺痛/阵痛/长痛/火烧一样痛/ 胀痛
- 可以把这种疼痛比作什么呢?
- 从1到10级的话,这个疼痛大约有几级?
- 是由一个点引发的疼痛吗?
- 在某个身体部位引起的疼痛吗?
- 另外一侧也疼吗?
- 您从什么时候开始疼的?
- 第一次疼是什么时候?

B

- Sind die Schmerzen plötzlich gekommen oder nach und nach stärker geworden?
- Sind die Schmerzen wellenförmig oder gleichmäßig?
- Haben Sie die Schmerzen ständig/gelegentlich?
- Sind Sie manchmal schmerzfrei?

begrüßen und sich bei Patienten und Angehörigen vorstellen

- Guten Morgen, ich bin Schwester Ana / ich bin Pfleger Rui.
- Guten Morgen, ich bin Frau Hofer, Gesundheits- und Krankenpflegerin hier auf Station.
- Hallo, ich bin Schülerin / Lernschwester Susanne.
- Guten Tag, ich bin Doktor Stavroulos.
- Darf ich mich vorstellen? Mein Name ist ...
- Guten Morgen, Frau ..., ich bin Schwester Lydia.
- Guten Abend, ich bin Pfleger Paul und habe heute Nachtdienst.
- Guten Abend. Ich bin Herr Kraus / Frau Hofers und habe heute Spätdienst.
- Guten Abend, ich bin Doktor Schirmer und habe Wochenenddienst.

Begrüßung und Vorstellung erwidern

- Guten Tag! Herzlich willkommen, Schwester Svetlana / Frau Swoboda!
- Freut mich, Sie kennenzulernen. Mein Name ist Dinh. Ich komme aus Vietnam.
- □ Schwester Dinh aus Vietnam, habe ich Sie richtig verstanden? Wie schreibt man das?
- De - I - eN - Ha.
- □ Ist das der Vorname oder der Nachname?
- Das ist der Vorname.
- Also, bei uns sagen wir auf Station / im Pflegeteam „du".
- Wir Kollegen duzen uns hier auf Station.
- Wir sagen auf Station „du" zueinander.
- Hallo, ich bin Emil. Darf ich du sagen?
- Wir sprechen uns hier mit dem Vornamen und „Sie" an, also ich bin die Katharina.
- Ich freue mich auf eine gute Zusammenarbeit.

B

- 是突然疼的还是逐渐疼起来?
- 是不时的阵痛还是有规律性的痛?
- 是持久性的痛还是偶尔痛?
- 有时候会不痛吗?

问候,向病人及家属介绍自己

- 早上好,我是护士安娜/我是护工瑞。
- 早上好,我是这个病房的卫生和护理护士霍弗女士。
- 你好,我是学生/见习护士苏珊娜。
- 您好,我是医生斯塔夫若罗斯。
- 我可以做个自我介绍吗? 我的名字是……
- 早上好,xx女士,我是护士莉蒂亚。
- 晚上好,我是护工保罗,我今晚值夜班。
- 晚上好。我是克劳斯先生/霍弗女士,我今晚值夜班。
- 晚上好,我是施墨医生,这周末我当值。

回应问候和介绍

- 您好! 欢迎您,护士斯维特拉娜/斯沃博达女士!
- 很高兴认识您。我的名字是丁。我来自越南。
- 护士丁来自越南,我理解的对吗? 怎么拼写呢?
- De－l－eN－Ha.
- 这是名还是姓呢?
- 这是我的名。
- 我们在病房中/护理团队中可以称呼彼此"你"。
- 我们在病房中称呼彼此"你"。
- 我们在病房中彼此用"你"来称呼。
- 你好,我是埃米尔。我可以称呼"你"吗?
- 我们称呼彼此的名和"您",我是卡塔丽娜。
- 希望我们合作愉快。

B

Zusammensetzung (Inhaltsstoffe/Wirkstoff):

- 1 Kapsel/Tablette / 1 Dragee / 1 Ampulle / 1 Suppositorium enthält/entspricht 0,5 g / 10 mg / 10 ml ...

Anwendungsgebiete (Indikation):

- Zur Behandlung von ... / Zur Anwendung bei/von ... / Bei Erkrankungen des Magen-Darm-Trakts / Kopfschmerzen / krampfartigen Bauchschmerzen / Bluthochdruck / ...

Gegenanzeigen (Kontraindikation):

- Das Medikament / Die Medizin soll nicht angewendet werden bei ... / darf nicht gegeben / nicht eingenommen werden bei ... . / darf nicht verabreicht werden bei ... /
- Patienten mit ...-Allergie sind bei der Einnahme des Medikaments gefährdet
- Patienten mit Penicilinallergie dürfen Penicillin nicht einnehmen / Penicillin darf nicht gegeben werden.
- Die Medizin sollte nur nach Rücksprache mit dem Arzt / nach Befragen des Arztes angewendet/eingenommen/verabreicht/ gegeben werden.
- Für Kinder unter 6 Jahren ist der Wirkstoff Diclofenac nicht geeignet / sind die Dosierungsempfehlungen zu beachten.

Dosierung (Menge der Einnahme):

- Soweit nicht anders verordnet wird das Medikament wie folgt / wie unten angegeben eingenommen/gegeben.
- Falls vom Arzt nicht anders verordnet, ist die übliche Dosis:
- 3 x täglich 1-2 Tabletten/Dragees
- Einzeldosis nach ärztlicher Anordnung / 3 Tabletten / 50 mg / Kinder bis 40 kg Körpergewicht 50-100 mg pro Tag
- Die Tageshöchstdosis ist 2000 mg.
  - 5 ml 3 x täglich Nurufen®-Saft
  - 1–2 cm langen Salbenstrang auftragen
  - 1–2 Hub (Hübe)/Sprühstöße bei Bedarf in die Nase sprühen
  - 1–2 Tropfen in den Gehörgang träufeln/geben
  - 10–30 Tropfen täglich oral / per os / auf die Zunge
- Nehmen Sie das Medikament immer nach der Anweisung der Packungsbeilage oder fragen Sie Ihren Arzt oder Apotheker.

说明册

成分（内含成分/有效成分）：

- 1个胶囊/1安瓶/1栓剂含有/相当于0.5 g/10 mg/10 ml……

适用范围(适用征)：

- 为了治疗……/应用于/为……/胃肠道疾病/头痛/强烈胃痛/高血压/……

禁忌征候（禁忌征象）

- 本药物不能在……情况下服用。
- 对……过敏的病人服用该药物有危险。
- 青霉素过敏的病人不能服用青霉素。
- 本药物只有在咨询医生才可应用/服用。
- 6岁以下儿童不适用双氯芬酸/需注意推荐剂量。

剂量（服用数量）：

- 若医生未开具其他药物，则如下服用。
- 若医生未开具其他药物，一般用量：
- 每天三次1—2片/1—2个药丸。
- 根据医生指示的一次剂量/3片/50 mg/40 kg一下儿童每日50—100 mg。
- 每天最高用量2000 mg。
  - 每日三次，每次5 ml Nurufen®药剂
  - 1—2cm长状涂抹药膏
  - 按需鼻内冲程/喷雾1—2次
  - 滴入耳道1—2滴
  - 每天口服/舌上服用10—30滴
- 请您在阅读说明书或咨询医生或医师后服用本药物。

B

Wechselwirkung mit anderen Medikamenten:
- Die Wirkung des Medikaments kann durch bestimmte Präparate/ Alkohol erhöht/vermindert werden.
- Das Medikament sollte nicht zusammen mit ... eingenommen/ gegeben werden.

Einnahme / Art der Anwendung:
- Das Medikament soll vor/nach dem Essen mit viel / ausreichend Flüssigkeit / unzerkaut / gelutscht eingenommen werden.
- Die Lösung kann intravenös/subcutan/intramuskulär verabreicht werden.
- Die Tablette kann in Wasser aufgelöst und getrunken werden.
- Die Creme kann auf die Haut/Wunde aufgetragen werden.
- Ein Zäpfchen kann in den After / die Vagina eingeführt werden.

Nebenwirkungen (unerwünschte Wirkungen):
- Die Einnahme des Medikaments kann zu allergischen Reaktionen / Schwindel / Steigerung der Herzfrequenz / Durchfall / Blutarmut / führen.

Beruf: über den Beruf sprechen

- Hallo Paul, sag mal: Wie lange arbeitetest du schon hier?
- ☐ Schon drei Jahre / noch nicht so lange.
- Was hast du für eine Ausbildung?
- ☐ Ich bin gelernter/ausgebildeter Krankheits- und Gesundheitspfleger/Rettungsassistent/... / Ich habe ein Studium absolviert.
- Wie lange dauert die Ausbildung in Deutschland / in Österreich / in der Schweiz?   ☐ In der Regel drei Jahre.
- Bei uns in Portugal /... machen die Pflegekräfte ein vierjähriges Studium. Das ist zum Teil sehr theoretisch. Dafür dürfen sie dann aber in der Behandlungspflege mehr machen als hier.
- Frau Dr. Gruber, darf ich fragen, wo und was Sie studiert haben?
- ☐ Ich habe in München Medizin studiert und jetzt mache ich meine Facharztausbildung als Chirurgin hier in ...
- Wie lange haben Sie / hast du schon Berufserfahrung?
- ☐ Nach der Ausbildung habe ich drei Jahre auf einer Station gearbeitet, dann habe ich eine Fortbildung zur OP-Schwester / ... gemacht. Seither arbeite ich im OP.

和其他药物的相互作用：

- 药效会由于特殊处方/酒精增强/降低。
- 本药物不应与……一起服用。

服用/使用方式：

- 本药物饭前/后和许多/足够液体/不咀嚼/含着服用。
- 溶解物在……静脉内/皮下/肌肉内注射。
- 药片用水溶解后饮下。
- 药膏可涂在皮肤/伤口上。
- 栓剂插入肛门内/阴道内。

副作用：

- 服用本药物会导致过敏反应/晕眩/心率加快/腹泻/贫血。

工作：谈论工作

- 你好，鲍尔，说说：你在这里工作多久了？
- □ 已经三年了/没有很长时间。
- 你受过哪些培训？
- □ 我是受过培训的医疗保健人员/救护助手/……/我大学毕业了。
- □ 在德国/奥地利/瑞士的职业教育持续多久？　□ 通常三年。
- 在我们葡萄牙/……护理人员要进行四年的学习。一部分是非常理论性的。为此人们要比这里做更多的治疗护理工作。
- 格鲁伯医生，我可以问一下，您在哪里读得大学，多长时间呢？
- □ 我在慕尼黑学的医学，现在我在这里进行专业外科医生教育。
- 您/你有多久的工作经验？
- □ 在受职业教育之后我在科室工作了三年，然后我继续进行手术护士进修/……从那以后我在手术室工作。

B

- Arbeitest du Vollzeit oder Teilzeit?
- □ Seit ich Kinder habe, arbeite ich Teilzeit bei einem ambulanten Pflegedienst / immer nur vormittags oder manchmal am Wochenende, wenn mein Mann zu Hause ist.

Berufsbezeichnungen

- Frau Singer ist unsere Einrichtungsleiterin/...
- In unserem Haus arbeiten 24 Vollzeitkräfte und 37 Teilzeitkräfte.
- Ab Herbst werden bei uns auch 4 Präsenzkräfte eingestellt, die uns bei der täglichen Arbeit unterstützen.
- Auf der Intensivstation arbeiten 21 Intensivpfleger in drei Schichten.

Betten: Kommunikation mit Patienten

- Ich möchte jetzt Ihr Bett machen.
- Wir möchten Ihr Bett frisch beziehen. Stehen Sie bitte auf und setzen sich solange auf den Stuhl.
- Brauchen Sie Hilfe beim Aufstehen?
- Können Sie allein(e) aufstehen?
- Die Betteinlage können wir herausnehmen.
- Wir möchten das Stecklaken / das Betttuch wechseln / glatt ziehen.
- Wir möchten die Betteinlage / den Durchzug wechseln. Heben Sie dazu bitte kurz das Gesäß / den Po an.
- Soll ich Ihnen das Kopfkissen aufschütteln?
- Soll ich Ihnen Ihr Kopfteil hoch/flach stellen?
- Brauchen Sie noch ein Kopfkissen / eine Decke / eine Fußstütze?
- Um Ihr Bett zu machen, stellen wir zuerst das Kopfteil flach. Stellen Sie bitte Ihr linkes/rechtes Bein an. Jetzt drehen wir Sie auf die rechte/linke Seite. Geht das so für Sie?
- Wir drehen Sie auf den Rücken und ziehen Sie ein Stück nach oben / zum Kopfende des Bettes.
- Können Sie so gut liegen / Liegen Sie so bequem?

beruhigen: Patienten und Bewohner beruhigen

- Keine Angst! Das schaffen Sie schon!
- Die Verletzung / Das Risiko ist minimal / nicht so groß.

- 你是全职还是兼职?
□ 自从我有了孩子,我就在诊所护理服务做兼职工作。/总是在上午或有时在周末,如果我丈夫在家的时候。

职业名称

- 辛格女士是我们机构的领导/……
- 在我们医院有24为全职员工和37为兼职员工。
- 自秋天起我们会聘请4名保健人员来支持我们的日常工作。
- 在特护病房的三个工作班工作着21位重症护工。

床铺: 和病人交流

- 我现在开始铺您的床。
- 我们想给您整理床铺。请您起身坐到椅子上。
- 您起身时需要帮助吗?
- 您可以自己起身吗?
- 我们要取出床垫。
- 我们想要给您换/铺平床单。
- 我们想要给您换床垫,请您抬起臀部。
- 需要我给您拍拍枕头吗?
- 需要我给您的身体放高/平吗?
- 您还需要一个枕头/被子/脚凳吗?
- 为了给您铺床,请先把身体放平。然后弯曲右腿/左腿。现在我们将您的身体翻至左侧/右侧,可以吗?
- 我们将您翻过身来,将身体向上/移至床头。
- 这个位置您躺得舒服吗?

安抚病人

- 别害怕! 您可以做到的!
- 伤口/风险很小/不是很大。

B

- Kein Problem.
- Halb so schlimm / Es ist nicht so schlimm, wie es aussieht.
- Seien Sie unbesorgt!
- Kopf hoch! Es wird alles wieder gut.
- Wir haben hier sehr gute Möglichkeiten/Ärzte/..., da können Sie ganz beruhigt sein. Sie sind hier in guten Händen.
- Jetzt entspannen Sie sich / schlafen Sie erst einmal.
- Machen Sie sich keine Sorgen. Sie werden sicher schnell wieder gesund / Sie werden sich sicher schnell wieder erholen.

Beschwerden von Kollegen und Abteilungen beantworten

- Entschuldigung, da ist mir wohl ein Fehler unterlaufen.
- Das tut mir leid. Ich schicke Ihnen die Laborwerte / die Ergebnisse der Untersuchung gleich mit der Hauspost.
- Ich bitte vielmals um Entschuldigung. Es wird nicht wieder vorkommen.
- Das war keine Absicht von mir. Entschuldigen Sie.
- Das habe ich wohl etwas falsch verstanden / etwas verwechselt / falsch eingetragen.
- Es tut mir wirklich leid, dass ich das Formular falsch ausgefüllt habe.
- Ich möchte mich bei Ihnen/dir entschuldigen, dass ich ...
- Entschuldigen Sie, aber ich glaube, der Fehler liegt bei Ihnen.
- Schwester Maria, wäre es möglich, dass Sie das in Zukunft anders machen / ...
- Herr Kollege, ich möchte Sie bitten, dass Sie mich beim nächsten Mal vorher über den Vorgang informieren.
- Entschuldigen Sie bitte, aber ich bin für ... nicht verantwortlich.
- Tut mir leid, aber das gehört nicht zu meinem Aufgabenbereich.

Beschwerden von Patienten und Angehörigen beantworten

- Es tut mir leid, dass Sie so lange gewartet haben, aber ...
- Entschuldigung, dass es so lange gedauert hat, aber ...
- Ich verstehe, dass Sie verärgert sind.
- Leider haben wir im Moment keine andere Möglichkeit.
- Ich kann Ihren Vorwurf verstehen.

- 没问题!
- 它没有看起来那么糟糕。
- 别担心!
- 抬起头! 一切都会好起来的!
- 我们这儿有很好的治疗方案/医生/……您别担心,您会好起来的。
- 请您现在放松/睡一会儿。
- 别担心。您会很快好起来的。

回应同事和其他部门的意见

- 抱歉,我这里出现了一个错误。
- 对不起。我马上给您邮寄化验值/检查结果。
- 请您原谅,这种事情不会再发生。
- 我不是有意的,抱歉。
- 我可能理解错了/弄混淆了/登记错了。
- 抱歉,我把表格填错了。
- 我想要请求您的原谅,我……
- 抱歉,我想错误处在您那里。
- 玛利亚护士,有没有可能,您以后以另外一种方式做这件事/……
- 克雷格先生,请您下次提前告知我流程。
- 抱歉,但是我不负责……
- 抱歉,但是这不属于我的职责范围内。

处理病人和家属的意见

- 抱歉让您久等了,但是……
- 抱歉持续这么久,但是……
- 我理解您生气。
- 可惜我们现在没有其他办法。
- 我可以理解您为什么生气。

B

- Ich werde sofort versuchen, das Problem zu lösen.
- Warten Sie bitte einen Moment. Ich werde mich um Ihr Anliegen kümmern.
- Wenn Sie sich bitte noch einen Augenblick gedulden. Ich komme gleich zu Ihnen.
- Ich kann mir vorstellen, dass das nicht angenehm für Sie ist, aber leider ...

Biografieberichte erstellen

- Frau Mayer erzählen Sie bitte etwas zu Ihrem Leben?
- Wann und wo sind Sie geboren?
- Wer waren Ihre Eltern?
- Haben Sie Geschwister?
- Welche Schule(n) haben Sie besucht?
- Haben Sie eine Ausbildung gemacht / ein Studium absolviert?
- Herr Wolf, waren Sie beim Militär / als Soldat im Krieg? Sind Sie verwundet worden?
- Was haben Sie nach dem Kriegsende gemacht?
- Haben Sie Kinder? Was machen die heute? Wo leben sie?
- Bekommen Sie regelmäßig Besuch?
- Frau Mayer, Sie haben vorher erwähnt, dass Sie einmal einen schlimmen Unfall / eine schwere Krankheit/Operation hatten. Erzählen Sie etwas darüber?
- Herr Wolf, Sie wirken etwas depressiv. Was belastet Sie?
- Haben Sie Sorgen? Gibt es Probleme in der Familie?
- Was für Hobbies haben Sie / Welche Hobbies hatten Sie früher?
- Treiben Sie Sport / Haben Sie früher Sport getrieben?
- Haben/Hatten Sie ein Haustier?
- Haben/Hatten Sie einen Garten?
- Was essen Sie gern?
- Welche Sendungen im Fernsehen sehen Sie gern?

- 我会马上努力解决这个问题。
- 请您稍等片刻。我来处理您的请求。
- 请您稍忍耐片刻。我马上来。
- 我可以想象，这对您来说有多么不舒服，但是可惜……

制作履历表

- 迈耶女士，请您跟我们介绍一下您的生活。
- 您是在哪里/什么时候出生的?
- 您的父母是谁?
- 您有兄弟姐妹吗?
- 您上的哪所学校?
- 您受过教育吗? /您大学毕业了吗?
- 沃尔夫先生，您有没有参过军/作为士兵参过战? 您有受过伤吗?
- 战争结束后您做了什么?
- 您有孩子吗? 您现在从事什么工作? 您在哪里生活?
- 您定期有访客吗?
- 迈耶女士，您之前提到过，您经历过一次严重的事故/一场大病/手术。可以给我讲讲吗?
- 沃尔夫先生，您有点消沉。是什么给您带来压力?
- 您有什么担心的吗? 家里有什么问题吗?
- 您有什么爱好吗? /你之前有什么爱好?
- 您做运动吗? / 您之前有做过运动吗?
- 您现在/过去有养过宠物吗?
- 您现在/过去有花园吗?
- 您喜欢吃什么?
- 您喜欢看什么电视节目?

D

Dienst und Dienstplan: Fragen rund um den Dienst

- Wie lange geht der Frühdienst?
- □ Von ... Uhr bis ... Uhr.
- Wann beginnt/endet der Bereitschaftsdienst?
- □ Um ...
- Wann ist der neue Dienstplan fertig?
- □ Nächste Woche.
- Gibt es schon einen neuen Dienstplan?
- □ Ja, er hängt im Stationszimmer.
- Wer hat am Wochenende Bereitschaftsdienst?
- □ Doktor Schreiner.
- Könnte ich über Ostern/Pfingsten/Weihnachten frei haben?
- Wer möchte an Silvester/Neujahr/ ... Dienst machen?
- Wer ist freiwillig bereit, am nächsten Feiertag zu arbeiten?

Dienst tauschen

- Ich bräuchte am Dienstag Frühdienst. Wer könnte mit mir tauschen?
- Könntest du nächstes Wochenende mit mir den Spätdienst tauschen?
- Könntest du bitte nächstes Wochenende meinen Dienst übernehmen / Dienst für mich machen?

Diensttausch: Bitten beantworten

- Nein, tut mir leid. Ich habe da selbst einen Termin.
- Nein, das geht leider nicht, da habe ich eine Einladung.
- Tut mir leid, aber da habe ich schon etwas ausgemacht / da habe ich schon etwas vor. Frag doch mal Thomas.
- Ja, (das) kann ich machen / das geht.
- Kein Problem, (das) mache ich gern.
- Frühdienst passt mir am Montag auch.
- Warte, ich muss erst mal in meinen Terminkalender schauen.
- Ich gebe dir morgen Bescheid, okay?

D

值班和值班表：关于值班的问题

- 早班工作多久?
- 从……点到……点。
- 随时待命什么时候开始/结束?
- ……点。
- 新的值班安排什么时候做出来?
- 下周。
- 已经有一个新的值班表了吗?
- 是的，在护士站。
- 谁周末随时待命?
- 施赖纳医生。
- 我可以在复活节/圣灵降临节/圣诞节请假吗?
- 谁想要在除夕夜/新年/受理后值班?
- 谁自愿在下周五工作?

换班

- 我想要周二上早班。谁可以和我换?
- 你可以和我换下周周末的晚班吗?
- 你可以下周周末替我值班吗?

换班：回应请求

- 抱歉，不可以。我那时候有事情。
- 抱歉，不行，因为我那个时间有个邀请。
- 抱歉，那个时间我已经有安排了。问一下托马斯。
- 可以，我可以跟你换。/这可以。
- 没问题，我很乐意跟你换。
- 周一早班的时间可以。
- 等一下，我得先看一下我的日程表。
- 我明天给你答复可以吗?

D

Dokumentation in der ambulanten Pflege

- Die Patientendaten müssen täglich aktualisiert werden.
- Jede Medikamentengabe muss mit Menge und Dosierung eingetragen werden.
- Den Pflegebericht (bei der ambulanten Pflege) muss man auch in die Pflegezentrale senden.
- Die Pflegezentrale hat alle Patientendaten als Datensatz gespeichert.
- Über die Zentrale können alle Daten auch abgerufen werden.

Dosierung und Darreichungsform von Medikamenten erklären

- Ich verschreibe Ihnen gegen die Infektion ein Antibiotikum / ein pflanzliches Mittel. Nehmen Sie davon bitte morgens, mittags und abends eine Tablette unzerkaut und mit viel Flüssigkeit.
- Nehmen Sie die Kapseln bitte eine Stunde vor/nach dem Essen ein.
- Lösen Sie Tabletten in einem Glas Wasser auf und trinken Sie das Glas leer.
- Nehmen Sie bei starken Schmerzen 20 Tropfen von dem Schmerzmittel. Geben Sie die Tropfen dazu am besten auf einen Löffel mit ein bisschen Zucker.
- Nehmen Sie 7 Tage lang morgens und abends 10 ml von dem Saft.
- Sollten Sie nach drei Tagen Antibiotikaeinnahme immer noch Fieber haben, kommen Sie bitte noch mal zu mir.
- Tragen Sie die Salbe täglich dünn auf die betroffene/gerötete Hautstelle / den Abszess auf.
- Schmieren Sie die Salbe 3-mal täglich auf das Knie.
- Reiben Sie die Schulter bei Bedarf mit dem Schmerzgel ein.
- Geben Sie einen ca. 1 cm langen Streifen von der Salbe 2-mal am Tag in das entzündete Auge.
- Kleben Sie das Pflaster auf den Schmerzpunkt und erneuern Sie es alle 24 Stunden / täglich.
- Gegen die Schmerzen bekommen Sie von mir Ohrentropfen. Tröpfeln Sie 3-mal täglich 5 Tropfen in Ihr rechtes Ohr.
- Ich gebe Ihnen gegen die Rückenschmerzen eine Spritze in den Oberarmmuskel.

门诊护理记录

- 必须每天更新病人数据。
- 需登记每个药品的数量和剂量。
- 护理报告（门诊护理）必须送往护理中心。
- 护理中心将所有病人数据作为数据库记录储存。
- 在中心可以调阅所有数据。

说明药品剂量和剂型

- 为了防止感染，我给您开一个抗生素/植物性药物。请您每天早晨，中午和晚上各服一片，不咀嚼，和液体一起服用。
- 请您饭前/后一小时服用一个胶囊。
- 请您将药片在水中溶解后饮用。
- 剧烈疼痛时请您服用20滴止痛药物。请您在每次服用时在勺子上加一点糖。
- 请您每天早晨和晚上服用10 ml，持续7天。
- 如果您在服用三天抗生素后还是发烧，请您来找我。
- 请您在相应/红色皮肤位置/脓疮上涂抹。
- 请您将药膏每天三次涂抹在膝盖上。
- 如需要，请您在肩膀上涂抹止痛凝胶。
- 请您每天2次，将约1 cm长的条状药膏涂抹至发炎的眼睛里。
- 请您将膏药贴在疼痛部位并每24小时/天更换一次。
- 为了止痛，我给您开耳滴剂。请您每天3次，5滴将药水滴进右耳。
- 我给您在上臂肌肉注射一针来止背部疼痛。

- Sie müssen sich ab heute 1-mal täglich Heparin unter die Haut spritzen. Sie machen dazu am Bauch/Oberschenkel eine Hautfalte, stechen dann fast senkrecht in die Hautfalte und spritzen sich langsam das Heparin.

EKG schreiben, Blutzucker und ZVD messen

- Ich würde jetzt gern ein EKG bei Ihnen schreiben. Machen Sie bitte Ihren Oberkörper, die Unterarme und die Unterschenkel frei. Legen Sie sich jetzt auf das Bett / die Liege.
- Ich lege Ihnen jetzt die Elektroden an. Achtung/Vorsicht, die sind ein bisschen kalt.
- Die Messung dauert nicht lange, bitte bleiben Sie dabei ganz ruhig liegen. Bewegen Sie sich nicht mehr und atmen Sie ruhig weiter.
- Die Messung ist vorbei. / Schon sind wir fertig.
- Hier haben Sie ein Papiertuch, um sich das Gel abzuwischen.
- Sie können sich jetzt wieder anziehen.

- Herr Scholz, vor dem Frühstück müssen wir noch Ihren Blutzucker überprüfen.
- An welchem Finger soll ich Sie stechen?
- Soll ich Sie am Finger oder am Ohrläppchen stechen?
- Bitte waschen Sie zuerst Ihre Hände.
- Bevor ich Sie mit der Lanzette steche, desinfiziere ich Ihren Finger / Ihr Ohrläppchen.
- Das pikst jetzt kurz.
- Das tut ein bisschen weh.
- Hier haben Sie einen Tupfer. Drücken Sie mit dem Tupfer kurz auf die Einstichstelle.
- Blutet es noch?
- Wenn es nicht mehr blutet, können Sie den Tupfer wegnehmen.

- Herr M., ich messe gleich noch Ihren zentralen Venendruck (ZVD). Dazu muss ich Sie in die flache Rückenlage bringen und Ihren Oberkörper frei machen. Geht das so für Sie?

- 您从今天起每天要在皮下注射一次肝素。提起腹部/大腿皮肤形成皱褶，垂直进针后慢慢注射肝素。

做心电图，测量血糖和中心静脉压

- 我现在要为您做一次心电图检查。请您露出上身，前臂和小腿。请您躺在床上。
- 我现在将电极放置在您身上，注意，这有点凉。
- 测量不会持续很久，请您保持平静。不要动，继续平静地呼吸。
- 测量结束了。/我们完成了。
- 这有张纸巾，您可以将凝胶擦去。
- 您现在可以穿上衣服了。
- 朔尔茨先生，早餐前我们还需要检查一下您的血糖。
- 我应该刺哪个手指呢？
- 我应该刺手指还是耳垂呢？
- 请您先洗手。
- 在我用刺血针刺之前，我会消毒您的手指/耳垂。
- 稍微刺一下。
- 可能会有点疼。
- 给您一个棉球。用棉球按压刺血的位置。
- 如果不再出血，您就可以把棉球扔掉了。
- M.先生，我马上要测量您的中心静脉压。请您身体后仰躺下，这样可以吗？

E

- Jetzt pumpe ich noch Ihr Bett ein bisschen hoch und verbinde das Schlauchsystem mit Ihrem zentralen Venenkatheter. Bleiben Sie ganz ruhig liegen. Das machen Sie gut!
- So, das war's schon. Ich stelle Ihr Kopfteil wieder hoch und decke Ihren Oberkörper wieder zu.

Entlassung: Gespräche mit Angehörigen über die weitere Pflege

- Frau Mayer, Ihre Mutter sollte nach der Operation einige Wochen in die Anschlussheilbehandlung/Reha. Unsere Sozialarbeiterin/ Betreuerin wird sich um einen Platz / um die Anmeldung kümmern.
- Wenn Ihr Vater entlassen wird, achten Sie bitte darauf, dass er regelmäßig seine Medikamente nimmt / ausreichend trinkt / seine Diät einhält / seinen Blutdruck misst / regelmäßig zur Kranken-gymnastik geht.
- Frau Müller, wenn Ihre Mutter jetzt wieder nach Hause kommt, müssen Sie die Krankenkasse informieren. Die schickt den MDK (Medizinischer Dienst der Krankenkassen). Der prüft, welche Pflegestufe Ihre Mutter bekommt.
- Sie sollten für Ihren Vater einen ambulanten Pflegedienst beauftragen, der regelmäßig nach Ihrem Vater sieht.
- Es gibt die Möglichkeit, dass Sie für Ihren Vater einen Hausnot-ruf organisieren. Dann kann er im Notfall immer Hilfe holen.
- Bitte bringen Sie Ihre Tochter / Ihr Baby in zwei Wochen zu uns in die Ambulanz zur Nachsorge-/Vorsorge-/ Kontrolluntersuchung/...

erklären: Patienten Ergebnisse, Vorgehen und Situation erklären

- Frau Sauter, Ihre Werte aus dem Labor sehen ganz gut / leider nicht so gut aus.
- Zur Abklärung müssen wir noch weitere Untersuchungen machen.
- Sie brauchen sich keine Sorgen zu machen, aber wir müssen uns den Befund noch genauer ansehen.
- Sie bekommen erst mal eine Spritze gegen die Schmerzen.
- Wir geben Ihnen ab sofort etwas gegen Ihren Bluthochdruck.
- Das Blutzuckertagesprofil deutet darauf hin, dass Sie an Diabetes erkrankt sind.

■ 现在我将您的床充气抬高，然后通过中心静脉导管连接软管系统。请您保持平静。就是这样！

■ 测量结束。我现在将您的头部重新抬高，把您的上身盖上。

出院：和家属谈论进一步的护理

■ 迈耶女士，您母亲在手术后还需要几个月才会康复。我们的社工人员/护理员会帮您申请席位/预约。

■ 如果您父亲要出院，那么请您注意，他定期服药/喝足够多的水/遵循规定饮食/测量血压/定期去做理疗。

■ 穆勒女士，如果您母亲现在想要回家，请您一定要通知医疗保险机构。他们会给健康医疗保险基金寄送证明，检测您的母亲该接受哪一阶段的护理。

■ 您应该为您父亲申请门诊护理服务，定期为您父亲进行护理。

■ 您可以为您父亲设置家庭紧急呼救，这样他可以在紧急情况下获得帮助。

■ 请您两周后带您女儿/宝宝来门诊部进行愈后护理/预防护理/检查……

说明：向病人说明结果，方法和情况

■ 索特女士，您的化验结果很好/可惜不太好。

■ 为了诊断我们必须做进一步检查。

■ 您不用担心，我们还需要更准确的判断一下结果。

■ 我们现在给您注射一针剂止痛药。

■ 我们从现在起给您开一些治疗高血压的药。

■ 血糖记录显示，您患有糖尿病。

E

- Wir behandeln den Bruch konservativ, wir operieren Sie nicht.
- Die Behandlung wird zirka (ca.) 4 Wochen dauern.
- Sie werden frühestens in 4 Tagen entlassen.
- Es besteht der Verdacht, dass Sie an ... erkrankt sind.
- Zur Behandlung Ihres Tumors empfehlen wir Ihnen ... / würden wir Ihnen ... vorschlagen.

Essen am Computer bestellen

- Hallo (Schwester) Eliza, ich kann dir die Essensbestellung bei uns mal erklären:
- Du öffnest die Maske Essensbestellung.
- Nun musst du jeden Patienten einzeln in der Computermaske anlegen, also Name, Vorname, Station und Zimmer hineinschreiben. Das findest du unter dem Button Belegung.
- Dann musst du mit der Maus jeweils anklicken, ob der Patient Vollkost, leichte Kost, Diät-, vegetarische, schweinefleischfreie, Aufbau- oder andere Kost bekommt.
- Wenn jemand Sonderwünsche hat, kannst du das bei/unter ... eingeben.
- Wenn du alle Bestellungen eingegeben hast, klickst du auf den Button „an die Küche abschicken".

Essen, Geschirr und Besteck austeilen und einsammeln

- Hier kommt Ihr/das Frühstück / das Mittagessen / der Nachmittagskaffee / das Abendessen.
- Möchten Sie lieber Tee oder Kaffee zum Frühstück?
- Frau Müller, wollen Sie noch ein Extrabrötchen / eine Extrasemmel / noch eine Scheibe Brot / Vollkornbrot?
- Möchten Sie Milch oder Zucker in den Tee?
- Wo möchten Sie essen? Soll ich das Essen ans Bett bringen oder auf den Tisch stellen?
- Ich stelle Ihnen das Tablett / den Teller / die Tasse / das Glas auf den Nachttisch.
- Brauchen Sie noch einen Kaffeelöffel / ein Messer / eine Gabel?
- Vorsicht, die Suppe ist noch heiß!
- Guten Appetit!

- 我们现在保守治疗您的骨折，也就是说，我们不为您进行手术。
- 手术大约持续四周。
- 您最早四天后出院。
- 您有可能患有……
- 为了治疗您的肿瘤，我们推荐您……/建议您……

在电脑上点餐

- 你好，伊莱斯（护士）我可以跟你讲一下我们的订餐方式：
- 打开订餐框。
- 现在你需要为每个病人在电脑上填写资料，即他们的姓名，科室和病房。然后找到分配按钮。
- 接下来你需要用鼠标分别点击病人想要全套饮食，清淡饮食，低热量套餐，素食套餐，无猪肉套餐，营养套餐或者其他。
- 如果有人有其他饮食喜好，你可以在这里写下来。
- 如果你已经输入了所有订餐，就点击按钮"发给厨房"。

分发和收集食物，餐具

- 这是您的早餐/午餐/下午茶/晚餐。
- 您早餐想要喝茶还是咖啡？
- 穆勒女士，您还想要一块小面包吗/要一片面包/一个全麦面包吗？
- 您的茶里想加奶还是糖？
- 您想要在哪里用餐？我需要把吃的拿到您床边还是放在桌子上？
- 我把托盘/盘子/杯子/玻璃杯放到床头柜上了。
- 您需要一个咖啡勺/一把刀/一个餐叉吗？
- 小心，汤还很热！
- 请慢用！

E

- Lassen Sie es sich schmecken.
- Wenn Sie mit dem Essen fertig sind, können Sie das Tablett in den Essenswagen stellen.
- Kann ich das Tablett abräumen?
- Sind Sie mit dem Essen fertig?
- Hat es Ihnen geschmeckt?
- Sie haben kaum etwas gegessen. Hat es Ihnen heute nicht geschmeckt?
- Sind Sie satt oder möchten Sie noch etwas essen?

Essen: Unterstützung anbieten und geben

- Brauchen Sie Hilfe oder können Sie allein/selbstständig essen?
- Können Sie schon allein essen?
- Kommen Sie allein zurecht?
- Soll ich Ihnen das Abendbrot richten?
- Ich stelle Ihnen zum Essen das Kopfteil hoch. Geht das so?
- Frau Müller, ich komme gleich und helfe Ihnen beim Essen.
- (Pfl.) Emil, kannst du bitte Herrn Frank das Essen anreichen, er kann nach dem Schlaganfall noch nicht allein essen.
- Was soll ich auf Ihr Brot schmieren? Marmelade oder lieber Honig?
- Möchten Sie den Saft mit dem Schnabelbecher oder einem Strohhalm trinken?
- Soll ich Ihnen das Fleisch schneiden / die Rinde vom Brot wegschneiden?
- Frau M., Sie müssen noch nüchtern bleiben. Soll ich Ihnen das Mittagessen aufheben/zurückstellen?

Essenswünsche erfragen und weitergeben

- Frau M., hier ist der Wochenspeiseplan. Sie können zwischen vier Menus wählen.
- Frau Mayer, haben Sie schon den Speiseplan gelesen und ausgefüllt? Menü 1 oder 2 oder lieber das vegetarische Essen?
- Was möchten Sie essen/trinken/bestellen?
- Haben Sie andere Wünsche? Sind Sie Vegetarierin/Veganerin?
- Wünschen Sie koschere Kost?

- 好好享用。
- 如果您用完餐，可以把餐盘放在餐车里。
- 我可以整理餐盘了吗？
- 您用完餐了吗？
- 饭菜合您胃口吗？
- 您几乎没有吃什么，今天的饭菜不合您胃口吗？
- 您吃饱了吗？还是再吃一点？

用餐：在用餐时提供帮助

- 您需要帮助么，还是可以自己用餐？
- 您可以自己用餐吗？
- 我需要帮您用晚饭吗？
- 用餐时我将您的头部抬高，这样可以吗？
- 穆勒女士，我马上过来，帮您用餐。
- 埃米尔（护工），你可以将弗兰克先生的餐递过去吗？他中风后不能自己用餐。
- 我应该给您的面包涂点什么？果酱还是蜂蜜？
- 您将要用杯子还是吸管喝果汁？
- 需要我帮您把肉切开吗/把面包外皮切掉吗？
- M.女士，您还需要保持空腹。需要我帮您把午饭保存起来/放回去吗？

询问和转达饮食喜好

- M.女士，这是这星期的菜单。您可以从中选出四个。
- 迈耶女士，您有读过和填写菜单吗？菜单1还是2还是想吃些素菜？
- 您想要吃/喝/点些什么呢？
- 您有其他想法吗？您是素食主义者吗？
- 您想要吃符合犹太教规的食物吗？

□ *Frau Müller:* Also Schweinebraten esse ich nicht so gern. Könnte ich bitte etwas anderes bekommen/bestellen?

■ Herr Grimm, Sie können Ihre Wünsche auf der Karte ankreuzen.

■ Frau G. klagt über Übelkeit und möchte leichte Kost bestellen.

■ Herr R. hat Verdauungsprobleme und wünscht sich zum Frühstück Vollkornbrot.

■ Frau A. hat Schluckbeschwerden und fragt, ob Sie (die) pürierte Kost bekommen könnte.

■ Die Diät-Verpflegungsassistentin kommt jeden Tag / jede Woche / regelmäßig, um besondere Wünsche abzuklären.

□ *Frau Michel:* Darf ich jetzt bestimmte Dinge nicht mehr essen?

■ *Schwester:* Sie sollen kein fettes Fleisch, wenig Kohlenhydrate, keinen Kuchen oder Süßigkeiten essen. Dafür sollten Sie lieber viel Fisch, Gemüse und Obst zu sich nehmen.

■ Herr M., nach Ihrer Operation müssen wir Ihren Magen/Darm erst wieder an normales Essen gewöhnen. Die nächsten Tage erhalten Sie noch Schonkost / leichte Kost.

■ Frau B. hat Schmerzen beim Kauen und möchte pürierte Kost.

■ Herr M., Sie dürfen wieder normale Kost / Vollkost zu sich nehmen.

■ Herr Grimm, bei Ihrem hohen Blutdruck sollten Sie mehr auf salzarme Kost achten!

■ Herr A. hat Zöliakie. Wir müssen für ihn glutenfreie Kost bestellen.

■ Herr U. leidet an Appetitlosigkeit und bekommt deshalb ab sofort Wunschkost.

■ Wir müssen bei Herrn Munzig die Trinkmenge erhöhen, er ist leicht dehydriert und bekommt zusätzlich zwei Flaschen Mineralwasser.

Familien- und Sozialanamnese erfragen

■ Frau Mayer, leben Sie allein oder mit Familie?

■ Wohnen Sie zur Miete oder in einem eigenen Haus / einer Eigentumswohnung?

■ Seit wann sind Sie verheiratet/geschieden/verwitwet?

■ Können Sie (noch) selbstständig leben oder brauchen Sie regelmäßig Hilfe?

■ Gibt es in Ihrer Familie besondere/schwere Erkrankungen?

□ 穆勒女士：我不太喜欢吃猪肉。我可以点些其他的吗？

□ 格林姆先生，您可以勾选您想要的食物。

■ G. 女士抱怨说有点恶心，她想要点些清淡的。

■ R. 先生消化不好，想要吃全麦面包。

■ A.女士有吞咽困难，想问可不可以吃些泥状食物。

■ 膳食助手每天/每周/定期来，来满足病患特殊要求。

□ 米歇尔女士：现在有些东西我就不可以再吃了是吗？

■ 护士：您不可以吃肥肉、蛋糕和甜品，要低碳水化合物。所以您
最好吃一些鱼肉、蔬菜和水果。

■ 穆勒先生，手术后您的胃/肠道需要重新适应正常饮食。因此接下
来的几天您要吃无刺激性的食物。

■ B.女士咀嚼时感到疼痛，想要吃泥状食物。

■ M.先生，从明天开始您可以正常饮食了。

■ 格林姆先生，由于您高血压，所以最好吃少盐的食物。

■ A.先生患有乳糜泄。我们必须为他预定无谷胶食物。

■ U.先生食欲不振，给他拿点他想吃的东西。

■ 我们需要提高穆吉先生的饮水量，他轻微脱水。

询问家庭病史和社会既往

■ 迈耶女士，您自己住还是和家人一起？

■ 您租房子住还是在私有住房里住？

■ 您什么时候结婚/离婚/丧偶的？

■ 您（还）可以独立生活还是定期需要帮助？

■ 在您家族里有没有特殊疾病/重大疾病？

- Hatten Ihre Eltern oder andere Verwandte auch diese Krankheit?
- Ist Ihre Krankheit eine große Belastung für die Familie?
- Leben Ihre Eltern noch?
- Woran ist Ihre Mutter / Ihr Vater gestorben?
- Gibt es finanzielle Probleme durch Ihre Krankheit/Pflegebedürftigkeit?
- Gibt es in Ihrem Alltag Probleme, die Sie sehr belasten?
- Wer versorgt jetzt die Kinder / Ihren Mann / ...?
- Haben Sie regelmäßig Besuch von ... / Kontakt zu Ihrer Familie / zu Freunden?
- Wer ist das / Wer sind die Personen auf diesem Foto?
- Haben Sie Nichten/Neffen, Enkel, Onkel/Tanten?

Flüssigkeitsbilanzierung

- Frau Bayer muss bilanziert werden, d. h. wir legen ein Ein- und Ausfuhrprotokoll an.
- Zur Einfuhr gehören Getränke, flüssige Nahrung und Infusionen.
- Zur Ausfuhr gehören Urinmenge, Erbrochenes, Drainagen und Stuhl.
- Flüssigkeitsverluste über die Haut (Schwitzen) und Atmung werden meist geschätzt.
- Die Einfuhr trägst du in Milliliter (ml) links in die Spalte ein.
- Die Ausfuhr trägst du in die rechte Spalte ein.
- Frau Meier, Sie müssen ab jetzt bitte alles, was Sie an Flüssigkeit zu sich nehmen, hier auf diesem Blatt aufschreiben.
- Die Nachtschwester sammelt das Bilanzblatt ein und überträgt die Gesamteinfuhr und -ausfuhr und rechnet das Ergebnis der Bilanz aus.
- Frau Mehlig darf eine positive Bilanz von + 400 ml haben.
- Herr Sohler sollte eine negative Bilanz von – 200 ml erreichen.
- Die Bilanz bei Frau Köhler sollte ausgeglichen sein.

Fortbildung: über Fortbildung sprechen und teilnehmen

- Am Samstag ist eine Fortbildung zum Thema ... Ist das eine Pflichtfortbildung oder ist die freiwillig?
- ☐ Die Fortbildung ist für alle neuen Kollegen obligatorisch/Pflicht.

- 您的父母或是其他亲人也患过这个病吗？
- 您的病对您的家人来说是一个很大的压力吗？
- 您的父母还健在吗？
- 您的母亲/父亲死于什么病呢？
- 对于您的病/护理需求方面，您有经济困难吗？
- 在日常生活中有没有让您压力很大的事物？
- 您现在/过去有养过宠物吗？
- 现在谁照顾您的孩子/您丈夫/……？
- 您定期有……来访/和家人/朋友交流吗？
- 照片上的人是谁呢？
- 您有侄女/外甥，孙子/孙女，舅舅/阿姨吗？

液体排出和吸收记录

- 我们要记录拜耳女士摄入和排出液体情况。
- 摄入液体包括饮水、液体食物和输液。
- 排出液体包括尿液、呕吐、引流和排便。
- 对于皮肤排出液体（汗液）和呼吸液体大多通过估计。
- 吸收液体以毫升(ml)为单位填入表格左侧。
- 排出液体填入表格右侧。
- 迈耶女士，请您从今天开始把所有入口的液体记在这张纸上。
- 夜班护士将对照表收集起来，转抄下总摄入和总排出液体值并计算出结果。
- 梅玲女士结算下来共+ 400 ml液体。
- 索莱尔先生结算下来共 – 200 ml 液体。
- 科勒女士结算下来，摄入和排出液体等值，也就是+/ – 0 ml。

进修：谈论和参与进修

- 周六有关于……主题的进修，这是个义务进修还是自愿的？
- □ 这个进修对于所有新来员工是义务性的。

G

- Die Fortbildung ist eigentlich freiwillig, aber es wird sehr gern gesehen, wenn man daran teilnimmt.
- Mich würde die Fortbildung zum Thema ... interessieren, aber da habe ich Dienst. Kann ich dafür freigestellt werden?
  - Da musst du die Stationsleitung/Pflegedienstleitung fragen.
- Ich habe eine sehr interessante Veranstaltung zum Thema ... gefunden. Die Fortbildung kostet aber ... Euro. Wird das übernommen? / Bezahlt das Klinikum / die Senioreneinrichtung die Fortbildung?
  - Ich weiß nicht, aber du kannst bei ... nachfragen / das bei ... beantragen.
- Ich habe einen sehr guten Deutschkurs gefunden, der ist aber regelmäßig am ... Kann ich dafür im Dienstplan freibekommen / den Dienst tauschen?
  - Das ist Verhandlungssache / das geht wahrscheinlich / nicht / ...
- Hier in der Klinik/ im Seniorenheim gibt es regelmäßig Fortbildungsangebote, manche sind obligatorisch, manche freiwillig. Wir müssen aber pro Jahr mindestens drei Fortbildungen besuchen.

Gefühle verstehen und Anteilnahme zeigen

- Hallo Frau Mayer, geht es Ihnen heute besser?
- Haben Sie immer noch Schmerzen/Beschwerden?
- Hat die Salbe / die Spritze gegen die Schmerzen geholfen?
- Sind die Schmerzen/Beschwerden stärker/schlimmer geworden?
- Kann ich noch etwas für Sie tun? Haben Sie einen Wunsch?
- Möchten Sie etwas trinken / ...?
- Kann ich Ihnen helfen? Brauchen Sie Hilfe?
- Brauchen Sie Hilfe beim Aufstehen / bei der Toilette / beim Anziehen?
- Ich helfe Ihnen gern / Das mache ich doch gern.
- Ich bin ganz vorsichtig, aber ich muss jetzt den Verband erneuern.
- Es tut mir leid, aber ich muss Ihnen noch mal Blut abnehmen / Sie noch mal stechen.
- Ich kann verstehen, dass das unangenehm/schmerzhaft für Sie ist.

- 这个进修本来是自愿性的，但是很希望大家能够参与。
- 我对于……主题的进修很感兴趣，但是那天我要值班。我可以请假吗？
- □ 你需要问科室领导/护理服务领导。
- 我找到一个关于……主题的很有趣的课程。这个进修要……欧元。这个费用不是自己承担吧？/这个进修费用会由诊所/养老机构支付吗？
- □ 我不知道，但是你可以问……/在……申请。
- 我找到一个很好的德语课程，但是是在……定期进行。我可以那天不排班/换班吗？
- □ 这可以协商/可能可以/不行/……
- 在诊所/养老院定期有进修项目，有的是义务性的，有的是自愿的。我们每年必须至少进行3个进修。

理解病人感受和给予关心

- 你好，迈耶女士，您今天有感觉好一些吗？
- 您还一直感觉疼吗？
- 药膏/注射有没有止疼？
- 疼痛感有增强吗？
- 我可以帮您做些什么呢？您想要什么？
- 您想要些喝的/……？
- 我可以帮您吗？您需要帮助吗？
- 您在起身/如厕/穿衣时需要帮助吗？
- 我很乐意帮助您。/我很乐意这么做。
- 我会很小心的，但是我现在必须为您更换绷带。
- 抱歉，我必须再为您抽一次血/再刺一下您。
- 我理解，这会让您感觉不舒服/疼。

G

- Wie fühlen Sie sich jetzt? Ist Ihnen übel/schwindelig?
- Können Sie den Schmerz aushalten? Die starken Rückenschmerzen haben Ihnen bestimmt Angst gemacht.
- Machen Sie sich Sorgen wegen Ihrer Diagnose / um Ihre Kinder / Ihre Arbeit?

Gegenstände und Orte benennen

- Elena, kannst du bitte mal einen Rollstuhl bringen? Die stehen im Geräteraum.
- □ Ja, mach' ich.
- Maria, könntest du bitte den Essenswagen mal wegbringen?
- □ Ja, sofort.
- Kannst du bitte die Urinflaschen einsammeln und in der Fäkalienspüle reinigen?
- □ Ja klar, mach' ich.
- Der Rollator von Frau Müller steht noch in der Notaufnahme. Bring ihn doch bitte auf ihr Zimmer. Danke!
- Die Brille und das Hörgerät von Frau Müller legst du bitte in ihr Nacht-/Bettkästchen.
- □ Verstanden. Mach' ich gleich.
- Die Blutproben müssen ins Zentrallabor. Das ist im Keller. Kannst du sie schnell runterbringen?
- □ Ja, erledige ich sofort.
- Wo bekomme ich Inkontinenzvorlagen? Wir haben keine mehr.
- □ Da musst du ins Zentrallager in den Keller.

Geräte und Materialien kennenlernen, Anweisungen verstehen

- Die Infusionsbestecke/Dreiwegehähne sind im Stationszimmer.
- Die Infusionspumpen/Perfusoren/Infusionsständer sind im Lagerraum 1.
- Die Kanülen sind in der Schublade unten rechts.
- Schwester Svetlana, die Schutzhandschuhe, die Desinfektionsmittel, Fieberthermometer, Blutdruckmesser und die anderen Geräte sind im Raum neben dem Stationszimmer gelagert.
- Alle anderen Geräte wie Rollator/Gehwagen, Rollstuhl und die Toilettenstühle findest du im Geräteraum.

- 您现在感觉怎么样？还恶心/眩晕吗？
- 您能忍住疼吗？背部的疼痛可能会让您感到有点害怕。
- 您因为您的诊断/孩子/工作而担忧吗？

指称物品和地点

- 艾琳娜，你可以取把轮椅吗？在仪器室里面。
- □ 可以，
- 玛利亚，你可以帮我把餐车推走吗？
- □ 可以，马上。
- 你可以收集一下尿瓶并将它们在洗涤池里清洗一下吗？
- □ 好的，我这就做。
- 穆勒女士的助步车还在急诊室。把它拿到她的房间里来。谢谢！
- 请你将穆勒女士的眼镜盒助听器放到她的床头柜里。
- □ 明白了，我马上做。
- 血样在化验中心。就在地下层里面。你可以把它们快点拿下去吗？
- □ 好的，我马上做。
- 在哪里可以拿到失禁垫？我们没有了。
- □ 你得去地下层的中心仓库。

认识仪器和材料，理解指示

- 注射器械和三通阀在科室房间里。
- 注射器泵/输液架在储藏室1里。
- 导管在抽屉右下方。
- 斯维特拉娜护士，防护手套，抗感染药剂，温度计，血压测量计和其他仪器存放在科室旁的房间里。
- 其他仪器如助步器/助步车、轮椅和坐厕椅在仪器室。

G

- Frau Möller darf die ersten drei Tage nach der Operation nicht aufstehen. Sie bekommt ein Steckbecken / eine Bettpfanne.
- Frau Marx, sobald Sie vom Bett aufstehen können, können Sie den Toilettenstuhl benutzen. Wir helfen Ihnen gerne.
- Herr Meyer, solange Sie nicht selbstständig auf die Toilette (gehen) können, können Sie die Urinflasche benutzen.
- Schwester Anna, für die Steckbecken und die Urinflaschen haben wir im Unreinen Raum eine Spülmaschine, du musst / Sie müssen sie nicht mit der Hand waschen/reinigen.
- Für die Patienten, die sich nicht selbstständig bewegen können, haben wir im Badezimmer einen Patientenlifter.
- Das Verbandsmaterial und die frische Bettwäsche sind bei uns im Lagerraum gelagert.

Geräte und Materialien in der ambulanten Pflege benennen

- Herr Möbius bekommt jetzt von der Krankenkasse einen Rollator.
- Wenn später Bedarf ist, kann er auch einen Rollstuhl bekommen.
- Frau Kranz wird zu Hause von Ihrer Schwester gepflegt, zur Erleichterung hat die Krankenkasse jetzt ein Pflegebett bewilligt.
- Sie braucht täglich Inkontinenzvorlagen (*ugs.* Windeln), die werden von der (Kranken-)Kasse bezahlt.
- Frau Kranz wird zusätzlich zum Baden und Duschen wöchentlich von einem Pflegedienst besucht. Als Hilfe hat sie jetzt einen Badewannenlift einbauen lassen.

Gespräche mit Angehörigen

- Herr Wolf, an wen können wir uns wenden, wenn wir Fragen haben? An Ihren Sohn / ...? Wen sollen wir in Notfällen informieren?
- Seit wann hat Ihre Mutter diese Beschwerden / ...?
- Ist Ihre Mutter selbstständig oder braucht sie Hilfe?
- Wie gut ist Ihr Vater orientiert?
- Hat Ihre Mutter besondere Sorgen/Angst?
- Wir haben bemerkt, dass Ihre Mutter schlecht zu Fuß ist / nachts unruhig ist / ...
- Vielleicht könnten Sie etwas über die Vorlieben Ihres Vaters erzählen, dann können wir ihm besser helfen.

- 莫勒女士手术后的前三天不能起身。她会有一个便盆。
- 马克斯女士，只要您可以起身，您就可以使用坐厕椅。我们很乐意帮您。
- 迈耶先生，只要您还不能独立上厕所，您就可以使用尿壶。
- 安娜护士，我们在污染室有一个便盆和尿壶的清洗机器，你/您不需要用手清洗它们。
- 我们在浴室为不能独立运动的病人配有一个病人升降机。
- 绷带材料和干净的床上用品我们存放在储藏室。

指称门诊护理的仪器和材料

- 莫比乌斯先生从医疗保险那里获得了一个助步车。
- 如果以后需要，他也可以有一个轮椅。
- 克兰茨女士在家由她的妹妹照顾，为了更容易护理，医疗保险准予了一个护理床。
- 她每天需要失禁垫，费用由医疗保险承担。
- 同时克兰茨女士每星期都有洗浴护理服务。她安装了一个洗浴升降机。

和家属对话

- 沃尔夫先生，如果我们有问题应该联系谁呢？您的儿子/……？我们在紧急情况下应该通知谁呢？
- 您母亲什么时候开始有疼痛感/……？
- 您母亲可以独立生活还是需要您的帮助？
- 您父亲意识清醒吗？
- 您母亲有什么特别担忧的/害怕？
- 我们注意到，您的母亲腿脚不太好/晚上不太平静/……
- 也许您可以聊一聊您父亲喜欢的东西，这对他会有帮助。

H

Hausnotruf

- Haben Sie einen Hausnotruf?
- Sind Sie an ein (Haus-)Notrufsystem angeschlossen?
- Mit so einem System können Sie immer Hilfe anfordern. Die Zentrale schickt sofort eine Hilfe in Ihre Wohnung.

Hygienevorschriften verstehen

- Die Hygiene dient hauptsächlich zum Schutz vor / zur Prävention von Infektionen.
- Bei/Vor jedem Kontakt mit Patienten/Bewohnern sind die Hygienevorschriften zu beachten/einzuhalten.
- Die Hygienevorschriften hängen im Stationszimmer / stehen im Hygieneplan / werden von der Hygienefachkraft überprüft.
- Der Reinigungs- und Desinfektionsplan legt fest, was, wann, wie, womit und wer desinfizieren/reinigen muss.
- Waschschüsseln, Steckbecken, Urinflaschen und Blumenvasen müssen im Krankenhaus nach Gebrauch desinfiziert werden.
- Vor der Blutentnahme muss die Injektionsstelle mit Neo-Kodan® besprüht werden und 30 Sekunden einwirken.
- Für die Schleimhautdesinfektion verwenden wir Octenisept®.
- Die Arbeitsflächen müssen mindestens einmal täglich mit einem Flächendesinfektionsmittel abgewischt werden.
- Schwester Svetlana, das wissen Sie ja, bevor Sie in das Patientenzimmer gehen, müssen Sie Ihre Hände desinfizieren.
- Zum Schutz vor einer Infektion solltest du dir Einmalhandschuhe / Schutzhandschuhe anziehen.
- Zum Katheterisieren benutzen wir sterile Handschuhe.
- Bei der Händedesinfektion muss das Desinfektionsmittel mindestens 30 Sekunden einwirken.
- (Pfleger) Emil, bei uns wird das gesamte Sterilisiergut in der Zentralsterilisation aufbereitet.
- Emil, wenn du auf das Isolierzimmer gehst, musst du immer einen Mundschutz / einen Schutzkittel / eine Schutzbrille / einen Haarschutz / Überschuhe tragen.

家庭紧急呼救

- 您有家庭紧急呼救系统吗?
- 您有没有安装(家庭)紧急呼救系统?
- 有了这个系统您就能能可以随时请求帮助。中心会立即为您提供帮助。

了解卫生守则

- 卫生措施主要是为了预防感染。
- 在和病患交流时/前,需要注意/遵守卫生守则。
- 卫生守则挂在科室房间内/在卫生计划里/卫生专业人员会检查。
- 清洗和消毒计划确定,什么,什么时候,怎样,用什么和谁来消毒/清洗。
- 医院里的洗手盆、便盆、尿盆和花盆必须在使用后消毒。
- 在采血前必须在注射位置喷射Neo-Kodan®,并作用30秒钟。
- 对于黏膜我们感染使用Octenisept®。
- 工作表面需要每天用表面消毒工具擦拭一次。
- 斯维特拉娜护士,您已经了解,在您进入病房前,您必须消毒双手。
- 为了防止感染,你应该穿上一次性鞋/防护鞋。
- 为了将导管插入,我们需要使用无菌手套。
- 在消毒双手时,我们需要使用消毒工具并至少等待作用30秒。
- (护工)埃米尔,在我们这里整套无菌货物都在无菌中心清洁。
- 埃米尔,如果你想要去隔离室,你必须穿戴口罩/防护罩/防护眼镜/头套/鞋套。

- Anna, du musst dir aus hygienischen Gründen bitte die Haare zusammenbinden.
- Wegen der Hygiene ist es nicht erlaubt, lange Nägel oder Nagellack zu tragen.
- Schwester Anna, du darfst bei uns im Pflegedienst keinen sichtbaren Schmuck und auch keine Uhr tragen.
- Im Dienst dürfen wir keine langärmlige Kleidung / Strickjacken tragen.
- Die Einhaltung der Hygienevorschriften wird vom Gesundheitsamt / von der Heimaufsicht kontrolliert.

Informationen über Patienten weitergeben

- Patient fühlt sich matt und niedergeschlagen.
- Patient äußert starke Schmerzen bei Belastung des Knies.
- Patient klagt/berichtet über Dyspnoe/Nykturie.
- Patient berichtet / gibt an, dass er an Übelkeit und Erbrechen leiden würde.
- Patient leidet an Hypercholesterinanämie/Hypertonie/Durchfall.
- Patient beschreibt die Schmerzen als ...
- Bewohner/Klient klagt über Appetitlosigkeit.

Inkontinenz

- Frau Sehrs hat Probleme den Urin zu halten. Sie trägt am Tag / tagsüber / in der Nacht / nachts Inkontinenzeinlagen mit Netzhose.
- Frau Sehrs hat eine Harninkontinenz. Sie braucht ein neues Rezept für Inkontinenzslips.
- Frau Müller, ihre Mutter braucht wieder Inkontinenzvorlagen. Können Sie bitte zwei Pakete im Sanitätshaus bestellen.

interkulturelle Probleme und Missverständnisse ansprechen

- Entschuldigen Sie bitte, wenn ich das anspreche, aber ...
- Verzeihung, wenn ich etwas falsch gesagt / ausgedrückt habe, aber mein Deutsch ist noch nicht so gut.

- 安娜，出于卫生原因，你必须将头发绑起来。
- 出于卫生原因，不允许留长指甲，指甲彩绘或涂指甲油。
- 安娜护士，在护理时你不可以佩戴首饰和手表。
- 在工作过程中，我们不允许穿长袖的衣服/羊毛衫。
- 卫生守则的遵守将由卫生处/监管机构监督。

转达病人信息

- 病人感觉乏力和意志消沉。
- 在对膝盖施压时，病人感到很强的疼痛感。
- 病人感觉呼吸困难/病人患有夜尿症。
- 病人感觉恶心，想呕吐。
- 病人患有高胆固醇血症/高血压/腹泻。
- 病人感觉这种疼痛像……
- 住院患者/客户感觉没有食欲。

失禁

- 赛尔女士无法控制排尿。她需要在白天/一整天/晚上穿着带有失禁垫的网裤。
- 赛尔女士有尿失禁。她需要针对尿失禁开一个新的处方。
- 穆勒女士，您的母亲还需要失禁垫。您可以在卫生救护站为她预订两包。

谈论跨文化问题和误会

- 抱歉，即使我这样说，但是……
- 抱歉，可能我说得/表达有误，我的德语不太好。

K

- Ich wollte Sie auf keinen Fall verärgern/verletzten/beleidigen, aber ...
- Bitte nehmen Sie es mir nicht übel, aber ich möchte sagen, dass ...
- Entschuldigen Sie bitte, in meinem Heimatland war ich das so gewohnt / habe ich das so gelernt.
- Ich fürchte, ich habe Sie nicht richtig verstanden, können Sie das bitte noch einmal sagen/wiederholen.
- Viele Probleme lassen sich schnell/besser lösen, wenn ...
- Wenn man offen und ehrlich ist, dann ...
- Ich verstehe Ihre Kritik/Sorge/Meinung, aber hier im Seniorenheim müssen wir auf gewisse Regeln achten.
- Bitte respektieren Sie, dass die anderen Patienten/Bewohner/... das so nicht wollen.
- Kann ich Ihnen das näher erklären: Ich bin das so gewohnt / nicht gewohnt, dass ...
- Entschuldigung, aber ich glaube, es handelt sich hier um ein Missverständnis.
- Es tut mir leid, wenn ... Aber können wir bitte sachlich bleiben.
- Es verärgert Patienten/Bewohner, wenn/dass ...
- Ich verstehe, wenn Sie sich Sorgen um Ihre Mutter machen, Sie können uns alles fragen, was Sie möchten.
- Es tut mir leid, wenn ich Sie jetzt unterbrechen muss, aber ich muss noch die anderen Patienten versorgen.
- Ich glaube, Sie vergessen da etwas. Bitte denken Sie auch an ...

K

Kollegialität zeigen und einfordern

- Hallo Anne, kannst du mir bitte helfen?
- Tut mir leid, das habe ich nicht verstanden.
- Kannst du das bitte noch einmal sagen/wiederholen / Kannst du bitte langsamer sprechen.
- Ich kann dir jetzt gern bei ... helfen. Kannst du mir dann nachher bei ... helfen? Ich habe das noch nicht so oft gemacht.
- Hast du mal einen Moment Zeit für mich? Kannst du mir das zeigen/erklären?

- 我决定不想惹怒/伤害/冒犯您，但是……
- 请您不要不高兴，我想要说……
- 抱歉，在我的家乡我已习惯这样了/学到的是这样。
- 我担心，我没有正确明白您的意思，您可以在说一遍吗/重复一次？
- 许多问题可以很快/好地解决，如果……
- 如果人们互相坦诚相待的话，那么……
- 我理解您的批评/担心/观点，但是在养老院我们必须遵守一定的规定。
- 请您尊重一下其他病人/……他们并不想这样。
- 我可以向您进一步说明一下，我已经习惯/不习惯……
- 抱歉，但是我认为这里有误会。
- 抱歉，如果……，但是我们可以实事求是。
- 这让病人/住院患者很生气，因为……
- 我理解，请您不要但是您的母亲，您可以问我们您想要知道的。
- 抱歉，我现在必须打断您，因为我要去照顾其他病人。
- 我想，您在那落下些东西。请您也想一想……

同事之谊

- 你好，安妮，你可以帮我一下吗？
- 抱歉，我没明白。
- 你可以再说一遍/重复一遍/慢点说吗？
- 我现在很愿意帮你……。你然后可以帮我……？这个我不太常做。
- 我可以耽误你一会儿吗？你可以向我展示/说明一下吗？

K

- Ich würde gern / möchte wissen, wie das ... Gerät funktioniert.
- Können wir uns die neue Maschine / das neue Formular / das neue PC-Programm mal gemeinsam ansehen? Ich möchte es gleich richtig lernen.
- Korrigiere mich bitte, wenn ich etwas falsch sage/ausspreche. Ich möchte ja gut Deutsch lernen.
- Ich kenne das aus Russland / aus meiner Heimat ... anders. Kannst du mir bitte den Unterschied erklären?
- Ich kann dir mal zeigen, wie wir das in Portugal/... gelernt haben. Da haben wir sehr gute Erfahrungen gemacht.
- Entschuldigung, ich habe das anders gelernt, kannst du mir noch einmal zeigen, wie das hier gemacht wird?

- *(Arzt)* Herr Kollege, bei allem Respekt, aber hier müssen wir das so machen/dokumentieren / die Patienten genau aufklären / ...
- Frau Dr. Rat, ich möchte Sie darauf aufmerksam machen, dass ...
- Unsere Oberärztin / Unser Chefarzt wünscht / ist es gewohnt, dass ...

- *(Junge Ärztin zu jungem Arzt)* Joachim, kannst du bitte mal meinen Aufnahmebericht/Entlassungsbrief/... durchlesen, ob das alles auf Deutsch korrekt ist. Danke!
- Wie kann ich das besser formulieren?
- Gibt es hier einen bestimmten Standard oder Abkürzungen / vorgeschriebene Formulare/Textbausteine/Vorlagen/...?

Kompromisse finden, Konsens herstellen

- Ich stimme dir/Ihnen zu.
- Ich bin auch der Meinung / Ich bin ganz deiner/Ihrer Meinung.
- Das ist sicher richtig, aber man muss auch bedenken, dass ...
- Ich kann dich/Sie verstehen, aber ich bezweifle, dass ...
- Ich bin mir nicht sicher, aber ich will dir hier glauben/folgen.
- Ja, das stimmt.
- Okay, können wir hier einen Kompromiss machen/finden?
- Können wir das in Zukunft so machen?
- Ich glaube, wir haben uns verstanden.
- Das freut mich, dass wir das Missverständnis jetzt geklärt haben.

- 我很乐意/想要知道，这个……仪器怎么运作的?
- 我们可以一起看那台新机器/新表格/新电脑软件吗? 我想同时学习一下。
- 请你纠正我，如果我说错了。我想学好德语。
- 我从俄罗斯/我的家乡……了解到的和这个有所不同，你可以向我说明一下它们的区别吗?
- 我可以给你展示一下，我们在葡萄牙/……是怎么学习这个的。在这方面我们有很好的经验。
- 抱歉，这和我学到的不一样，你可以再向我展示一下，这里是怎么用的吗?
- （医生）同事，恕我直言，我们这里必须这样做/记录/向病人准确说明/……
- 哈提斯卡亚医生，我想请您注意，……
- 我们的主治医生/主任医生希望/习惯于,……
- (年轻女医生对话年轻男医生)约阿希姆，你可以再读一遍我的入院报告/出院书信/……吗，看看它用德语书写得对吗? 谢谢!
- 我可以怎样更好的表达呢?
- 这里有没有固定标准/缩写/规定表格/文本模板/样板/……?

和解和建立共识

- 我赞同你/您的意见。
- 我也持有相同观点/你的/您的观点。
- 这一定是正确的，但是一定要考虑……
- 我理解你/您，但是我怀疑……
- 我不太确定，但是我相信你。
- 对的。
- 好的，我们可以找到一种和解方式吗?
- 我们以后也可以这样做?
- 我想，我们是互相理解的。
- 我很高兴，我们现在把误会解释清楚了。

K

Kontakt aufnehmen und Smalltalk

- Hallo Michael, wie geht's?
- Anna, wie war dein Wochenende?
- Freut mich, Sie/dich kennenzulernen. Ich heiße Svetlana. Und Sie/du?
- Ich bin zum ersten Mal in Österreich / Deutschland / in der Schweiz / ... und es gefällt mir sehr gut.
- Kommst du aus der Gegend oder bist du auch neu in ...?
- Heute ist aber sehr schönes Wetter!
- Regnet es hier oft so stark?
- Hast du gestern auch den Film gesehen?
- Wie gefällt es dir/Ihnen hier?
- □ Sehr gut / Gut / Also ich muss mich noch etwas eingewöhnen, vieles ist ganz neu/fremd/...
- Kommst du aus der Stadt oder vom Land?
- Sag mal, wie schmeckt dir denn das Essen hier?
- □ Sehr gut / es geht / mal so, mal so / ...
- Bist du allein(e) oder mit Familie hier?
- □ Ich bin noch nicht verheiratet, aber ich habe einen Freund/ Partner / ich bin verheiratet/Single.
- Was kann man hier am Abend / am Wochenende / in der Freizeit machen? Hast du einen Tipp?
- Ich mache gern Yoga / spiele gern Fußball / ... Kannst du mir einen Club/Verein/... empfehlen?
- Gibt es hier etwas, was ich unbedingt sehen/machen sollte?
- Wo kann man hier günstig/billig einkaufen?

Körperteile und das Skelett benennen

- Das ist der Kopf.
- Das sind die Beine.
- Die Arme bestehen aus den Ober- und Unterarmen und den Händen.
- Am Rücken sehen Sie die Wirbelsäule. Sie ist unterteilt in die Halswirbel,- Brustwirbel- und Lendenwirbelsäule sowie das Kreuzbein und das Steißbein.

交流和闲聊

- 你好，米歇尔，你怎么样?
- 安娜，周末怎么样?
- 很高兴认识您/你。我叫斯维特拉娜。您/你呢?
- 我第一次来奥地利/德国/瑞士/……我很喜欢这里。
- 你是当地人还是也是新来到……?
- 今天天气真好!
- 这里经常下这么大雨吗?
- 你昨天有没有看那部电影?
- 你/您喜欢这里吗?
- □ 很喜欢/喜欢/我还要需要适应，许多事物都很新鲜/陌生/……
- 你来自城市还是乡村?
- 说说这里的饭菜你喜欢吗?
- □ 很喜欢/还好/一会儿这样，一会儿那样/……
- 你自己在这里还是和家人一起?
- □ 我还没结婚，不过我有一个男朋友/搭档/我结婚了/单身/。
- 这里人们晚上/周末/闲暇可以做些什么? 你有建议吗?
- 我喜欢做瑜伽/踢足球/……你给我推荐一家俱乐部/社团/……吗?
- 这里有没有一些我一定要看/做的事情?
- 哪里购物实惠/便宜?

指称身体部位和骨骼

- 这是整个身体。
- 这是双腿。
- 胳膊有上臂，下臂和手组成。
- 在背部您可以看到脊柱。它分为颈椎、胸椎、腰椎、骶骨和尾骨。

K

- Zum Brustkorb gehören außer der Wirbelsäule noch das Brustbein und die Rippen.
- Zum Schultergürtel gehören das Schulterblatt und das Schlüsselbein.
- Die oberen Extremitäten sind unterteilt in den Oberarmknochen, die Elle und die Speiche sowie Handknochen.
- Zu den unteren Extremitäten gehören der Oberschenkelknochen, die Kniescheibe, das Schien- oder Wadenbein sowie Fußknochen.

Kostformen benennen und begründen, Anweisungen geben

- Herr Fink, Sie müssen ab 22.00 Uhr nüchtern bleiben, d. h. Sie dürfen nichts mehr essen und trinken. Um 9 Uhr haben Sie eine Gastroskopie.
- Herr Grimm, Ihr Blutzucker ist zu hoch. Sie bekommen deshalb ab jetzt eine Diabeteskost/Diabetesdiät.
- Frau Mahler, Sie bekommen wegen Ihres Untergewichts einige Wochen hochkalorische Kost.
- Frau Michel, Sie müssen etwas gegen Ihr Übergewicht tun. Deshalb hat die Ärztin eine Reduktionskost / kalorienarme Kost angeordnet. Außerdem haben wir für Mittwoch einen Termin bei der Ernährungsberatung für Sie ausgemacht.

Krankengeschichte erfragen

- Ich habe noch ein paar Fragen zu Ihrer Gesundheit.
- Kommen Sie von zu Hause oder aus einer anderen Klinik?
- Wer hat Sie eingewiesen/überwiesen?
- Sie hatten einen Unfall? Was ist genau passiert?
- Aus welchem Grund sind Sie hier?
- Haben Sie einen Arztbrief / eine Überweisung dabei?
- Wie geht es Ihnen? / Wie fühlen Sie sich?
- Was haben Sie für Beschwerden? / Was führt Sie zu uns?
- Haben Sie Schmerzen? Seit wann / Wie lange schon?
- Leiden Sie an chronischen Erkrankungen wie z. B. Diabetes?
- Waren Sie schon einmal (bei uns) im Krankenhaus?
- Sind Sie schon einmal operiert worden? Wann war das?
- Wissen Sie genau, was damals gemacht worden ist?

- 胸部分为颈椎、胸骨和肋骨。
- 肩胛带分为肩胛骨和锁骨。
- 上半部分肢体分为肱骨、尺骨、桡骨和手骨。
- 下半部分肢体分为大腿骨、膝盖骨、胫骨、腓骨和脚骨。

指称餐饮形式，给予指示

- 芬克先生，从22点开始您必须保持空腹，也就是说您不可以吃和喝任何东西。9点您好做胃镜检查。
- 格林姆先生，您的血糖太高了。所以从现在开始需要进行糖尿病饮食疗法。
- 马勒女士，因为您体重不足，需要进行数周的高热量饮食。
- 米歇尔女士，因为您超重，所以医生为您制定了低热量饮食。除此之外这周三我们为您预约了饮食咨询。

询问病史

- 关于您的身体情况我想要提问几个问题。
- 您是从家里还是从其他诊所来到这里的？
- 谁为您安排的入院/转院？
- 您发生了事故？/到底发生了什么？
- 您是为什么来到这里呢？
- 您有医生转介信/转院信吗？
- 您感觉怎么样？
- 是怎样的疼？/有什么可以帮助您的吗？
- 您感觉疼吗？从什么时候开始/持续多久了？
- 您患有慢性疾病吗，例如糖尿病？
- 您已经去过医院了吗（来过我们这里）吗？
- 您已经进行过一次手术了？什么时候？
- 您了不了解，当时做的什么？

L

- Nehmen Sie (regelmäßig) Medikamente? Welche? Haben Sie die mitgebracht/dabei?
- Sind bei Ihnen Allergien bekannt?
- Haben Sie eine Lebensmittelunverträglichkeit?
- Wie ist Ihr Appetit? Leiden Sie an Appetitlosigkeit?
- Haben Sie Probleme mit Ihrem Gewicht? Haben Sie zu- oder abgenommen?
- Wie schlafen Sie? / Können Sie gut einschlafen/durchschlafen?
- Haben Sie Probleme beim Wasserlassen/Stuhlgang?
- Haben Sie häufig Harndrang? Leiden Sie an Verstopfung?
- Können Sie sich allein versorgen/waschen/anziehen/...?
- Brauchen Sie Hilfe beim Toilettengang / ...?
- Benötigen Sie irgendwelche Hilfsmittel, z.B. ein Hörgerät, eine Brille, eine Zahnprothese, einen Gehstock, einen Rollator?
- Haben Sie eine Pflegestufe? Welche?
- Trinken Sie (regelmäßig) Alkohol?
- Wie viel Alkohol (Bier, Wein, Schnaps) trinken Sie pro Tag/Woche?
- Rauchen Sie? Wie viel rauchen Sie pro Tag?
- Haben Sie schon einmal Drogen genommen?
- Wann haben Sie mit dem Rauchen/Trinken/Drogenkonsum aufgehört?

L

Laborwerte erfragen und verstehen (inkl. Abkürzungen)

- Labor Kaiser, guten Tag.
- □ Hier Pfleger Rui, Station 4, habt ihr schon die Werte von Frau M.?
- Wir haben die Werte schon (hoch)geschickt, aber was brauchst du denn?
- □ Das kleine/große Blutbild (BB).
- Pfleger Rui, Station 4. Hallo Pedro, habt Ihr schon das Labor (*bj.*, gemeint sind die Laboruntersuchungen) / ... von Herrn Feist gemacht? Kannst du mir die Werte durchgeben?
- □ Ja, hast du was zum Schreiben? Also, der Hb ist ...
- Hier Dr. Nordner von der Gynäkologie. Könnten Sie mir bitte die Blutwerte von Frau Menzig, Ella, geboren am 05.08.1974 sagen.

- 您有定期吃一些药吗？哪些？您有带来吗？
- 您对什么过敏吗？
- 您有食物不耐症吗？
- 您胃口怎么样？/没有胃口吗？
- 体重方面您有什么问题吗？您有发胖或减重吗？
- 您睡眠怎么样？您很容易入睡/睡得安稳吗？
- 您排尿/排便有问题吗？
- 您尿频吗？您便秘吗？
- 你可以自己照料自己吗/自己洗漱/自己穿衣？
- 您在如厕/……时需要帮助吗？
- 你需要一些辅助设备，例如助听器、眼镜、假牙、拐杖、助步车？
- 您有一定的护理服务吗？哪一阶段呢？
- 您（定期）饮酒吗？
- 您每天/周和多少酒（啤酒，红酒，烧酒）？
- 您抽烟吗？您每天抽多少？
- 您吸过毒品吗？
- 您什么时候戒掉的抽烟/喝酒/毒品？

询问和了解化验值（包括缩写）

- 凯撒化验室，您好。
- □ 我是科室4的瑞护工，请问穆勒女士的化验值出来了吗？
- 我们已经把它寄过去了，你还需要什么吗？
- □ 小/大的血样。
- 瑞护工，科室4。你好，佩德罗，你们已经为菲斯特先生做好化验了吗？你有递交给我化验值吗？
- □ 有的，你有什么需要写的吗？血压是……
- 我是妇科的诺德诺医生。您可以告知我梅恩茨希女士的血常规值吗？名字是伊莎贝拉，出生于1974年8月5日。

L

- Hallo, hier Dr. Mahler. Ich bräuchte dringend den Hb von Herrn M.
- Herr M., geboren am 30.01.1965.
- Ja, richtig.

- Hier Schwester Maria vom OP. Ich soll fragen, ob die Blutkonserve / das Thrombozytenkonzentrat (TK) von Frau K. schon fertig ist.
- Hier sind die Aufnahmen/Befunde/Werte ...
- Das ist das aktuelle Labor von heute Morgen.
- Die Zytologie / Der Tumormarker war unauffällig.
- Wie sind denn die Laborwerte?
- Dr. Endres, wir haben jetzt die Werte aus dem Labor von Herrn/Frau ...
- Schwester Monika, sind die Ergebnisse von Herrn/Frau ... aus dem Labor schon da?
- Was haben die Untersuchungen ergeben?

Elektrolyte durchsagen
- Natrium hundertsechsunddreißig: Na 136
- Kalium vier Komma drei: K 4,3
- Calcium zwei Komma fünf: Ca 2,5
- Chlorid achtundneunzig: Cl 98
- Magnesium null Komma sechsundachtzig: Mg 0,86
- BZ (Be-Zett) fünfundsiebzig: Blutzucker 75
- BSG (Be-eS-Ge) vierzehn: Blutkörperchensenkungsgeschwindigkeit 14
- Hb (Ha-Be) dreizehn Komma fünf: Hämoglobin 13,5
- Hk/Hkt (Ha-Ka-Te) einundvierzig: Hämatokrit 41
- Erys vier Komma acht: Erythrozyten 4,8
- Thrombos zweihundertvierundfünfzigtausend: Thrombozyten 254.000
- Leukos fünftausendachthundert: Leukozyten 5800

- 你好，我是马勒医生，我急切需要M.先生的血红蛋白值。
- M.先生，出生于1965年1月30日。
- 对的。

- 我是手术室的玛利亚护士。我想要问一下，K.女士的库存血/血小板浓缩液是否已经准备好了。
- 这是影像片/检测结果/检测值……
- 这是今早最新的化验结果。
- 细胞学检查/肿瘤标记物检测无异常。
- 化验结果到底如何？
- 安德雷斯医生，我们现在有……先生/女士的化验值。
- 莫妮卡护士……先生/女士的化验结果已经出来了吗？
- 检查结果是什么？

告知电解质值：
- 钠136
- 钾4.3
- 钙2.5
- 氯98
- 镁0.86
- 血糖75
- 血细胞沉降速度14
- 血红蛋白13.5
- 血球容积41
- 红血球4.8
- 血小板254 000
- 白细胞5800

M

Medikamente austeilen und verabreichen

- Guten Morgen, Herr Kramer. Hier ist Ihr Dispenser mit Ihren Tabletten. Die Tabletten im Kästchen *Morgen* nehmen Sie vor dem Frühstück, die im Kästchen *Abend* nehmen Sie bitte vor dem Abendessen. Im Kästchen *Nacht* ist eine Schlaftablette. Die nehmen Sie aber nur, wenn Sie nicht schlafen können.
- Hier sind Ihre Tabletten für heute. Es sind zwei weniger, weil die Magentabletten abgesetzt wurden.
- Sie müssen jetzt nur noch morgens und abends eine Kapsel gegen Ihren Zucker nehmen.
- Sie bekommen ab heute das Antibiotikum als Tabletten.
- Herr Braun. Sie haben vergessen, Ihre Tablette zu nehmen.
- Soll ich Ihnen die Tablette klein machen / mörsern / auflösen, damit Sie sie besser schlucken können?
- Sie müssen das Zäpfchen vaginal/rektal einführen.
- ☐ Schwester, in meinem Dispenser fehlt die Magentablette.
- Ihre Schmerztropfen sind in dem Tropfenbecher.
- Karin, hast du die Medikamente / die Infusion für Herrn Hobs schon gerichtet?
- (Pfleger) Jürgen, kannst du bitte überprüfen, ob Frau Mahler Ihre Tabletten genommen hat?
- Schwester, können Sie mir bitte mein Insulin aus dem Kühlschrank bringen.
- Herr Bauer, ich spritze Ihnen jetzt in den Oberschenkel-/ Gesäßmuskel ein Schmerzmittel.
- Herr Roland, machen Sie bitte den Bauch frei. Ich möchte Ihnen die Insulinspritze geben.
- Frau König, Sie müssen die Tabletten am besten vor dem Essen mit viel Flüssigkeit schlucken/nehmen.
- Frau Grau, ich hänge Ihnen jetzt gegen Ihre Schmerzen einen Schmerztropf an.

分发药物和开药

- 早上好，克拉默先生。这是装有您药片的分配器。标有"早上"的小盒子里的药片早餐前服用，"晚上"小盒子里的晚饭前服用。"夜里"小盒子里的是安眠药，这个只有在您睡不着的情况下服用。
- 这是您今天的药片。是两片，比之前少，因为没有胃药了。
- 您现在只有早上和晚上针对血糖吃药就可以了。
- 您从今天起服用抗生素药片。
- 布朗先生，您忘记服药了。
- 我应该帮您把药片弄小/研碎/溶解吗？这样您更好吞咽。
- 您需要将栓剂用入阴道内/直肠内。
- □ 护士，我的药物分配器里少了胃药。
- 您的止痛滴剂在滴剂杯里。
- 卡林，你有帮希姆斯准备好药品/注射吗？
- 尤尔根（护工），你能检查一下，马勒女士有没有服药呢？
- 护士，您能帮我把我的胰岛素从冰箱里取出吗？
- 鲍尔先生，我现在为您在大腿/臀肌上注射止痛药。
- 罗兰德先生，请您揭开上衣。我为您注射胰岛素。
- 考尼格女士，您最好在饭前，和大量液体一起服用这个药物。
- 格劳女士，我现在为您挂上止痛滴剂。

M

Medikation dokumentieren: Dosierung, Darreichungsform

- Doktor Bahlmann, schreiben Sie die Medikation für Herrn/Frau
  Kunz bitte noch in die Kurve:
  3 x tgl. ASS 100 p.o. L-Thyroxin® 50 1-0-1
  Adalat® 10 Kps., s.l. b. B. Canifug® supp. 0-0-1
  Novalgin® 20 Gtt. 1-0-1
  Adumbran® 10 p.o. 0-0-0-1
  Nitrolingual® 2 Hub (Hübe) b. B.
  5 Trpf. Otalgan® OT 1-1-1 re. Ohr
  Nasivin® NT 1-0-0-1 prä-OP 1 Klistier

Messen: Blutdruck und andere Vitalwerte

- Herr Gerl, ich messe jetzt bei Ihnen den Blutdruck.
- Machen Sie bitte Ihren rechten Arm frei, damit ich die Blut-
  druckmanschette anlegen kann.
- Frau Mayer, ich muss noch mal Ihren Puls fühlen, weil er heute
  Morgen ungleichmäßig war. Bitte geben Sie mir dazu (mal) Ihr
  linkes Handgelenk.
- Frau Scholz, ich möchte jetzt die Temperatur messen. Nehmen
  Sie dazu bitte das Thermometer und legen es seitlich unter die
  Zunge und halten den Mund geschlossen, bis es piepst.
- Wir müssen täglich Ihre Temperatur kontrollieren. Sie bekommen
  dafür ihr eigenes Thermometer. Messen Sie bitte immer am
  Vormittag selbstständig unter der Achsel (axillar).
- Wir messen die Köpertemperatur mit einem Ohrthermometer.
  Bitte machen Sie Ihr rechtes Ohr frei, damit ich das Thermome-
  ter ins Ohr einführen kann. Wenn es piepst, sind wir fertig
- Wegen Ihres Hustenreizes müssen wir heute Ihre Temperatur
  rektal, also im After messen. Drehen Sie sich dazu bitte auf die
  Seite und bleiben Sie ganz entspannt. Gut so! Das ist vielleicht
  ein bisschen unangenehm. Es dauert aber nicht lange.

Messen: über Messwerte informieren

- Der Blutdruck ist 165 zu 95 (RR 165/95).
- Ihr Blutdruck ist etwas erhöht / relativ niedrig.

记录用药：剂量，剂型

- 巴尔曼医生，请您将给梅克先生/女士的用药写入表格中：
  每天口服三次 ASS100　　L-Thyroxin® 50 1-0-1
  若需要10片Adalat®，　Canifug® 栓剂0-1-1
  Novalgin® 20滴 1-0-1
  Adumbran®10 口服 0-0-0-1
  如需要2冲程Nitrolingual®
  5滴Otalgan® 滴耳剂 1-1-1 右耳
  Nasivin®鼻滴剂1-0-0-1
  术前一次灌肠

测量：血压和生命体征

- 格罗戈先生，我现在要给您测量血压。
- 请您露出右胳膊，以便我给您绑血压带。
- 迈耶女士，我需要测量下您的脉搏，因为今天早上您的脉搏不规律。请您给我您的左手腕。
- 朔尔茨女士，我现在要测量您的体温。请您将体温计放置在舌头下方一侧，保持嘴巴闭合，直至温度计响。
- 我们每天都要检查您的体温。您会得到一个自己专属的温度计。请您每天上自己在腋下测量体温。
- 我们现在要用入耳式体温计。请您露出右耳，我将体温计放入您的耳朵中。当它响时，就完成测量了。
- 由于您喉咙不舒服，所以我们要通过直肠测量温度，也就是测量肛门内温度。请您转身到一侧，保持放松。对，就是这样！这有可能会有点不舒服，但是不会持续很久。

测量：告知测量值

- 血压是165/95。
- 您的血压有点高/相对低一些。

O

- Ihr Puls ist gleichmäßig / unregelmäßig / zu langsam / zu schnell.
- Ihre Pulsfrequenz ist 56. Sind Sie vielleicht Sportler?
- Frau Scholz, Ihre Temperatur ist 37 Null (37°).
- Achtunddreißigfünf (38⁵). Sie haben leichtes Fieber.
- Ihr Blutzucker ist 100, das ist in Ordnung.
- Ihr Blutzuckerwert ist 130, also leicht erhöht.
- Der ZVD ist 11. Das ist im Normbereich.

O

Organe benennen

- Zu den Sinnesorganen gehören die Haut, die Ohren und die Augen.
- Zum Kreislaufsystem zählen die Hauptschlagader, die Arterien, das Herz und die Venen.
- Zum Atmungssystem gehören die Nase, der Rachen, der Kehlkopf, die Luftröhre, die Bronchien, die Lungen sowie das Brust-, Rippen- und Zwerchfell.
- Zu den Bauchorganen gehören der Verdauungstrakt (die Mundhöhle, der Rachen, die Speiseröhre), der Gastrointestinaltrakt mit dem Magen, dem Dünndarm, Dickdarm und Mastdarm sowie die Leber, die Gallenblase und die Bauchspeicheldrüse, das Harnsystem (die Niere, das Nierenbecken, die Harnleiter, die Harnblase und die Harnröhre) sowie die Milz.
- Die Schilddrüse sitzt vor dem Kehlkopf und dem oberen Teil der Luftröhre.
- Zum männlichen Genitalsystem gehören die inneren Geschlechtsorgane (die Hoden und Nebenhoden, die Samenleiter, die Samenbläschen und die Prostata).
- Zu den äußeren Geschlechtsorganen zählen der Hodensack und das männliche Glied bzw. der Penis.
- Zum inneren weiblichen Genitalsystem gehören die Eierstöcke, die Eileiter, die Gebärmutter und die Scheide. Zu den äußeren Geschlechtsorganen zählen der Scheidenvorhof, die Bartholinischen Drüsen, große und kleine Schamlippen und die Klitoris.

- 您的脉搏很规律/不规律/太慢/太快。
- 您的脉搏频率是56。您是运动员吗?
- 朔尔茨女士,您的体温是37℃。
- 38.5℃。您可能有点发热。
- 您的血糖是100,一切正常。
- 您的血糖值是130,有点高。
- 中心静脉压是11,在正常范围内。

O

指称器官

- 感官器官包括皮肤、耳朵和眼睛。
- 循环系统包括主动脉、动脉、心脏和静脉。
- 呼吸系统包括鼻子、咽喉、喉头、气管、支气管、肺部、胸膜、肋膜和胸膈。
- 腹腔器官包括消化器官(口腔、咽喉、食管)、 胃肠器官(胃、小肠、大肠、直肠、肝、胆囊、胰腺)、泌尿系统(肾、肾盂、输尿管、膀胱、尿道和脾)。
- 甲状腺在喉和气管上半部的前面。
- 男性生殖系统包括内部生殖系统(睾丸、附睾、输精管和前列腺)
- 外部生殖系统包括阴囊和阴茎。
- 女性内部生殖器官包括卵巢、输卵管、子宫和阴道。外部生殖器官包括阴道前庭、前庭大腺、小阴唇、大阴唇、阴蒂。

O

Orientierung auf Stationen und Abteilungen

- Hier ist das Stationszimmer. Nebenan ist das Schwestern-
  zimmer / der Stationsstützpunkt und gegenüber sind die Toiletten
  und der unreine Raum.
- Rechts vor der Glastür finden Sie die Stationsküche.
- Der Empfang, die Pforte, die Zentrale, die Notaufnahme, die
  Ambulanz und die Cafeteria sind im Erdgeschoss.
- Das Zentrallabor, die Computer- und Magnetresonanztomographie
  sind im Keller.
- Die Intensivstation ist im fünften Stock.
- Die Personalabteilung und die Verwaltung sind im Nebengebäude.

Orientierungshilfe in der neuen Stadt / im Land erfragen

- Wo kann/muss ich mich anmelden?
- ☐ Das Rathaus/Bürgerhaus/Einwohnermeldeamt ist ...
- Wo finde ich einen Kindergarten?
- ☐ In unserem Viertel gibt es mehrere. Die Adressen bekommst du
  im Bürgerhaus / im Internet / ...
- Kennst du einen guten Zahnarzt/Kinderarzt/...
- ☐ Ja, da kann ich dir Doktor ... empfehlen. Er/Sie ist sehr nett.
- Gibt es hier eine Kirche mit Gottesdienst in kroatischer/...
  Sprache?
- ☐ Ja, in der Stadt gibt es eine kroatische/... Kirchengemeinde.
- Gibt es in der Stadt auch ein Ausländeramt?
- ☐ Ja, wir haben eine Extraberatungsstelle für Ausländer in ...
- Wo kann ich einen Deutschkurs finden?
- ☐ Bei uns in der VHS, das heißt Volkshochschule, aber es gibt auch
  mehrere private Schulen.
- Wo ist denn abends oder am Wochenende (et)was los?
- ☐ In unseren Stadtmagazin findet man die besten Events und
  Adressen. Im Moment ist der ...-Club ganz „in"/angesagt.
- Gibt es hier auch Flohmärkte?
- ☐ Ja, jede Woche. Die Termine und Adressen findest du im
  Wochenblatt. Das kommt kostenlos in deinen Briefkasten.
- Wo kann ich mein Auto / meinen Roller anmelden?

了解科室和部门

- 这是护士站。旁边是护士室/科室基地，对面是厕所和未消毒室。
- 玻璃门右前方是厨房。
- 接待室、医院入口、中心大厅、急诊室、门诊部和咖啡厅在一楼。
- 中心实验室，计算机断层扫描室和磁共振成像扫描室在地下室。
- 监护病房在六楼。
- 人事科和行政科在旁边的大楼里。

在新的城市/国家问路

- 我可以/需要在哪里登记呢？
- 市政厅/社区中心/居民户籍管理处在……
- 我在哪里可以找到幼儿园？
- 在我们城区有很多。地址你可以在社区中心/网上/……找到。
- 你有没有认识好的牙医/儿童医生/……
- 有，我可以推荐……医生。他/她人很好。
- 这里有没有做克罗地亚语/……礼拜的教堂？
- 有，在这座城市里有一个克罗地亚语/……教区。
- 这座城市里有没有外事处？
- 有的，我们在……有一个额外为外国人设立的咨询中心。
- 我在哪里可以找到德语课程？
- 在成人大学里，但是那里还有很多私立学校。
- 晚上或周末有什么活动吗？
- 在城市杂志里可以找到最好的活动及地址。现在有一个……俱乐部很流行（口语化表达方式）。
- 这里还有跳蚤市场？
- 是的，每周。日期和地址你可以在周刊上找到。周刊免费寄送到你的信箱。
- 我在那里注册我的车/摩托车？

P

□ Erst braucht man eine Versicherungskarte, dann muss man zur Zulassungsstelle / ins Rathaus / aufs Landratsamt / ... gehen.
■ Gibt es hier einen Laden mit portugiesischen/... Spezialitäten?

P

Patienten nach dem allgemeinen Befinden befragen

■ Wie geht es Ihnen?
■ Wie fühlen Sie sich heute?
■ Fühlen Sie sich wohl/unwohl/gesund/krank/... ?
■ Was tut Ihnen weh?
■ Was haben Sie für Beschwerden?
■ Haben Sie Schmerzen und wo?
■ Was ist passiert?
■ Was führt Sie zu uns?

Patienten nach dem körperlichen Befinden fragen

■ Können Sie so gut liegen/sitzen?
■ Schmerzt die Wunde / das Bein / ... noch?
■ Vertragen Sie die Tabletten / die Infusion / ...?
■ Kommen Sie mit dem Gehwagen / der Gehhilfe / dem Hörgerät / ... zurecht?
■ Haben die Tabletten / das Schmerzmittel / die Wärmflasche geholfen?
■ Ist Ihnen noch schwindelig/übel/...?
■ Haben Sie noch Probleme beim Wasserlassen / mit dem Stuhlgang / mit der Schulter / ...?
■ Fühlen Sie sich heute besser / fitter / immer noch müde?
■ Möchten Sie ein paar Schritte gehen / sich bewegen / sich hinlegen / etwas ausruhen?
■ Sind Sie manchmal schmerzfrei?
■ Gibt es einen Auslöser für die Schmerzen, z.B. eine bestimmte Nahrung/Bewegung?
■ Können Sie sich vorstellen, was die Schmerzen verursacht hat?
■ Gibt es etwas, was die Schmerzen lindert/vermindert oder verschlimmert/verstärkt, z. B. Kälte/Wärme oder Stehen/Liegen?

□ 首先你需要一张保险卡，然后去牌照事务处/市政厅/区办事处/……。

■ 这里有没有可以买到葡萄牙/……特产?

询问病人一般情况

■ 您最近怎么样?

■ 您今天感觉怎么样?

■ 您现在感觉好/不好/健康的/生病的/……?

■ 您哪里疼?

■ 您是哪种疼痛呢?

■ 您疼吗? 是哪里疼呢?

■ 发生了什么?

■ 您为什么来我们这里呢?

询问病人身体状况

■ 您可以躺好/坐好吗?

■ 伤口/腿/……还疼吗?

■ 药片/注射/……您可以承受吗?

■ 您来的时候有使用助步车/助步器/助听器/……吗?

■ 药片/止痛剂/暖瓶有帮助吗?

■ 您还晕/恶心/……吗?

■ 您排尿/排便/肩膀/……还有问题吗?

■ 您今天有没有感觉好一些/精神好些/还是很累吗?

■ 您想不想走几步/活动一下/躺下/休息?

■ 有时候会不痛吗?

■ 有没有特别引起疼痛的原因? 例如饮食或是动作?

■ 您有想过是什么引起疼痛的吗?

■ 有没有什么缓解或加剧疼痛的吗? 例如冷/热的东西或是站立/平躺?

P

- Was verbessert/verschlechtert Ihre Schmerzen?
- Nehmen Sie etwas gegen die Schmerzen?
- Haben Sie Medikamente gegen die Schmerzen eingenommen?

Patienten an eine andere Station übergeben

- Unsere Patientin Frau Meier soll heute zu euch verlegt werden. Wann können wir sie bringen?
- Hallo, hier Schwester Maria. Wann sollen wir Herrn Braun schicken? Er soll zu euch verlegt werden.
- Hallo. Ich bringe hier Herrn Braun.
- Hier ist die Patientenakte / die Kurve / seine Medikation für heute. Hier sind seine Röntgenbilder.
- Im Koffer / In der Tasche sind seine persönlichen Dinge.
- Der Patient kam zu uns mit Ulcus cruris / Schädelhirntrauma (SHT) / ...
- Der Patient war/lag bei uns eine Woche / drei Tage stationär wegen ...
- Der Patient kommt zu euch mit (V. a.) Herzrhythmusstörungen/ Bandscheibenprolaps/...
- Der Patient hat seine Medikation für heute Morgen erhalten.
- Der Patient ist mobil / braucht Hilfe beim ... / ist mobilisiert / ...
- Der Patient benötigt einen Rollstuhl / eine Gehilfe.
- Der Patient hat einen Dauerkatheter (DK/ZVK/...).

Patientenneuaufnahmen vorstellen

- Das ist Frau Kremer, sie ist gestern mit Appendizitis / ... zu uns gekommen.
- Die Patientin klagt / berichtet / gibt an ...
- Herr Meier wurde gestern mit Verdacht auf (V. a.) Pneumonie bei uns aufgenommen/eingeliefert.
- Bisher haben wir folgende Untersuchungen gemacht: ...
- Wir haben intravenös ... verabreicht/gegeben.
- Die Röntgenaufnahme zeigt / lässt erkennen, dass ...
- Die Laborergebnisse weisen auf ... hin / lassen ... vermuten.
- Es stehen noch Sonographie/MRT/... aus.
- Weitere Untersuchungen wie ... sind für heute/morgen geplant.

- 有没有什么缓解或加剧疼痛的吗？ 例如冷/热的东西或是站立/平躺？
- 有服用过什么止痛吗？
- 有没有服过止痛的药物呢？

将病人移交至另一个科室

- 我们的病人迈耶女士今天转移到你们那里。我们什么时候带她过来？
- 你好，玛利亚护士。我们什么时候把布朗先生送过去呢？他应该转移到你们那里。
- 你好。我带布朗先生来这里。
- 这是病人档案/表格/他今天的用药。这是他的射线片子。
- 在箱子里/包里是他的个人物品。
- 这位病人来我们这里时患有静脉性溃疡/颅脑创伤/……
- 病人因……住院/在我们这里住院一周/三天，因为……
- 这位病人来你们那里时患有心律紊乱/ 椎间盘突出/……
- 病人今天早上已经服药。
- 病人可以移动/在……方面需要帮助/可以移动的/……
- 病人需要轮椅/助步器。
- 病人有一个永久导管（永久导管/中心静脉管/……）。

病人入院介绍

- 这是克雷默女士，她患有阑尾炎/……昨天来到这里。
- 这位病人抱怨/说/指出……
- 迈耶先生疑有肺炎，昨天被我们接收/被送到我们这里。
- 目前为止我们做了以下检查：……
- 我们为…… 注射了静脉针。
- X光照片显示……
- 化验结果显示……
- 超声波扫描/磁共振还没有出结果。
- 接下来的检查如……我们为您安排到了今天/明天。

P

- Das MRT/Schädel-CT / die Laborwerte war/waren unauffällig / ohne Befund (o.B.).
- Die Befunde ergeben keine Hinweise auf ...
- Herr Müller ist gestern an ... operiert worden.
- Der Patient wurde gestern Nachmittag von der Inneren (Abteilung) zu uns verlegt.
- Herr Müller ist wach / orientiert / ansprechbar / noch leicht desorientiert / sehr unruhig /...

persönliche Erfahrungen im neuen Land ansprechen

- Ich finde ...
- Mir ist aufgefallen, dass ...
- Ich habe bemerkt/beobachtet, dass ...
- Ich habe den Eindruck, dass man hier ...
- Ich habe die Erfahrung/Beobachtung gemacht, dass man in Deutschland / Österreich / in der Schweiz ...
- Man kann aber nicht sagen, dass alle Österreicher/Deutschen/ Schweizer ...
- Entschuldigung, ich bin nicht so genau informiert, wie ist das in D A CH?
- Gibt es große Unterschiede zwischen dem Norden und dem Süden / ... in Ihrem Land?
- Also, an das Essen / das Wetter / ... muss man sich erst gewöhnen.
- Am schwersten ist für mich ..., da muss ich mich sehr umgewöhnen.
- Die Umstellung ist für mich ganz leicht, weil es in ... sehr ähnlich ist / bei uns fast gleich ist.
- Ich denke oft an zu Hause / meine Heimat, weil ich das Essen / die Familie / ... vermisse. Dann habe ich etwas Heimweh / Dann bin ich ein bisschen traurig.
- Ich bin eigentlich nicht so empfindlich/kleinlich, aber manchmal finde ich, es gibt zu viel Bürokratie.
- Auf die Situation bin ich ganz gut vorbereitet.

- 磁共振/颅脑CT/化验结果无异常/未出检测结果。
- 诊断结果未显示……
- 穆勒先生昨天进行了……的手术。
- 病人昨天从内科转到我们这里的。
- 穆勒先生是虚弱的/有判断能力的/可以说话/轻微无判断力/很不平静/……

谈论在新地方的个人经历

- 我觉得……
- 我想到，……
- 我注意到，……
- 我有印象，这里人……
- 我有经历过/注意到，在德国/奥地利/瑞士，人们……
- 但是人们不能说，所有的奥地利人/德国人/瑞士人……
- 抱歉，我不太清楚，这在德国、瑞士和奥地利是怎样的呢？
- 南部和北部/……和您的国家之间有很大的区别吗？
- 首先必须习惯饮食/天气/……
- 对于我而言最难的是……，我必须适应。
- 这种变化对于我来说很容易，因为它和……很相似/和我的家乡几乎一样。
- 我经常想家/家乡，因为我想念那儿的饮食/家人/……。我有点想家/我有点伤心。
- 我本来不是这么敏感/小气的，但是有时我认为有太多官僚制度了。
- 我已经准备好应对这种情况了。

P

persönliche Patientendaten erfragen

- Guten Tag, ich bin ... Ich möchte Ihnen einige Fragen für den Aufnahmebogen stellen. / Ich möchte gerne mit Ihnen das Aufnahmegespräch führen.
- Sind Sie bereit für das Gespräch?
- Wie heißen Sie?
- Wie ist Ihr Vorname/Familienname/Nachname?
- Wo wohnen Sie
- Wie ist Ihre Adresse?
- Wie ist die Postleitzahl?
- Wie ist Ihre Telefonnummer?
- Wann und wo sind Sie geboren? Wie alt sind Sie?
- Welche Nationalität haben Sie?
- Welche Konfession haben Sie?
- □ Ich bin katholisch/evangelisch/konfessionslos/...
- Wie ist Ihr Familienstand?
- □ Ich bin ledig / verheiratet / geschieden / verwitwet / getrennt lebend.
- Haben Sie Kinder?
- Welchen Beruf haben Sie / üben Sie aus?
- □ Ich bin Lagerist/Verkäuferin/... .
- □ Ich bin im Ruhestand. / Ich bin Rentner.
- □ Ich bin zur Zeit (z. Zt.) arbeitslos.
- Wer ist Ihr Arbeitgeber? / Wo arbeiten Sie?
- Wie heißt Ihr Hausarzt? Haben Sie seine Telefonnummer?
- Haben Sie einen Betreuer?
- Leben Sie allein?
- Wen sollen wir im Notfall anrufen?
- □ Meine Frau ... unter der Nummer ...

Pflegemaßnahmen anordnen

- Schwester Carla, wir müssen ein 24-Stunden-Langzeit-EKG machen.
- Bitte kontrollieren Sie ab jetzt den ...-Wert.
- Herr Mey soll ab sofort 3 x täglich ... bekommen.
- (Pfleger) Paul, mobilisieren Sie den Patienten bitte 2 x täglich.

询问个人经历

- 您好，我是……。我想要根据入院表格向您提几个问题。
- 您准备好谈话了吗?
- 您叫什么?
- 您的名/姓是什么?
- 您住在哪里?
- 您的地址是?
- 邮编是多少?
- 您的电话号码是多少?
- 您什么时候，在哪里出生的? 您多大年龄?
- 您的国籍是?
- 您的宗教信仰是?
- □ 我是天主教/信教/无宗教信仰……
- 您的婚姻状况是?
- □ 我是单身/已婚/离婚/丧偶/分居。
- 您有孩子吗?
- 您从事什么职业?
- □ 我是仓库管理员/女销售人员/……
- □ 我退休了。
- □ 我目前没有工作。
- 您的雇主是谁? /您在哪里工作?
- 您的家庭医生叫什么? 您有他的电话号码吗?
- 您有护理员吗?
- 您自己住吗?
- 紧急情况下我们应该通知谁呢?
- □ 我的妻子……，她的电话是……

指示护理措施

- 卡拉护士，我们必须做一个24小时长的心电图。
- 请您现在检查……值。
- 梅伊先生从现在起每天三次……
- （护工）保罗，请您每天移动病人两次。

P

- Bitte einmal täglich Verbandswechsel (VW) durchführen.
- Patientin erhält bei Bedarf (b. B.) 20 Tropfen Tramal®.
- Machen Sie bitte morgen einen ZVK-Verbandswechsel und messen Sie 1 x tgl. ZVD.
- Der Dreiwegehahn und das Infusionssystem bei Frau K. müssen noch gewechselt werden.
- Bitte legen Sie bei Herrn ... ein Ein- und Ausfuhrprotokoll an.
- Herr ... wird die nächsten drei Tage bilanziert.
- Bitte machen Sie heute bei Frau ... einen Katheterwechsel.
- Bitte bei Herrn M. am 12. postoperativen Tag die Fäden/ Klammern ex (entfernen).
- Frau Raub soll ab heute 2 x tgl. mit NaCl 0,9% inhalieren.
- Die Magensonde / Der ZVK kann heute Abend gezogen werden.

Probleme im Team ansprechen

- Entschuldigung, aber ich habe das nicht verstanden / ich habe da ein Problem.
- Hast/Hättest du mal einen Moment Zeit für mich, ich würde gern über ... reden.
- Ich habe den Eindruck / das Gefühl, dass wir einmal über ... reden sollten.
- Mir kommt es manchmal/oft/öfter so vor, dass ...
- Wenn wir miteinander arbeiten/sprechen, bin ich manchmal überrascht/verunsichert/irritiert/verärgert, weil ...
- Ich weiß, dass ich noch nicht so gut Deutsch spreche, du kannst mich gern korrigieren, wenn ich etwas Falsches sage.
- Ist es richtig, dass man in D A CH / bei Ihnen/euch ...?
- Die Deutschen/... haben wohl manchmal die Gewohnheit, ihre Position / ... sehr direkt zu formulieren. Das klingt für uns ... manchmal etwas arrogant/störend/unfreundlich.
- Entschuldigung, vielleicht war es nicht so gemeint, aber das hat mich sehr getroffen/verletzt/gestört.
- Ich weiß nicht genau, wie es hier abläuft, aber wenn man Probleme im Team hat, soll man das besser offen/sofort ansprechen. Oder nicht?
- Wenn man etwas kritisieren möchte, würde man das in meinem Heimatland sofort / nicht sofort / direkt / nicht / offen ansprechen.

- 请每周换一次绷带。
- 如需要给病人20滴曲马多。
- 请您明天换一下中心静脉导管和每天测量一次中心静脉压。
- K.女士的三通阀和注射器需要更换。
- 请您为……先生做吸收和排泄记录。
- ……先生未来三天要做吸收和排泄液体平衡。
- 请您今天为……女士换一下导管。
- M.先生术后第12天拆除纱线/创口夹。
- 劳布女士从今天起每天注射两次0.9%NaCl。
- 胃管/中心经脉管今天晚上拆除。

在团队中探讨问题

- 抱歉，我没太明白。/我有一个问题。
- 你有时间吗？我想讨论一下关于……
- 我有印象/感觉，我们讨论过……一次。
- 我有时/经常/更频繁地想起……
- 当我们互相合作/谈话时，我有时会惊讶/不安/混乱/生气，因为……
- 我知道，我的德语说得不太好，如果我说错了的话，你可以纠正我。
- 是不是在德国、瑞士和奥地利/您那里/你们那里……？
- 德国人/……有时会非常直接表达他们的立场/……的习惯。这让我们听起来……有时有点傲慢/扰人/不友好。
- 抱歉，这可能不是其本意，不过确实伤害/侵犯/打扰到我了。
- 我不太了解，这里是如何处理的，但是当团队中出现问题时，人们最好应该坦诚/立刻讨论一下。不是吗？
- 当人们想要批评些什么的时候，在我的家乡人们会马上/不要马上/直接/不这么直接/坦诚的讨论一下。

- Maria, du bist meine beste Kollegin hier. Was meinst du, soll ich das direkt mit ... klären oder erst die Stationsleitung fragen?
- Ich verstehe deine Meinung/Kritik gut, aber ...
- Ich bin ein bisschen enttäuscht davon, dass ...
- Ich kenne das zwar auch, aber da bin ich anderer Meinung.
- Du hast / Sie haben da völlig recht, aber ...

Prophylaxe: Prophylaktische Maßnahmen erklären und begründen

- Frau Philipp, Sie müssen ab jetzt medizinische Thromboseprophylaxestrümpfe (MT-Strümpfe) tragen, um eine Thrombose zu verhindern / um einer Thrombose vorzubeugen.
- Frau Graf, wir spritzen Ihnen ab heute einmal täglich Heparin® subcutan in den Bauch / in den Oberschenkel, damit Sie keine Thrombose bekommen.
- Ich möchte Ihnen (Ihr) Heparin spritzen. Machen Sie bitte den Bauch frei. Zuerst desinfiziere ich Ihre Haut mit einem Spray. Es wird kurz kalt. Jetzt pikst es ein bisschen.
- Herr Meier, wir drehen/lagern Sie jetzt auf die rechte Seite, um den Druck auf Ihr Gesäß / Ihre Schulter zu entlasten.
- Verändern Sie bitte immer wieder Ihre Position im Bett / Machen Sie bitte häufig kleine Körperbewegungen, damit Sie kein Druckgeschwür bekommen / sich nicht wundliegen.
- Wir stellen Ihr Kopfteil höher, damit Sie leichter atmen können.
- Bitte atmen Sie tief ein und aus. Noch einmal und ein drittes Mal. Dies ist wichtig, damit Sie keine Lungenentzündung bekommen.

Protokolle am Computer erstellen

- Emil, ich erkläre dir jetzt einmal das Formular / das Sturzprotokoll / ... , wie du es am PC/Computer eingeben musst.
- Da gibt es Pflichtfelder, die du immer ausfüllen musst, und halboffene und offene Einträge.
- Halboffene Einträge sind Einträge mit ein bis fünf Wörtern, z. B. „beim Toilettengang".
- Zu den Pflichtfeldern gehören Patientennamen, Datum, Uhrzeit.
- Bei manchen Fragen hast du eine Auswahl, da musst du nur etwas anklicken. Das sind die Checkboxen.

- 玛利亚，你是我在这里最好的同事。你怎么认为，我应该直接和……说明还是先问一下科室领导？
- 我理解你的/这个观点/评论，但是……
- 我对……有些失望。
- 我虽然也了解这件事，但是我持有另外一种观点。
- 你/您完全正确，但是……

预防：说明预防措施

- 菲利普女士，您从今天起穿预防血栓长袜。这可以预防血栓。
- 格莱弗女士，我们从今天起为您在肚子/大腿上皮下注射肝素以预防血栓。
- 我们想要给您/你注射肝素。请您露出肚子。首先我用喷雾给您的皮肤消毒，这会有点凉。现在会有点刺痛。
- 迈耶先生，我们现在将您翻身至右侧，来减轻您臀部/肩部的压力。
- 请您经常改变下在床上的姿势。/请您经常稍微动一下，以防止长褥疮。
- 我们将您的身体一部分抬高，有助于您呼吸。
- 请你深吸一口气，呼气，再来一次，连做三次。这很重要，可以防止肺部发炎。

在电脑上制定一份报告

- 埃米尔，我现在向你说明一下这个表格/跌倒详细报告/……，你需要怎么在电脑上输入。
- 这里有必填区域，这个你必须填写，还有半开和全开留言。
- 半开留言是1到5个字的留言，例如"在上厕所时"。
- 病人姓名，日期，时间属于必填区域。
- 有些问题有选项，你需要点击。这是复选框。

- Manchmal musst du etwas frei/zusätzlich eintragen wie z.B. den genauen Sturzhergang. Das ist dann ein Freitext.
- Wenn es Zeugen gibt, müssen die namentlich genannt werden.
- Natürlich muss auch der Patient / die Bewohnerin zu dem Vorgang befragt werden.
- Am Schluss müssen die Folgen und die eingeleiteten Maßnahmen beschrieben werden: Wie wurde der Patient gelagert/verbunden/geröntgt/...
- Am Schluss des Formulars muss das Namenskürzel stehen. Das wird durch das/dein Passwort bestätigt/signiert/...
- Wenn du etwas / ein Pflichtfeld vergessen hast, erscheint ein rotes Warnfeld.
- Das musst du dann noch ausfüllen und mit Okay bestätigen.
- Dann musst du das ganze Formular speichern und ausdrucken.
- Falls du etwas korrigieren willst, musst du den Text überschreiben / den Eintrag löschen.

Q

Qualitätsmanagement

- Die Formulare für die Fehlerstatistiken liegen in der Verwaltung.
- Die Hygiene wird laufend überprüft und die Mitarbeiter geschult.
- Die Heimaufsicht und der MDK überprüfen laufend die Zufriedenheit der Bewohner und klären, wenn es mehrfach Beschwerden gibt.

R

Rechtliche Situationen erklären

- Herr Mirow, wir haben jetzt alle Untersuchungen gemacht und denken, dass wir Sie morgen operieren werden. Dazu brauchen wir aber Ihr Einverständnis.
- Sind Sie mit der Operation einverstanden?
- Wenn Sie keine Fragen mehr haben, dann müssten Sie hier bitte die Einverständniserklärung zur Untersuchung / zur OP unterschreiben.

- 有时你需要自由/额外填写，例如详细的跌倒经过。然后这是一个任意文本。
- 如果有目击者，需要填写他们的姓名。
- 当然也需要询问病患跌倒经过。
- 最后需要写入结果和采用的措施：病人怎样安置/包扎/照人片/……
- 表格最后要有名字缩写。这需要通过密码确认/签字/……
- 如果你忘记填写某些/必填内容，会出现一个红色警告文本框。
- 那你必须填写然后点击OK。
- 接下来保存这个表格并打印出来。
- 如果你想要修改什么，需要重写文档/删除填写内容。

Q

质量管理

- 错误数据表格放在管理部门。
- 有关部门会经常检查卫生情况和传授员工卫生知识。
- 如果多次出现投诉，监管机构和医疗服务保险机构就会经常调查病患的满意度。

R

说明法律形势

- 米罗先生，我们现在已经为您做了所有检查，想明天为您手术。为此我们需要您的同意。
- 您同意手术吗？
- 如果您没有疑问，那您需要在这里签署检查同意/手术同意说明。

S

- Möchten Sie wegen der Behandlung erst noch einmal mit Ihren Angehörigen sprechen?
- Haben Sie eine Patientenverfügung?
- Haben Sie noch Fragen zu ...?
- Haben Sie alles verstanden?
- Gibt es etwas, was Sie nicht verstanden haben / was ich Ihnen noch mal genauer erklären soll?
- Sie können sich gerne eine zweite Meinung bei einem Kollegen einholen.

Schichtübergabe

- Auf Zimmer 322 liegt ein Neuzugang, Herr Ming, 68 Jahre alt, mit Prostatakarzinom.
- Auf Zimmer 321 liegt Herr Maier. Er kam gestern zu uns mit V. a. Pneumonie.
- Er/Sie braucht Hilfe beim Waschen/Aufstehen/...
- Frau Kahler von Zimmer 7 hat heute Vormittag zweimal erbrochen.
- Herr Kraft auf Zimmer 342 muss heute Nachmittag zum CT-Abdomen. Der Hol- und Bringdienst ist für 14.00 Uhr bestellt.
- Für Frau Janosch auf Zimmer 3 ist das Labor bereits gerichtet.
- Könntet ihr bitte noch Herrn Wahrig auf Zimmer 2 waschen.
- Frau Ehrhard wurde heute am Waschbecken mobilisiert. Sie war aber noch etwas schwach und braucht weiterhin Unterstützung.
- Herr Roland auf Zimmer 5 ist noch nüchtern. Die OP wurde auf den Nachmittag verschoben.
- Frau Auer fühlt sich heute nicht wohl. Sie klagt über Schwindel. Der Blutzucker war normal. Blutdruck 115 zu 80.
- Herr Altmaier wollte heute nichts essen. Er hatte keinen Appetit.
- Herr Günther klagte beim letzten Durchgang über Kopfschmerzen. Vitalzeichen unauffällig. (Der) Doktor hat 500 mg Aspirin angeordnet.
- Frau Mehrig bekam zur Nacht (z. N.) 20 Tropfen Tramal® gegen Ihre Schmerzen / 10 mg Adumbran® zum Schlafen.
- Die Medikation bei Frau Kohler wurde umgestellt. Sie bekommt ab sofort ...

- 关于治疗您还想要和您的家属谈一下吗？
- 您有病人法令吗？
- 关于……您还有疑问吗？
- 这些您都同意吗？
- 有没有您不同意的地方/需要更准确第说明一下的？
- 您完全可以征求另外一位同事的意见。

换班

- 322房有一位新病人，明先生，68岁，前列腺癌。
- 321房住着迈耶先生。他昨天来的，疑患有肺炎。
- 他/她清洗/起身/……时需要帮助。
- 7号房的卡勒女士今天上午呕吐了两次。
- 342房卡拉夫特先生今天下午必须做腹部CT。接送服务预约为14点。
- 3号房的雅诺士女士已经准备好化验了。
- 你们可以冲洗一下2号房的瓦里希先生吗？
- 艾哈德女士今天要移动到盥洗盆旁。她还很虚弱，仍然需要帮助。
- 5号房的罗兰德先生还保持空腹着。手术被推迟到下午了。
- 奥尔女士今天感觉不舒服。她抱怨说头晕。血糖正常。血压115/80。
- 阿尔特迈尔先生今天什么都不想吃。他没有食欲。
- 君特先生上次走路时抱怨说头疼。主要生命体征无异常。医生给他开了500 mg阿司匹林。
- 梅里希女士晚上需要20滴曲马止痛/10 mg Adumbran®安眠。
- 科勒女士的用药需要调整。她从现在起用……

- Bei Herrn Auer wurden die Klammern entfernt.
- Bei Herrn/Frau ... wurde ein Verbandswechsel (VW) gemacht. Die Wundränder sind leicht gerötet. Die Wunde ist trocken.
- Frau Wohl wird heute entlassen. Sie wird von ihren Angehörigen abgeholt.

das „schwere Gespräch"

- Herr Weiß, leider haben die letzten Untersuchungen gezeigt, dass ...
- Sie wissen wahrscheinlich selbst schon, dass es nicht so gut um Sie steht.
- Sie wissen, dass jede Operation ein Eingriff ist und den Körper belastet.
- Leider sind die Aussichten nicht so gut.
- Haben Sie eine Patientenverfügung/Betreuungsvollmacht?
- Es tut mir wirklich sehr leid, aber ich muss Ihnen ehrlicherweise mitteilen, dass ...
- Ist es Ihnen lieber, wenn jemand aus Ihrer Familie dabei ist, oder sollen wir zu zweit sprechen?

Sicherheits- und Warnhinweise, Rote Liste

- Alle Medikamente haben einen Beipack-/Waschzettel.
- Die Sicherheits- und Warnhinweise gelten für alle Mitarbeiter.
- In der Roten Liste findet man alle Informationen zu den Medikamenten.
- Es wurden manchmal bestimmte/geringe Nebenwirkungen beobachtet.
- Aufbewahrung (wie wird das Medikament gelagert): Das Medikament darf nicht über 25 Grad gelagert werden.
- Der Impfstoff muss kühl/dunkel gelagert werden.
- Die Salbe soll man nach Anbruch / nach dem Öffnen nicht länger als 4 Wochen verwenden.

- 奥尔先生拆除伤口夹。
- ××先生/女士换绷带。创口边缘轻微变红。伤口干了。
- 沃尔女士今天出院。她的家属来接她。

"沉重的对话"

- 维斯先生，您最后的检查显示……
- 您自己可能已经知道了，您的状况不太好。
- 您了解的，每次手术都会给您身体造成压力。
- 可惜前景不是很好。
- 您有病人法令/护理全权受理书吗？
- 很抱歉，但是我必须诚实地告诉您……
- 您想要有家人在场还是我们两个单独谈话？

安全和警告指示

- 所有药物都有一个说明书/商品信息册。
- 所有员工均需要遵守安全和警告指示。
- 在药品名册中，人们可以找到药品的所有信息。
- 有时候还会注有一定/少量的副作用。
- 保存（药物如何存放）：药物存放不超过25℃。
- 本疫苗必须低温/阴暗存放。
- 药膏打开后需在4星期内使用完。

S

Sozialleistungen, Freizeit und Urlaub erfragen

- Gibt es noch andere Sozialleistungen?
- Ja, das ist eine Privatklinik, wir haben die Möglichkeit, uns kostenlos behandeln zu lassen, auch unsere Angehörigen und der Dienstplan sind gut.
- Wir bekommen auch einen Bonus und haben einen eigenen Kindergarten.
- Wie sieht es bei Euch mit den Arbeitsbedingungen aus?
- Die sind Standard, leider gibt es wenig Sozialleistungen, aber das Arbeitsklima ist gut, nicht so stressig und die Kollegen sind sehr nett.
- Gibt es noch andere Vorteile?
- Ja, die Klinik / ... hilft bei allen Fragen, bei der Anmeldung, bei der Wohnungssuche usw.
- Auf was soll ich noch achten, wenn ich über den Vertrag spreche?
- Ich würde über die Urlaubsregelung und die Anerkennung der Berufserfahrung sprechen. Vielleicht werden dir die fünf Jahre Erfahrung angerechnet, dann wirst du höher eingestuft.
- Wie viele Tage Urlaub habe ich?
- Bei uns sind das 30 Tage.
- Was ist mit den Überstunden?
- Die werden in der Regel mit Freizeit ausgeglichen/ausbezahlt/...
- Wie viele Wochenenddienste gibt es pro Monat?
- Das hängt vom Dienstplan ab, aber in der Regel sind es zwei.

sprachliche Probleme ansprechen

- Entschuldigung, das habe ich nicht genau verstanden.
- Was verstehen Sie / verstehst du unter ...?
- Was meinen Sie / meinst du mit ...?
- Wie sagt man das auf Deutsch?
- Ist es richtig, dass ... so viel wie ... bedeutet?
- Ist es in etwa das Gleiche wie ... in meiner Sprache / in meinem Land?
- Haben Sie für Brötchen/Semmel/Schrippe in Österreich ein anderes Wort?
- Kann es sein, dass man im Norden ... und im Süden ... sagt?

询问社会福利，空余时间和假期

- 还有其他社会福利吗？
- □ 是的，我们是一家私人诊所，我们和我们的家属有可能享受免费治疗，值班表安排得也很好。
- □ 我们有津贴，还有自己的幼儿园。
- 你们那里的工作环境怎么样？
- □ 这些是标准，可惜社会福利很少，但是工作环境很好，同事很友好。
- 还有其它好处吗？
- □ 有的，诊所/……会在登记，找房等方面帮忙。
- 关于合同，我需要注意什么？
- □ 我想要谈一下假期规定和工作经验认证。我们可能为你预估五年经验，然后你可以进阶。
- 我有多少天假期？
- □ 在我们医院有30天。
- 如果加班呢？
- □ 那通常会补偿给你空闲时间/支付报酬/……
- 每个月多少天周末班？
- □ 这取决于排班表，但是通常两天。

探讨语言问题

- 抱歉，我没太明白。
- 关于……您/你怎么理解呢？
- 关于……您/你怎么认为呢？
- 这个用德语怎么说？
- 是不是，……和……意思一样？
- 这个是不是和……/用我的语言表达/在我的国家意思一样？
- 在奥地利有没有其他词汇来表达小面包吗？
- 有没有可能，人们在北部说……在南部说……？

T

- Das Wort ... ist heute etwas veraltet, heute sagen wir ...
- ... ist der Fachbegriff, aber bei uns in der Klinik sagen alle ...
- In diesem Zusammenhang passt ... besser.

Sturzprotokolle verfassen

- Frau Emig ist gestürzt, wir müssen ein Sturzprotokoll anlegen.
- Frau Emig ist unsicher/desorientiert/dement/...
- Sie muss nachts oft aufstehen / unterschätzt die Wirkung der Medikamente / macht nachts kein Licht an / ...
- Frau Emig hat sich die Hand / den Oberschenkelhalsknochen / ... gebrochen.
- Sie hat den Notruf / die Notklingel noch erreicht.
- Nach dem Namen des Patienten/Bewohners muss das Datum und die Uhrzeit eingetragen werden.
- Dann folgen Informationen über die Situation, z.B. nachts beim Toilettengang / ...
- Waren andere Personen beteiligt oder gibt es Zeugen, hat den Sturz noch jemand gesehen?
- Wie war die Umgebung? War der Boden nass, das Bett nicht gesichert/...?
- Wo ist der Sturz passiert? Auf der Toilette / im Bad / ...?
- Hat sich Frau Emig verletzt / etwas gebrochen / ...?
- Welche Maßnahmen hast du nach dem Sturz ergriffen?
- War Frau Emig sturzgefährdet / war sie vorher sicher / schon unsicher / ...?
- Muss Frau Emig in Zukunft besser fixiert werden? Braucht Sie ein Pflegebett / einen Rollator / eine Gehhilfe / ...?

Tabus und Tabuwörter klären

- Entschuldigung, aber das Wort ... ist sehr umgangssprachlich, bei uns / hier sagt man besser ...
- Statt ... würde/sollte man besser ... sagen.
- Um das auszudrücken, sagt man besser ...
- Dieses Wort würde ich hier lieber nicht gebrauchen, hier sagt man ...

- 这个词……如今有点过时了，现在我们说……
- ……是专业概念，但是在诊所里所有人都说……
- 在这种情况下……更合适。

书写跌倒报告

- 埃米希女士跌倒了，我们必须制作一个跌倒报告。
- 埃米希不太稳定/无判断力/有些发狂/……
- 她经常起夜/低估了药效/夜里没有开灯/……
- 埃米希女士摔断了手/股骨颈。
- 她按了紧急呼救。
- 在病患名字后填写日期和时间。
- 然后是关于跌倒情况的信息，例如夜里上厕所的时候/……
- 其他人也有参与或有没有其他证人，有人看到他（她）跌倒吗？
- 周围环境怎么样？地面是湿的吗？床不稳定吗/……？
- 在哪里跌倒的？在厕所/浴室/……？
- 埃米希女士受伤了/哪里骨折的/……？
- 跌倒后需要采取哪些措施？
- 埃米希女士容易跌倒/之前很稳/已经不稳/……？
- 以后需要对埃米希女士更加关注？她需要一个护理床/助步车/拐杖/……？

说明禁忌和禁忌词汇

- 抱歉，这个词/……很口语化，在我们这里/这里人们说……会好一些。
- 人们会/应该说……而不是……
- 人们可以说……来更好地表达这个意思。
- 这个单词我不太喜欢使用，在这里人们说……

- Den Ausdruck kann man vielleicht im Freundeskreis benutzen, hier sagt man besser ...
- Entschuldigung, ich weiß nicht, wie ich das gegenüber der Patientin sagen soll.
- Was rätst du / raten Sie mir, was soll ich machen/sagen, wenn ...
- Es ist mir ein bisschen / sehr unangenehm, aber ich muss das Thema ... ansprechen.
- In meiner Heimat/Kultur ist das ein großes Tabu, wie ist das hier?
- Es tut mir leid, aber ich muss jetzt ein sehr ernstes Thema ansprechen.
- Dieses Thema ist in meiner Heimat / in Deutschland tabu, d.h. man spricht es besser nicht an.
- Über solche Themen sprechen wir eigentlich nur mit guten Freunden / ...

Telefonate mit Angehörigen nach einer Einlieferung

- Guten Tag, hier ist Frau Endres. Meine Mutter ist gestern operiert worden. Ich möchte nachfragen, wie es ihr geht. Sie liegt auf Station 4.
- Einen Moment, ich verbinde Sie mit dem Arztzimmer auf der 4.
- Dr. Gruber, Station 4.
- Hier Endres, ich wollte mich erkundigen, wie es meiner Mutter geht. Ist sie schon aufgewacht?
- Ihre Mutter ist schon wieder wach / schläft noch. Ihr geht es den Umstanden entsprechend / gut / noch nicht so gut / ...
- Kann ich Sie heute schon besuchen?
- Sie können heute Nachmittag kommen , aber kommen Sie bitte zunächst allein, sie braucht noch etwas Ruhe.

- Guten Tag, hier ist Kahle. Wie geht es meinem Sohn? Haben Sie schon einen Befund / ein Ergebnis?
- Augenblick bitte – im Moment noch nicht, ich werde aber gleich im Labor nachfragen / im PC nachsehen.

- Guten Tag, hier ist Hofer. Könnte ich bitte Dr. Erhard sprechen?
- Leider nicht, er ist gerade auf Visite / im OP / .... Kann er sie zurückrufen? / Kann ich etwas ausrichten? / Um was geht es bitte?

- 这个表达方式可能只用于朋友之间，在这里人们说……会好一些。
- 抱歉，我不知道，面对病人应该怎么表达。
- 你/您建议我，我该做/说些什么，当……
- 这对我来说有点/非常不舒服，但是我必须谈论这个话题……。
- 在我的家乡/文化中，这是个很大的禁忌，在这里呢？
- 抱歉，我现在需要讨论一个非常严肃的话题。
- 这个话题在我的家乡/德国时禁忌，也就是说，人们最好不要谈论这个。
- 这些话题我们只会和好朋友/……谈论。

关于入院和家属进行通话

- 您好，我是恩德雷斯女士。我的母亲昨天进行了手术。我想要问一下，她现在怎么样。她在4号科室。
- 稍等，我为您接通4号科室医生电话。
- 我是4号科室的格鲁伯医生。
- 我是恩德雷斯，我想要了解一下，我母亲怎么样了。她已经醒了吗？
- 您母亲还很虚弱/还在睡觉。她的状况正常/好/不太还/……
- 我可以看望她吗？
- 您可以今天下午来，但是请您自己来，她需要安静。
- 您好，我是卡勒。我的儿子怎么样了？您已经有鉴定结果/结果了吗？
- 请稍等，现在还没有，我马上问一下化验室/查看一下电脑。
- 您好，我是霍弗。我可以和艾哈德医生通话吗？
- 可惜不能，他现在在巡视病房/在手术/……。他可以给您回电话吗？/我可以帮您转达些什么？/关于什么呢？

T

- □ Ich wollte mich erkundigen, wann mein Vater, Hans Hofer, entlassen wird / in die Reha kommt / ...
- ■ Das kann ich Ihnen nicht sagen, bitte rufen Sie später, nach 14 Uhr noch einmal an. / Da darf ich Ihnen keine Auskunft geben, das müssen Sie direkt mit den Ärzten klären.

- □ Guten Abend, hier ist Roth, meine Tochter ist heute bei Ihnen eingeliefert worden. Was ist denn passiert?
- ■ Ihre Tochter hatte einen Autounfall, es geht ihr aber soweit gut.
- □ Können Sie mir nichts Genaueres sagen?
- ■ Ich kann/darf Ihnen leider keine genauere Auskunft geben, da müsste ich Sie mit der diensthabenden Ärztin verbinden.
- □ Danke, das wäre sehr nett.

Telefonate beenden

- ■ Auf Wiederhören! Tschüss! / Bis gleich! / ....
- ■ Vielen Dank für Ihren Anruf.
- ▮ Danke für die Information.
- ■ Danke für Ihre Hilfe.
- ■ Ich habe Ihr Anliegen / Ihre Meldung / Ihren Wunsch notiert und werde es/sie/ihn weiterleiten.
- ■ Bitte versuchen Sie es später noch einmal.
- ■ Das haben wir geklärt, können Sie die anderen Fragen bitte schriftlich per E-Mail reinschicken.
- ■ Das mag sein, aber diese Fragen sollten wir nicht am Telefon besprechen, sondern in einem persönlichen Gespräch klären.
- ■ Ich melde mich nächste Woche / morgen / ... wieder bei Ihnen.

Telefonieren: sich melden, weiterverbinden

externe Telefonate

- ■ Klinikum Waldstraße, Wagner, Rezeption.
- ■ Guten Tag, hier ist Schwester Naomi, Station 3.
- ■ Gefäßchirurgie, Station 3, Pfleger Karl, guten Morgen.
- ■ Seniorenresidenz Bergheim, mein Name ist Höfl. Wie kann ich Ihnen helfen?
- ■ Pflegedienst Fröhlich, Sie sprechen mit Pfleger Emil. Was kann ich für Sie tun?

□ 我想要了解一下，我父亲，汉斯·霍弗什么时候出院/康复/……

■ 这个我不能告知您，请您稍后再打来，14点以后。/这个我给不了您回答，您必须直接和医生商讨。

□ 晚上好，我是霍特，我的女儿今天入院。到底发生什么了？

■ 您的女儿发生了车祸，不过目前她还好。

□ 您能说得更详细些吗？

■ 可惜我不能给您准确的回答，您必须直接和值班医生通话。

□ 谢谢，这太好了。

挂电话

■ 再见！再见！/一会儿见！/……

■ 感谢您来电。

■ 谢谢提供信息。

■ 谢谢您的帮助。

■ 我们已经记下您的请求/申请/愿望并会转达的。

■ 请您稍候再打来。

■ 这个我们已经解释过了，您可以将其他问题通过电子邮件寄送给我们。

■ 这很有可能，但是这些问题我们不能通过电话回答您，我们可以通过亲自会面探讨。

■ 我下周/明天/……再给您打电话。

打电话：接电话，转接，外来电话

■ 瓦尔特大街诊所，瓦格纳，前台。

■ 您好，我是内奥米护士，3号科室。

■ 血管外科，3号科室，卡尔护工，早上好。

■ 贝尔克海姆养老院，我的名字是胡佛。有什么可以帮您的吗？

■ 弗豪里希护理服务，我是埃米尔护工。有什么可以为您做的吗？

T

□ Können Sie mich bitte mit der Stationsärztin verbinden?

■ Einen Moment bitte, ich verbinde.

■ Frau Dr. Becker ist gerade nicht am Platz, kann sie Sie zurückrufen?

■ Bitte geben Sie mir Ihre Nummer. / Unter welcher Nummer sind Sie erreichbar?

□ Unter der 0811 23 43 57.

■ Ich wiederhole, Ihre Nummer ist null-acht-eins-eins zwei-drei vier-drei fünf-sieben.

□ Richtig!

■ Frau Dr. Becker ist nicht am Platz, Sie hat die Durchwahl -11. Sie können es gern später noch einmal versuchen.

■ Der Apparat von Frau Dr. Becker ist gerade besetzt / Frau Doktor Becker spricht gerade, wollen Sie warten oder später noch einmal an rufen?

□ Guten Morgen, hier Mayer. Meine Mutter ist gestern bei Ihnen eingeliefert worden. Können Sie mir sagen, auf welcher Station sie liegt?

■ Wie heißt Ihre Mutter mit Vornamen?

□ Anna Mayer, Mayer mit a und Ypsilon, und e Er am Schluss.

■ Ihre Mutter liegt auf der Inneren (Station 3), Zimmer 324. Moment, ich verbinde Sie erst einmal mit dem Stationszimmer.

■ Soll ich Sie verbinden?

□ Guten Tag, hier ist Büding. Könnte ich bitte den Stationsarzt Dr. Groß sprechen?

■ Tut mir leid, der ist heute nicht im Haus. Wollen Sie eine Nachricht für ihn hinterlassen?

□ Gern, bitte notieren Sie, dass er mich morgen zurückrufen soll. Ich möchte ihn fragen, wann meine Mutter voraussichtlich entlassen wird / ob meine Mutter in eine Reha kommt / wie ...

■ Gern, bitte geben Sie mir Ihre Nummer. Oder ist das die, die ich auf dem Display sehe: 85 73 445?

□ Ja, das ist sie. 85 73 445.

■ Ich wiederhole 85 73 445.

□ Danke! Auf Wiederhören!

□ 我可以和科室医生通话吗?

■ 请稍等,我为您接通。

■ 贝克医生现在不在,可以让她稍后给您回电话吗?

■ 请您告诉我您的号码。拨打哪个电话号码可以找到您呢?

□ 拨打 0811 23 43 57。

■ 我重复一下,您的号码是0811 23 43 57。

□ 对的!

■ 贝克医生现在不在,她的分机号码是11。您可以稍后再拨打一遍。

■ 贝克医生的电话现在占线,您想继续等待还是稍候打来?

□ 早上好,我是迈耶。我母亲昨天入院。能不能告诉我她在哪个科室?

■ 您母亲叫什么名字?

□ 安娜·迈耶,Mayer以a开头后面一个y,最后是er。

■ 您母亲在内科(3号科室),324房。稍等,我为您接通科室电话。

■ 需要我为您接通吗?

□ 您好,我会Büding。我可以和科室格罗斯医生通话吗?

■ 抱歉,他现在不在医院。您想要给他留言吗?

□ 可以,请您记一下,它明天早上回复我。我想想要问一下她,我母亲预计什么时候出院/我母亲是否康复/……。

■ 可以,请您告诉我您的电话号码。或者是不是现在屏幕显示的这个号码:85 73 445?

□ 对的,就是这个。85 73 445。

■ 我重复一下,85 73 445。

□ 谢谢!再见!

T

- Seniorenheim Marta Maria, ... (Name), was kann ich für Sie tun?
- □ Ich möchte gern mit jemandem aus der Verwaltung sprechen.
- Ich verbinde / Ich stelle Sie mal durch.
- Hören Sie, dort meldet sich gerade niemand, wollen Sie es später noch einmal versuchen oder sollen wir zurückrufen? Dann geben Sie mir bitte Ihre Nummer.

- Guten Tag, Frau Kurz. Klinikum Bonn, Chirurgische Abteilung, Doktor Becker. Sind Sie die Tochter von Emma Kurz? / Spreche ich mit Frau Kamp / der Tochter von ...?
- Guten Morgen, hier spricht Doktor Kempter von der Kardiologie. Könnte ich bitte den diensthabenden Chirurgen/Kollegen der Chirurgie sprechen.

telefonisch Fragen beantworten, nachfragen, Verständigung sichern

- □ Spreche ich mit dem Waldklinikum?
- Ja, hier ist das Waldklinikum Gauting, Müller am Apparat. Was kann ich für Sie tun?
- □ Kann ich bitte meine Tante, Frau Frei, sprechen?
- Gern, geben Sie mir bitte noch den Vornamen, dann kann ich Sie verbinden.

- □ Mit wem habe ich gesprochen?
- Mit Frau Ludstein von der Sozialberatung / ....

- □ Hier Nesterenko. Ich möchte gern meinen Bruder sprechen, Herrn Dimitrov, er liegt bei Ihnen im Krankenhaus.
- Wie heißt Ihr Bruder?
- Können Sie das buchstabieren / Wie schreibt man das?
- □ (gesprochen) De I eM I Te eR O Vau, D I M I T R O V.
- Verstanden. Ich verbinde Sie mit seinem Zimmer, die Durchwahl ist -345.
- □ Danke und auf Wiederhören!
(s.a. Buchstabiertafel S. 215f.)

Manchmal wird das Gespräch unterbrochen oder man hat etwas nicht ganz verstanden, dann muss man nachfragen:
- Wie bitte? Können Sie das bitte noch einmal wiederholen?

- 玛塔·玛丽亚养老院，我是……（名字），有什么可以帮您的？
□ 我想要和管理部门的人通话。
- 我帮您接通/转接。
- 那边现在没有人接听，您想要稍后再打来还是我们给您回电话？请您告诉我您的电话号码。
- 您好，库尔兹女士。波恩诊所，外科，贝克医生。您是艾玛·库尔兹的女儿吗？
- 早上好，我是心脏科坎普顿医生。我可以和外科值班同事/外科同事通话吗？

电话回答提问，询问问题，确认通话内容

□ 您是瓦尔特诊所吗？
- 对的，这里是高廷的瓦尔特诊所，我是穆勒。我可以为您做什么吗？
□ 我可以和我的姨妈，弗莱女士通话吗？
- 可以，请您告知我她的名字，我为您接通。
□ 请问和我通话的是？
- 我是社会咨询/……的路德施泰恩女士。
□ 我是内斯特连科。我想要和我哥哥通话，季米特洛夫先生，他在你们医院。
- 请问您哥哥叫什么名字？
- 您可以拼写一下吗/怎么写呢？
□ （口头）De l eM I Te eR O Vau, D I M I T R O V.
- 明白了。我为您接通他的房间，分机是345。
□ 谢谢，再见！
（参见解释发音一览表，393页）
有时通话会被打断或听不太明白通话内容，您就需要马上询问：
- 什么？您可以再重复一遍吗？

T

- Können Sie das bitte / die letzten Zahlen / den letzten Wert / ... noch einmal wiederholen.
- Können Sie bitte etwas lauter/langsamer/deutlicher sprechen.
- Nicht so schnell bitte, ich muss das notieren.
- Habe ich Sie richtig verstanden? Sie sagten ...

- Also, der Hb ist 13 und die Thrombos 280.000.
- ☐ Ja, richtig/genau.
- Ich glaube, wir haben uns missverstanden, meinen Sie ...

- Die Leitung / Die Verbindung war gerade unterbrochen. Also noch einmal ...
- Mit wem habe ich gesprochen?
- Können Sie das bitte buchstabieren.
- Ich buchstabiere: eN, I, E, eM, eL , A-Umlaut, eN, De, eR, Niemländer.

telefonisch den Haus-/Beleg-/Notarzt rufen

- Praxis Dr. Berg, Maria am Apparat.
- ☐ Guten Tag, hier ist Schwester Svetlana von der Seniorenresidenz Bergheim. Können Sie bitte Frau Dr. Arnold sagen, dass sie morgen bei uns vorbeischaut.
- Mach' ich, die Frau Doktor kommt dann morgen zu Ihnen ins Haus. Um 14 Uhr.
- ☐ Gut, danke, dann informiere ich die Wohnbereiche/Abteilungen.

- Rettungsleitstelle Nord, Pfister.
- ☐ Pflegedienst Oberländer, Pfleger Emil. Wir sind gerade in der Wohnung von Frau Müller. Sie ist gestürzt und es besteht der Verdacht auf Oberschenkelhalsbruch. Wir brauchen dringend einen Notarzt/Rettungswagen.
- Okay. Wir schicken sofort einen. Wohin soll er kommen?
- ☐ In die Gartenstraße 14, 2. Stock bei Müller. Wir warten und versorgen Frau Müller bis dahin.

telefonisch eine Nachricht hinterlassen

Oft kann man den gewünschten Gesprächspartner nicht direkt erreichen. Dann hört man z. B. folgenden Text:

- 您可以把这个/最后的数字/最后的值/……再重复一遍吗?
- 您可以大声一点/慢一点/清楚一点说吗?
- 请不要说这么快,我要记录下来。
- 我理解得对吗? 您说……
- 血红蛋白值是13,血栓 280 000。
□ 对的。
- 我认为,我们理解错了,您的意思是……
- 线路中断了。那我再说一遍……
- 请问和我通话的是?
- 您可以拼写一下吗?
- 我拼写一下:eN, I, E, eM, eL, Ä-Umlaut, eN, De, E, eR, Niemländer.

呼叫家庭医生/协作医生/急救医生

- 我是诊所的玛利亚·贝格医生。
□ 您好,我是Bergheim养老院的斯维特拉娜护士。您可以告诉阿诺德医生一声,请她明天到我们这里来一趟?
- 可以,阿诺德明天去您那里一趟。14点。
□ 好的,谢谢,那我通知住院处/科室。
- 救援指挥中心,我是普菲斯特·诺德。
□ Oberländer护理服务,我是护工埃米尔。我们现在在穆勒女士的公寓里。她摔倒了,可能股骨颈骨折。我们急切需要急救医生/救护车。
- 好的。我们马上派过去一位。地址是哪里呢?
□ 在Gartenstraße 14号,3层,穆勒家。我们在这里等着,照顾穆勒女士直到您来。

电话留言

当人们不能直接找到想要通话的对象时,经常会听到以下内容:

T

Hier ist der Anrufbeantworter / die Mailbox von Thomas Müller.
Ich bin im Moment nicht erreichbar, Sie können mir aber gern eine
Nachricht hinterlassen. Ich rufe Sie dann umgehend zurück.

Als Antwort ist möglich:
- Hier ist Melanie Meier, meine Telefonnummer ist
089 13 44 56 27. Bitte rufen Sie mich baldmöglichst zurück. Es
geht um ...

Manchmal wird auch eine E-Mail-Adresse als Kontakt angegeben,
z.B.: Sie können mich auch per E-Mail erreichen, die Adresse ist:
th.mueller@bayern.de (gesprochen: Te-Ha-Punkt-eM-U-E-Doppel-
el-E-eR-@=et-Be-A-Ypsilon-E-eR-eN-Punkt-De-E – alles klein
geschrieben).

telefonisch ein Transportteam, ein Taxi, Ware bestellen

- Hier Schwester Nataliya, Seniorenresidenz Bergheim. Wir
möchten ein Taxi bestellen. Können Sie uns in zehn Minuten
eins schicken? Die Adresse ist Waldstraße 22.
- ☐ Gern, das Taxi kommt in zehn Minuten.
- Danke, bitte melden Sie sich an der Rezeption.

- Sanitätshaus Dorfner. Florian Dorfner am Apparat.
- ☐ Ambulanter Pflegedienst, Pfleger Emil. Wir bräuchten wieder In-
kontinenzvorlagen Größe M für Frau Müller, in der Gartenstraße 4.
- Wie viele Pakete brauchen Sie?
- ☐ Bitte liefern Sie drei Pakete.
- Machen wir gerne, die Lieferung kommt am Mittwochvormittag.

- Station 6, Pfleger Thomas am Apparat. Wir bräuchten dringend
noch vier Kartons Ringerlösung. Können Sie die heute noch
bringen?

- Hallo, hier Schwester Maria von der Inneren, Station 2. Wir
bräuchten einen Patientenbegleitdienst um 14.00 Uhr für Frau
Meier. Sie muss im Rollstuhl zum ...

- Hallo, hier die Urologie Männer, Pfleger Luis. Wir brauchen für
15.00 Uhr einen Hol- und Bringdienst ins Labor.

我是托马斯·穆勒的自动应答/邮箱。

我现在不在，您可以给我留言。我马上回复您。

有以下回答方式：

- 我是迈耶女士，我的电话号码是：

089 13 44 56 27.

有时也需要给出邮箱地址，例如：您可以通过电子邮件联系到我，邮箱是：th.mueller@bayern.de （说：Te-Ha-Punkt-eM-U-E-Doppel-el- E-eR-@=et-Be-A-Ypsilon-E-eR-eN-Punkt-De-E-所有均小写）。

打电话给传送小组，预约出租车，商品

- 我是贝尔克海姆养老院的娜塔莉亚护士。我们想要预约一辆出租车。您可以十分钟之内派一辆车过来吗？地址是瓦尔特大街22号。
- 可以，出租车十分钟之内到。
- 谢谢，请您在前台登记一下。

- 多夫纳医疗保健所。我是佛罗莱恩·多福诺。
- 门诊护理服务所，我是护工埃米尔。我们又需要为穆勒女士订M号失禁垫，在花园大街4号。
- 您需要多少包？
- 请您给我送来三包。
- 好的，周三上午发货。

- 6号科室，我是护工托马斯。我们急切需要四箱林格氏溶液。您今天可以带过来吗？

- 你好，我是2科室内科的安娜护士。我们的病人迈耶女士14点需要病人陪同服务。她需要乘坐轮椅去……

- 你好，我是泌尿外科护工路易斯，我们15点需要一个去化验室的接送服务。

T

- Guten Morgen, Klinikum Mannheim, Gynäkologie, Station 4. Ich möchte für 10.00 Uhr einen Krankentransport liegend/sitzend nach Freudenstadt bestellen.

telefonisch Werte erfragen und notieren

- Hallo Svetlana, was hat denn Frau Müller jetzt für einen Blutdruck?
- ☐ Zuletzt 170 zu 95.
- Oh, der ist hoch, habe ich dich richtig verstanden, 170 zu 95?
- ☐ Ja, richtig.

Termine und Untersuchungen vereinbaren

- Hallo, hier Schwester Ana von der Station 3. Wir bräuchten für unsere Patientin, Frau Müller, einen Termin für einen Röntgen-Thorax *(bj.)*. Wann könnt Ihr das machen?
- ☐ Im Moment nicht, aber in einer Stunde, also um 10 Uhr.
- Gut, dann schicken/bringen wir sie um zehn zu euch. Wiederhören.

- Hier Schwester Nataliya, Seniorenresidenz Bergheim. Unser Herr Feist ist aus der Reha zurück und braucht jetzt regelmäßig Krankengymnastik. Wann könnte jemand vorbeikommen?
- ☐ Moment, ich sehe mal nach. Ja, die Sonja / Frau ... kommt dienstags zu euch ins Haus, sie könnte Herrn Feist um 15 Uhr übernehmen.
- Schön, dann merke ich das vor / dann notiere ich, Dienstag 15 Uhr. Danke!

- Hallo, Unfallambulanz, Pfleger Emil. Wir haben gerade einen Motorradunfall reinbekommen, Schädelverletzung. Wir brauchen dringend ein Röntgen/Kernspint ...
- ☐ Ja, kommt gleich/sofort rüber, wir bereiten alles vor.

- Guten Morgen, Schwester Maria von der Gynäkologie. Unsere Patientin, Frau Schäfer, soll heute zu euch verlegt werden. Wann können wir sie bringen?
- Guten Abend, Pfleger Luis von der Ambulanz. Wir bringen euch gleich Herrn Möller mit V.a. Nierensteine.

- 早上好，这里是曼海姆诊所，妇科，我想要预约10点的病人接送服务到弗罗伊登施塔特，病人需要躺着/坐着。

电话询问检查值和记录

- 你好，斯维特拉娜，穆勒女士的血压现在是多少？
- □ 最近一次是170/95。
- 哦，那有点高，我理解得对吗，170/95？
- □ 对的。

预约安排和检查

- 你好，我是3科室的安娜护士。我们需要为我们的病人，穆勒女士预约一次胸片照射？她什么时候可以做呢？
- □ 现在不行，在一个小时以后，也就是10点。
- 好的，十点我带病人过去/把病人送过去。再见。
- 我是贝尔克海姆养老院的娜塔莉亚护士。我们的菲斯特先生已经康复，现在需要定期做物理治疗。哪位大约什么时候过来一下？
- □ 稍等，我查看一下。好的，索尼娅/……女士过去。
  她周二去你们医院，15点为菲斯特先生做治疗。
- 好的，那我标记一下，周二15点。谢谢！
- 你好，我是急诊室的埃米尔护工。我们这里有一位摩托车事故患者，头颅受伤。我们需要马上拍片/核磁共振……
- □ 好的，马上过来，我们准备好所有东西。
- 早上好，我是妇科的玛利亚护士。我们的病人舍费尔女士今天移交到你们那里。我们什么时候带她过来？
- 晚上好，我是门诊的护工路易斯。我们现在把疑患有肾结石的莫勒先生带过去。

U

Übergabe nach der OP

= Bei Herrn Schumann wurde eine radikale inguinale Orchiektomie
  bei (einem) Hoden-Karzinom/... gemacht.
▪ Die OP wurde in Vollnarkose durchgeführt.
▪ Patient ist wach, ansprechbar und orientiert.
▪ Während der OP gab es keine besonderen Vorkommnisse. Patient
  bekam 500 ml Eigenblut/Fremdblut.
▪ Die OP hat von ... bis ... gedauert.
▪ Der Patient ist/war während der OP kreislaufstabil.
▪ Er hatte eine hypo-/hypertone Phase und bekam ... i.v.
▪ Blutdruck, Puls, Temperatur und Atmung waren unauffällig.
▪ Der Hb-Wert war post-OP ...
▪ Die Blutgasanalyse war unauffällig / in Ordnung.
▪ Er hat einen Abbocath rechts / eine Braunüle links / einen
  zentralen Venenkatheter (ZVK) rechts / einen Dauerkatheter (DK)
  / eine Magensonde / eine Redon-Drainage rechts/links.
▪ Verband ist trocken/unauffällig/leicht durchgeblutet.
▪ Er hat noch keinen / hat bereits Spontanurin gelassen.
▪ Gegen die Schmerzen hat er 1 Ampulle Tramal® in 100ml NaCl
  erhalten.
▪ Er hat 500 ml Ringer i.v. erhalten. Infusion und Antibiotikum
  nach Plan.

Überwachung/Verordnungen postoperativ

▪ ZVD-Kontrolle/Vitalzeichenkontrolle alle ... Minuten.
▪ Messen Sie bitte alle ... Minuten/Stunden Blutdruck/Puls/
  Temperatur/ZVD/BZ/...
▪ Ein- und Ausfuhrkontrolle ist bis morgen früh angeordnet.
▪ Emil, bitte kontrollieren Sie Ausfuhr / die Ausscheidung / die
  Drainagen / den Wundverband von Herrn Eder.
▪ Hb/Hkt/BB/BZ/Elektrolyte müssen noch mal um 16.00 Uhr
  kontrolliert werden.
▪ Morgen früh soll ein Röntgen-Thorax gemacht werden.
▪ Bei Bedarf bekommt Patient 30 Tropfen Tramal®.

U

手术后的转接

- 舒马赫先生因为睾丸癌，需要在腹股沟进行完全睾丸切除术。
- 手术需要全麻。
- 病人醒了，可以说话和辨别方向。
- 手术过程中无特别情况。病人输了500 ml 本体血/他人血。
- 手术从 …… 持续到……
- 病人在手术中血液循环稳定。
- 他有一个张力减退/过强的过程，需要静脉注射……
- 血压，脉搏，体温和呼吸一切正常。
- 血红蛋白值手术后……
- 血气分析无异常/正常。
- 他右侧有个一插管/ 左侧一个塑料导管 / 右侧有个中心静脉导管 / 一个永久导管/一个胃管/左侧（右侧）一个吸抽引流管。
- 绷带是干的/无异常/略微渗血。
- 他还没有/他已经有尿了。
- 她/她为了止痛输了含有一针剂曲马多的100 ml 氯化钠。
- 他输入 500 ml林格液，按计划输液和服用抗菌素。

术后监督和医嘱

- 每……分钟进行中心静脉压检查/重要特征检查。
- 请您每……分钟/小时测量血压/脉搏/体温/中心静脉压/血糖/……
- 明天早上整理摄入和排出记录。
- 埃米尔，请您检查埃德尔的排泄/绷带情况。
- 血红蛋白/血球容积/血象/血糖/电解质值16点必须再检查一遍。
- 明天早上需要拍一个胸部X片。
- 如需要，请给病人30滴曲马多。

V

- Wenn Herr Eder große Schmerzen hat, können Sie ihm ... geben.
- Frau Eberl soll für die Nacht / für die nächsten Tage folgende Medikamente / ... Milliliter ... bekommen.
- Schwester Mira, tragen Sie bitte ... ins Überwachungsprotokoll ein.
- Patient muss bis ... nüchtern bleiben / darf um ... Uhr trinken/ essen.
- Herr Eder darf ab heute Nachmittag wieder etwas trinken. Ab morgen darf er leichte Kost essen.
- Patient hat Bettruhe bis ... / darf am Abend mobilisiert werden.

Untersuchungen anordnen

- Bitte lassen Sie noch eine Röntgenaufnahme / ein CRT, ein kleines Blutbild (BB), ... machen.
- (Schwester) Maria, Herr Müller bekommt ...
- Bitte wechseln Sie den Verband und legen Sie eine neue Drainage.
- Wir müssen uns die Wunde noch einmal ansehen.
- Schwester Marga, wir müssen alle zwei Stunden Blutdruck und Puls kontrollieren.

V

Verabschiedung von Patienten

- Also, Frau Leicht, dann erholen Sie sich weiter gut.
- Gute Besserung! Auf Wiedersehen!
- Falls es später noch Fragen/Probleme/Wünsche gibt, sagen Sie es der Schwester und/oder lassen Sie mich rufen.

Vorstellen – mit Funktion und Ausbildung

- Das ist unser neuer Kollege Pedro.
- Das ist unsere neue Stationsärztin, Frau Doktor Ratiskaya. Sie kommt aus ... .
- Darf ich vorstellen, das ist Monika / Frau Sanchez aus ...
- Ich möchte euch unsere neue Kollegin, Frau ... vorstellen.

- 如果埃德尔晚上疼痛剧烈的话，可以给他……。
- 艾贝尔女士夜里/接下来的几天需要服用以下药物/……毫升……。
- 米拉护士，请您填好监控报告。
- 病人必须保持空腹直到……/可以在…… 点钟喝水/吃东西。
- 埃德尔先生从今天下午起可以喝些水。但是明天开始只能吃清淡食物。
- 病人需要卧床直到……/晚上可以活动。

安排检查

- 请您做一个X片/阴极摄像管，一个小血象。
- （护士）玛利亚，穆勒先生有……
- 请您更换一下绷带并安装导流管。
- 我们必须再检查一次伤口。
- 玛加护士，我们必须每两个小时检查一次血压和脉搏。

和病人告别

- 莱西特女士，希望您之后好好修养。
- 祝您早日康复！再见！
- 如果您还有疑问/问题/想法，您可以告诉护士和/或叫我。

介绍——职务和教育

- 这位是我们新来的同事佩德罗。
- 这位是我们病房新来的医生，哈提斯卡亚女士。她来自……
- 请允许我介绍一下，这位是来自……的莫妮卡/ 桑切斯女士。
- 我想向你们介绍一下新来的同事，……女士。

- Guten Morgen, ich bin Schwester (Sr.) Monica und komme aus Portugal. Dort habe ich auf der Chirurgie gearbeitet / ein Studium / eine Ausbildung als Intensivpflegerin/... gemacht.
- Das ist Pfleger Marius Fink, er fängt heute im Wohnbereich 5 an.
- Hallo, ich bin Frau Kraus, die neue Gesundheits- und Krankenpflegerin auf Station.
- Guten Morgen, mein Name ist Barbara. Ich bin hier die Stationsleitung.
- Guten Tag, ich bin Frau Maier, die Pflegedienstleitung (PDL).
- Mein Name ist Doktor ..., ich bin der neue Oberarzt/Stationsarzt/ Assistenzarzt/Anästhesist/...
- Ich arbeite auf Station 3 und bin Kardiologe/...

W

Waschen

- Herr Götz, können Sie sich selbst waschen oder brauchen Sie Hilfe/Unterstützung?
- Soll ich Ihnen ans Waschbecken helfen?
- Wo haben Sie Ihren Waschlappen / Ihr Handtuch / Ihre Zahnbürste / Ihren Kamm/Rasierapparat / Ihre Hautcreme?
- Bitte waschen Sie sich das Gesicht, die Arme und den Oberkörper.
- Ich wasche Ihnen jetzt den Rücken / die Beine / die Füße.
- Frau Mayer, Sie dürfen sich heute duschen / wir möchten Sie heute baden.
- Herr Bauer, Sie dürfen zum Waschen nicht aufstehen. Sie haben noch Bettruhe, ich bringe Ihnen eine Waschschüssel und helfe Ihnen bei der Körper-/Mundpflege / beim Waschen.
- Ist die Wassertemperatur so angenehm?
- Sie bekommen von mir ein frisches Krankenhaushemd/Flügelhemd.
- Sie können sich nach dem Waschen Ihren Schlafanzug / Ihr Nachthemd / Ihren Bademantel anziehen.

Wegbeschreibungen von Kollegen erfragen und verstehen

- Kannst du mir bitte sagen, wo die Sonographie ist / wie ich zur Sonographie komme?

- 早上好，我是护士莫妮卡，来自葡萄牙。我在那里从事过外科方面的工作/学习/重病特别护理培训/……
- 这位是马吕斯·芬克护工，他今天开始再5号住院区工作。
- 你好，我是克劳斯女士，病房里新来的卫生和护理护士。
- 早上好，我的名字是芭芭拉。我是这的科室主管。
- 您好，我是迈耶女士，执勤护士长（PDL）。
- 我是……医生，我是新来的主治医生/住院处医生/助理医生/麻醉医师/……
- 我在3号病房工作,我是心脏病专科医生/心脏病科医师/……

清洗

- 格茨先生，您可以自己洗澡还是需要帮忙?
- 要我帮您走到洗手盆旁吗?
- 我帮您走到洗手盆旁。
- 您的浴巾/毛巾/牙刷/梳子/剃须刀/洗面奶在哪儿?
- 请您清洗脸、胳膊和上半身。
- 我帮您清洗背部/腿/脚。
- 迈耶女士，您今天可以洗澡了/我们今天想要帮您洗澡。
- 鲍尔先生，您在洗澡时不可以站立。您应该卧床休息，我给您拿来一个洗脸盆，帮您护理身体/清洗身体/护理口腔。这个水温可以吗?
- 您可以从我这得到一套新的病号服。
- 您可以在洗完澡穿上您的睡衣/浴衣。

向同事问路

- 你可以告诉我，超声波检查室在哪儿吗? /我怎么可以去超声波检查室?

W

□ Geh/Fahr mit dem Aufzug in den dritten Stock, dort ist sie.
■ Wo bitte geht's zum Röntgen / zur Röntgenabteilung?
■ Wo ist der OP-Trakt?
■ Wo finde ich das EKG?
□ Im zweiten Stock.
■ Ist es richtig dass das Labor im Keller ist?
□ Ja das stimmt.

■ Wo ist auf unserer Station der Geräteraum?
□ Im Gang ganz hinten, neben dem unreinen Raum.
■ Wo hat der Chefarzt sein Untersuchungs-/Sprechzimmer?
□ Das ist im Gang gegenüber.
■ Elena, geh mal auf die Eins (das Untersuchungszimmer 1), der Chef ist schon drin.
□ Hab' ich dich richtig verstanden? Der Chef wartet schon in Raum 1?

Wegbeschreibung für Patienten und Angehörige

■ Schwester, ich soll in die HNO (Hals-Nasen-Ohren)-Abteilung. Wie komme ich da hin?
□ Den Flur entlang durch die Glastür und dann fahren Sie mit dem Lift in den 4. Stock. Dort ist die HNO. Melden Sie sich im Stationszimmer.
■ Kann man sich im Haus etwas zu trinken kaufen?
□ Ja, im Erdgeschoss neben der Cafeteria ist ein Kiosk.
■ Wo können wir Angehörige warten, solange die Patienten noch versorgt werden?
□ Auf jeder Station gibt es einen Warteraum / ein Besucherzimmer oder unten im Erdgeschoss das Cafe.
■ Wenn wir noch Fragen zur Reha haben, wohin / an wen können wir uns wenden?
□ Gehen Sie zum Sozialdienst. Das Büro finden Sie unten im Eingangsbereich neben der Kapelle.
■ Wie finde ich den Weg zum Speisesaal / zur Kapelle / ...?
■ Wo finde ich hier im Haus die Fußpflege?

□ 乘电梯上四楼，那里就是。

■ 请问放射科在哪里？

■ 请问手术室在哪里？

■ 请问我在哪里做心电图？

□ 在三楼。

■ 请问化验室是不是在地下室层？

□ 是的。

■ 我们科室的设备间在哪里？

□ 在走廊深处，污染室旁边。

■ 主任医师的检查室/接待室在哪里？

□ 在走廊对面。

■ 艾琳娜，请你去一趟一号（1号检查室），主任已经在里面了。

□ 我理解得对吗？主任已经在一号房间等我了？

为病人和家属指路

■ 护士，我想去耳鼻喉科。怎么走？

□ 沿着走廊走，穿过那扇玻璃门，然后乘电梯到五楼。那里就是耳鼻喉科。请在护士站登记。

■ 我可以在医院里买点喝的吗？

□ 可以，在一楼咖啡厅旁边有一个小报亭。

■ 病人看诊时，我们家属可以在哪里等候呢？

□ 在科室那里有候诊室/访客室，或者也可以到楼下咖啡厅里坐坐。

■ 如果我们对身体回复还有问题的话，应该问谁呢？

□ 您可以问社会公益服务。他们的办公室在下面，入口处区域的祈祷室旁。

■ 我怎么能找到去餐厅/祈祷室/……的路？

■ 我在医院哪里可以找到足部护理？

W

Wiedervorstellung eines Patienten beim Arzt nach Medikation

- Was kann ich heute für Sie tun?
- Hat Ihnen das Medikament geholfen?
- Fühlen Sie sich mit den Tabletten besser?
- Wie ist Ihnen das Medikament bekommen?
- Haben Sie die Tabletten / die Spritze gut vertragen?
- Wie geht es Ihnen, seit Sie die Tabletten nehmen?
- Haben Sie Magenprobleme?
- Haben Sie irgendwelche Nebenwirkungen beobachtet?
- Fühlen Sie sich müde/benommen oder haben Sie Übelkeit/ Erbrechen/Durchfall?
- Wenn Sie Fragen haben, können Sie mich gern fragen.
- Haben Sie Fragen zu der Einnahme des Medikaments?
- Wollen Sie erst einmal den Beipackzettel lesen?
- Frau Demmer, sind Sie gegen Penicillin/... allergisch?
- Wir würden gern ein anderes Präparat ausprobieren?

Wunddokumentationen verstehen

- In unserer Universitätsklinik haben wir eine Wundmanagerin auf jeder Station.
- Sie macht die Wunddokumentation und gibt die Daten am PC ein.
- Wir dokumentieren die Exsudatmenge / die Wundflüssigkeit, die Exsudatbeschreibung und den Geruch.
- Wir müssen die Wunde lokalisieren, das heißt die Wundregion angeben und genau beschreiben.
- Die Wunde liegt rechts neben der BWS/Brustwirbelsäule / an der rechten Ferse / am linken Bein vorne / ...
- Die Wunde wird fotografiert und vermessen.
- Bei der Wundvisite wird der Heilungsverlauf der Wunde / der Zustand der Wunde täglich/laufend genau beschrieben/beobachtet.
- Ein digitales Foto ergänzt die schriftliche Wunddokumentation.
- Die Wundumgebung bei Herrn Müller ist normal/mazeriert/ trocken/schuppig/...
- Herr Müller leidet an Stauungsdermatitis / einem Ekzem.
- Der Wundrand ist reizlos/gerötet/unterminiert/eingezogen/...
- Frau Mayer hat kein Wundödem / ein Lymphödem.

用药后跟进工作

- 今天我可以为您做什么吗?
- 药物有帮助吗?
- 您服药后有感觉好一些吗?
- 这个药物怎么样?
- 药片/注射您能承受住吗?
- 服药后您感觉如何?
- 您胃部有问题吗?
- 您有什么副作用吗?
- 您感觉疲惫/昏沉或者您恶心/呕吐/腹泻吗?
- 如果您有疑问,可以来问我。
- 对于用药有什么问题吗?
- 您想要读一下药物说明书吗?
- 德默尔女士,您对青霉素/……过敏吗?
- 我们想要让您尝试一下另外一个药剂。

了解创伤记录

- 在大学诊所每个科室都有一个创伤管理人员。
- 他们制作创伤记录并将数据输入电脑。
- 我们记录分泌物数量/分泌物,分泌物描述和气味。
- 我们需要明确伤口位置,也就是伤口部位并且准确描述。
- 伤口在胸椎附近右侧/右脚后跟/左腿前侧/……
- 需要为伤口照相并测量伤口。
- 在观察伤口时需要准确描述/观察伤口愈合情况/伤口状况。
- 需要将伤口的数码照片加入书面创伤记录里。
- 穆勒先生伤口周围正常/浸渍的/干的/水肿的/……
- 穆勒先生患有郁血皮肤炎/湿疹。
- 伤口边缘无异常/变红了/浸渍的/被损坏了/……
- 迈耶女士没有伤口浮肿/淋巴水肿。

- Der Patient hat Schmerzen an der Wunde / keinen Wundschmerz.
- Es gibt keine/eine lokale / eine regionale Infektion.
- Die Exsudatmenge ist gering/mäßig/viel.
- Das Exsudat ist eitrig/serös.
- Das Exsudat riecht nicht/mäßig/stark.

Wunden beschreiben

- Die Wunde ist/war septisch/kontaminiert/infiziert.
- Der Wundränder sind/waren gut durchblutet / gerötet/erhaben/ zerklüftet/nekrotisch.
- Die Umgebung der Wunde / Die Wundumgebung ist normal/ intakt/mazeriert/schuppig und trocken/ödematös.
- In der Wundumgebung ist ein Ekzem.
- Die Wundfläche war/ist 3,24 cm² groß. (gesprochen: drei Komma vierundzwanzig Quadratzentimeter)
- Der Durchmesser der Wunde war 7,5 cm.
- Die Wunde hat eine Breite von ... cm, eine Länge von ... cm und eine Tiefe von ... cm.
- Die Wunde ist ... cm breit, ... cm lang und ... cm tief.
- Die Wunde war septisch mit viel eitrigem Sekret.
- Wundsekret: Die Wunde ist trocken/blutig/eitrig.
- Die Wunde ist kleiner/größer geworden.
- Die Wunde riecht/roch nicht.
- Der Geruch der Wunde ist übel/stark/mäßig riechend.
- Die Wunde schmerzt / schmerzt beim Verbandwechsel.
- Die Wunde ist geheilt/verheilt.

Wunden: informieren und über Maßnahmen aufklaren

- Die Wunde sieht gut / besser / nicht schlechter aus.
- Die Wunde ist kleiner / leider größer geworden.
- Die Wunde hat sich vergrößert/verkleinert.
- Die Wunde ist genauso groß wie vor einer Woche. Die Wunde sieht unverändert aus.
- Die Wunde eitert nicht mehr so stark wie vorgestern.
- Frau Müller, wir möchten Ihre Wunde am Rücken versorgen / den Verband am Rücken wechseln.

- 病人未感觉伤口疼痛。
- 没有感染。
- 分泌物数量很少/适中/多。
- 分泌物是脓状/血清状。
- 分泌物闻起来无异味/适中/气味很强。

描述伤口

- 伤口是/已经是疑似/被感染了。
- 伤口边缘是/已经是渗血了/变红了/突起的/裂开的/坏死的。
- 伤口周围正常/完好的/浸渍的/多鳞的和干的/水肿的。
- 伤口周围有一个湿疹。
- 伤口表面曾是/是3.24 cm²大。（读成：drei Komma vierund-zwanzig Quadratzentimeter）
- 伤口直径7.5 cm。
- 伤口宽度……cm，长度……cm，深度……cm。
- 伤口……cm宽，……cm长和……cm深。
- 伤口疑有脓状分泌物。
- 伤口分泌物：伤口是干的/出血的/流脓的。
- 伤口变小/大了。
- 伤口闻/曾经闻起来无异味。
- 伤口气味闻起来恶心/气味强/适中。
- 伤口疼/在换绷带时疼。
- 伤口已经愈合。

创伤：说明治疗措施

- 伤口看起来很好/好一些/没有变糟糕。
- 伤口变小/大了。
- 伤口变大/小了。
- 伤口和一星期前一样大。伤口看起来没变化。
- 伤口没有前天化脓那么严重了。
- 穆勒女士，我们想要护理一下您背部的伤口/更换背部伤口的绷带。

Z

- Ich muss die Wunde noch spülen.
- Haben Sie mehr/weniger Schmerzen als vorher?
- Legen Sie sich bitte auf die Seite. Dann mache ich den Verband ab.
- Ich reinige jetzt die Wunde. Wenn Sie große Schmerzen haben, sagen Sie es.
- Für die Dokumentation muss ich noch die Wunde fotografieren, ich lege ein Maßband daneben.
- Frau Müller, ich lege noch eine Tamponade in die Wunde.
- Darüber kommt eine Wundauflage und dann der Verband.
- Dann fixieren wir den Verband.
- Herr Mayer, Sie haben Glück. Sie brauchen keinen Verband / kein Pflaster mehr, die Wunde ist gut verheilt.

Z

Zufriedenheit erfragen

- Ist alles in Ordnung?
- Was können wir noch für Sie tun?
- Schmeckt es Ihnen?
- Können Sie gut schlafen?
- Vertragen Sie die Infusion?
- Brauchen Sie etwas für die Nacht / zum Schlafen / gegen die Schmerzen / ein Rezept?
- Gibt es sonst noch etwas was ich/wir für Sie tun können?

Zusatzangebote im Haus bekanntgeben

- Für unsere Bewohner/Patienten können wir verschiedene Angebote machen.
- Jede Woche gibt es ein Angebot zur Kunsttherapie / zum Singen / zum Gedächtnistraining.
- Sie können bei uns jeden Morgen um 7.30 Uhr Frühsport machen.
- Mittwochnachmittags haben wir immer einen Lauftreff/Gymnastik.
- In unserem Saal finden regelmäßig Vorträge zu medizinischen oder kulturellen Themen statt.

- 我们还要清洗伤口。
- 您感觉比之前疼痛增加/减少了吗？
- 请您侧躺。我们为您取下绷带。
- 我现在清洗伤口。如果剧烈疼痛，请您讲出来。
- 为了记录我还需要为您的伤口拍照。我将卷尺放在旁边。
- 穆勒女士，我现在将压塞放入您的伤口中/……
- 上面会有一个敷料，
- 然后我扎起绷带。
- 迈耶女士，您很幸运。我们不再需要给您绑绷带了，伤口愈合得很好。

询问满意度：

- 一切都好吗？
- 您还担心吗？
- 我可以理解您的担心。
- 合您胃口吗？
- 您睡得好吗？
- 输液可以吗？
- 夜里 / 睡眠时 /止痛 / 需要开个处方吗？
- 除此之外，还需要我为您做些什么吗？

告知医院的额外服务

- 我们可以为病人/住院患者提供不同的服务。
- 每周我们都提供艺术疗法/唱歌/记忆训练。
- 您可以每天早上7:30在我们这里做晨练。
- 每周三下午我们有跑步活动/体操。
- 在我们的大厅定期举行关于医疗或艺术主题的报告。

- Manchmal haben wir auch Musikveranstaltungen oder zeigen Filme.
- In unserem Krankenhaus gibt es eine Kapelle / einen Gebetsraum.
- Bei uns wird jeden Sonntag ein evangelischer/katholischer Gottesdienst / eine Messe gefeiert.
- Der Krankenhausseelsorger besucht Sie auch gern auf Ihrem Zimmer.
- Der Sozialdienst kann Ihnen in allen rechtlichen Fragen und bei Fragen an die Krankenkasse helfen.
- Wenn Sie Fragen zu einer Anschlussheilbehandlung/Reha (Rehabilitationsmaßnahme) oder Kur haben, kann Ihnen unsere Sozialarbeiterin helfen.
- Im Erdgeschoss gibt es eine Cafeteria. Dort können Sie Ihre Angehörigen treffen.
- Für Raucher gibt es eine Raucherterrasse / ein Raucherzimmer.

- 有时候我们会举行音乐课或是放电影。
- 在我们医院有祈祷室。
- 我们这里每周日有新教/天主教祈祷/集会。
- 医院牧师会到病房探望病人。
- 社会服务人员会在法律问题和医疗保险问题方面帮助您。
- 如果关于接下来的治疗方法/康复措施您有问题，社会服务人员可以帮您。
- 一层有咖啡厅。您可以和家属在那里碰面。
- 有吸烟阳台/吸烟室提供给吸烟者。

Glossare

词汇表

身体部位和器官

德语名称和医学专业术语

德语医学专业术语是医生用于和病人及家属沟通的语言工具。本词汇表中的前两栏首先列出了一些德语名称和医学专业术语。在第三栏中您可以填写这些名称的母语表达方式。第四栏是这些专业术语在本书出现的页码。

本列表可能没有列出您想要寻找的所有单词。

本书的专业术语均参考欧洲语言证书规定的《护理和医药基础词汇》以及教材《新编医用德语》。

德语名称	专业术语	母语	页码
A			
Achillessehne, die, -n	Tendo calcaneus		
Achsel(höhle), die; -n	Axilla		
Ader, die; -n	Arterie/Vene		
After, der	Anus		74
Arm, der; -e	obere Extremität		48
Arterie, die; -n			50
Atmungssystem, das			50
Auge, das; -n	Oculus		50
B			
Band, das; Bänder	Ligamentum		
Bauch, der	Abdomen		42
Bauchnabel, der	Omphalos		
Bauchspeicheldrüse, die; -n	Pankreas		50
Becken das; -	Pelvis		
Bein, das; -e	untere Extremität		48 50

德语名称	专业术语	母语	页码
Bindehaut, die; -häute	Conjunctiva		
Blinddarm, der	Appendix		
Blut, das	Sanguis		76
Bronchie, die, -n			50
Brust, die; Brüste	Mamma Pectus		
Brustbein, das	Sternum		48
Brustfell, das	Pleura		50
Brustkorb, der	Thorax		48
Brustwirbel(säule), die	BWS		48
D			
Darm, der	Intestinum		64
Daumen, der	Pollex		
Dickdarm, der	Colon		50
Dünndarm, der	Duodenum		50
E			
Eierstock, der; -stöcke	Ovarium		50
Eileiter, der; -	Tuba uterina		50
Elle, die; -n	Ulna		48
Ell(en)bogen, der; -			
F			
Ferse, die; -n			176
Finger, der; -			52
Fingernagel, der, -nägel	Unguis		
Fuß, der; Füße	Pes		
G			
Gallenblase, die	Vesica biliaris		50
Gebärmutter, die	Uterus		50
Gelenk, das; -e	Articulatio		
Gesäß, das	Regio glutealis		40
Geschlechtsorgan, das; -e	Genital Genitalien		
Gesicht, das; -er			
männl. Glied, das	Penis		50
Gliedmaße, die *(Pl.)*	Extremität,-en		48

Körperteile

德语名称	专业术语	母语	页码
H			
Haar, das; -e			180
Hals, der	Collum/Cervix		
Halsschlagader, die; -n	Carotis		52
Halswirbel(säule), die	HWS		48
Hand, die; Hände	Manus		48
Handgelenk, das; -e			
Handknochen, der, -	Ossa manus		48
(Harn)blase, die	Cystis		50
Harnleiter, der; -	Ureter		50
Harnröhre, die	Urethra		50
Hauptschlagader, die	Aorta		50
(Ober)Haut, die	Epidermis		50
Herz, das	Cor		50
Herzbeutel, der	Perikard		
Hoden, der; -	Orchis/Testis		50
Hodensack, der	Scrotum		50
Hüfte, die; -n	Coxa		
K			
Kehlkopf, der	Larynx		50
Kinn, das			
Kitzler, der	Klitoris		50
Knie, das; -	Genu		56
Kniescheibe, die; -n	Patella		48
Knochen, der; -	Os		
Kopf, der; Köpfe	Caput		48
Kreislauf, der			
Kreuzband, das; -bänder	Lig. cruciatum		
Kreuzbein, das	Os sacrum		48
Krummdarm, der	Ileum		
L			
Leber, die	Hepar		50
Leiste, die; -n	Inguen		
Lende, die; -n	Regio lumbalis		

德语名称	专业术语	母语	页码
Lendenwirbel(säule), die	LWS		48
Lippe, die; -n	Labium		
Luftröhre, die	Trachea		50
Lunge, die; -n	Pulmo		50
Lungenfell, das	Pleura		
Lymphknoten, der; -	Nodus lymphaticus		
M			
Magen, der	Ventriculus, Gaster		50
Mandeln, die *(Pl.)*	Tonsillen		
Mastdarm, der	Rektum		50
Milz, die	Splen/Lien		50
Mittelohr, das; -en	Auris media		
Mund, der	Os		52
Mundhöhle, die	Cavum oris		50
Muskel, die; -n	Musculus		
N			
Nacken, der	Nucha		
Nase, die	Nasus externus		50
Nasenbein, das	Os nasale		
Nebenhoden, der; die	Epididymis		50
Niere, die; -n	Ren		50
Nierenbecken, das; -	Pyelon		50
Nerv, der; -en	Nervus		
O			
Oberarm, der; -e	obere Extremität		48
Oberkiefer, der	Maxilla		
Oberschenkel, der; -			48
Oberschenkelknochen, der; -	Femur		48
Ohr, das; -en	Auris externa		50
Ohrläppchen, das; -			74

德语名称	专业术语	母语	页码
P			
Penis, der	Penis		50
Po, der; *ugs.*	Natis		40
R			
Rachen, der	Pharynx		50
Rippe, die; -n	Costa		48
Rippenfell, das	Pleura		50
Rücken, der	Dorsum		48
Rumpf, der	Torso		
S			
Samenbläschen, die *(Pl.)*			50
Samenleiter, der; -			50
Schädel, der	Cranium		120
Schamlippe die; -n	Labien		50
Schambein, das	Os Pubis		
Scheide, die	Vagina		50
Schienbein, das; -e	Tibia		48
Schilddrüse, die	Glandula thyreoidea		50
Schleimhaut, die ; -häute	Mucosa		
Schlüsselbein, das; -e	Clavicula		48
Schulterblatt, das; -blätter	Scapula		48
Sehne, die; -n	Tendo		
Speiche, die; -n	Radius		48
Speiseröhre, die	Ösophagus		50
Steißbein, das	Os coccygis		48
Stirn, die	Regio frontalis		142
U			
Unterarm, der; -e	obere Extermität		48
Unterkiefer, der	Mandibula		
Unterschenkel, der; -	Crus		

德语名称	专业术语	母语	页码
V			
Verdauungstrakt, der	Intestinaltrakt Gastrointesti- naltrakt		50
Vorsteherdrüse, die	Prostata		
W			
Wade, die; -n	Regio suralis		
Wadenbein, das	Fibula		48
Wange, die; -n	Bucca		
Wirbel(knochen) der; -	Vertebra		
Wirbelsäule, die	Columna vertebralis		48
Z			
Zahn, der; Zähne	Dens		
Zunge, die	Lingua		52
Zeh, der; -en Zehe, die; -n	Digitus pedis		52
Zwerchfell, das	Diaphragma		50
Zwölffingerdarm, der	Duodenum		

疾病、病症

医学专业术语和德语翻译

在指称疾病时，为了方便和病人及家属沟通，您除了使用医学专业术语外，还需要采用一些普通德语说法。

有些说法例如"blauer Fleck（瘀伤）"与"Hämatom（血瘀）"相比就显得相对口语化。除此之外有些术语还存在一些地域性变化。这里就不一一列举了。

本列表只包含了最重要的名称概念。一些专业术语可能需要您自行添加。

第四栏是这些术语第一次出现在本书中的页码。

本书的专业术语均参考欧洲语言证书规定的《护理和医药基础词汇》以及教材《新编医用德语》。

德语名称	专业术语	母语	页码
A			
Abszess, der; -se	Abszess		
Alkoholabhängigkeit, die			
	Allergie, -n		48
Appetitlosigkeit, die	Inappetenz		56
Arterienverkalkung, die	Arteriosklerose		
Atemnot, die	Dyspnoe		114
B			
Bandscheibenvorfall, der; -fälle	Diskusprolaps		132
Bauchschmerz, der; -en	Abdominal-schmerz		
Bauchspeicheldrüsen-entzündung, die	Pankreatitis		
Behinderung, die; -en (körperlich/geistig)	Handycap		
Bein, das; -e (offen)	Ulcus cruris		
Beschwerde, die ; -n			96

德语名称	专业术语	母语	页码
Bindehaut-entzündung, die; -en	Konjunktivitis		
Blasenentzündung, die; -en	Zystitis		80
Blasenschwäche, die	Inkontinenz		58
Blinddarm-entzündung, die	Appendizitis		
Bluterguss, der; -güsse blauer Fleck, der *ugs.*	Hämatom, das		
Bluthochdruck, der	Hypertonie, die		56
bösartig	maligne		
Bronchitis, die	Bronchitis		
Bruch, der; Brüche (Eingeweide)	Hernie, die		
Bruch, der; Brüche (Knochen)	Fraktur,-en, die		
Brustenge, die	Angina pectoris		
D			
Darmentzündung, die; -en	Enteritis Colitis		
Darmverschluss, der; -verschlüsse	Ileus		82
Demenz, die	Dementia		
Depression, die; -en			
Diabetes, der; -			122
Dickdarmentzündung, die	Colitis		
Druckgeschwür, das; -e	Dekubitus, der		42
Druckstelle, die; -n			
Durchfall, der; -fälle	Diarrhoe, die		56
E			
Eierstockkrebs, der	Ovarial-karzinom, das		
Eiter, der	Pus		
Ekzem, das; -e	Dermatitis, die		
Entzündung, die; -en	Inflammation		
Erbrechen, das	Emesis		146
Erkältung, die; -en	grippaler Infekt		142

德语名称	专业术语	母语	页码
F			
Fettleibigkeit, die	Adipositas		
Fieber, das	Febris		72
G			
Gallenblasenentzündung, die; -en	Cholezystitis		
Gallensteinleiden, das	Cholelithiasis		
Gebärmutterkrebs, der	Uteruskarzinom		
Gedächtnisverlust, der	Amnesie, die		
Gefäßverschluss, der; -verschlüsse	Embolie		
Gelenkentzündung, die	Arthritis		
Gelenkverschleiß, der	Arthrose, die		66
Geschwulst, die (auch: das); Geschwülste	Tumor		
Grippe, die; -n	Influenza		
gutartig	benigne		
H			
Haarausfall, der	Alopecia		
	Hämorrhoiden (Pl.)		
Halbseitenlähmung, die;	Hemiplegie		
Halsschmerzen, die (Pl.)			142
Harnwegsinfekt, der			
Heiserkeit, die	Dysphonie		
Herzinfarkt, der; -e	Myokardinfarkt		
Herzrasen, das	Tachykardie		
Herzrhythmusstörung, die; -en	Arhythmie		132
Herzschwäche, die	Herzinsuffizienz		
Hexenschuss, der ugs.	Lumboischialgie, die		
Hodenkarzinom, das; -e			112
Husten, der	Tussis, die		142
I			
Infekt, der; -e			

德语名称	专业术语	母语	页码
J			
Juckreiz, der	Pruritus		142
K			
Kaubeschwerden, die (Pl.)			92
Kehlkopf- entzündung, die; -en	Laryngitis		
Keim, der; -e / Erreger, der; -	z.B. Staphylo- kokken		
Knochenbruch, der; -brüche	Fraktur, die		116
Kopfschmerz, der; -en			56
Krampfader, die; -n	Varizen		
Krebs, der	Karzinom, das		128
Kreislaufzusammenbruch, der; -brüche	Kreislaufkollaps		
L			
Lähmung, die; -en	Plegie		
Lebensmittelunverträglich- keit, die; -en	Lebensmittel- Allergie		
Leberentzündung, die; -en	Hepatitis		
Lungenembolie, die; -n			
Lungenentzündung, die; -en	Pneumonie		128
M			
Magengeschwür, das; -e	Ulcus ventriculi		
Magenschleimhaut- entzündung, die; -en	Gastritis		
Mandelentzündung, die; -en	Tonsillitis		
Migräne, die			
Mittelohrentzündung; die; -en	Otitis media		
	MS Multiple Sklerose, die		
Müdigkeit, die			

德语名称	专业术语	母语	页码
N			
nächtliches Wasserlassen, das	Nykturie, die		80
Nasenschleimhaut-entzündung; die; -en	Rhinitis		
Nierenentzündung, die; -en	Nephritis		
Nierenleiden, das Nierensteine; die *(Pl.)*	Nephrolithiasis		80
O			
Oberschenkelhalsbruch, der; -brüche	Collum femuris Fraktur, die		168
P			
periphere arterielle Ver-schlusskrankheit / Schau-fensterkrankheit, die	pAVK		
Prostatakarzinom, das; -e			128
R			
Refluxkrankheit, die	*engl.* gastroeso-phageal reflux disease, GERD		
Rheuma, das			
Rückenschmerzen, die *(Pl.)*			102
S			
Schädelhirntrauma, das	SHT		132
Schilddrüsen-überfunktion, die	Hyperthyreose		
Schilddrüsen-unterfunktion, die	Hypothyreose		
Schlafstörung, die; -	Parasomnie		92
Schlaganfall, der; -fälle	Apoplex(ie), die		92
Schluckbeschwerden, die; -			92
Schnupfen, der	Rhinitis, die		
Schock, der			
Schwäche, die; -n			

德语名称	专业术语	母语	页码
Schwellung, die; -en			142
Schwindel, der	Vertigo		140
Schwindsucht, die	Tuberkulose, die		
Sehbehinderung, die; -en			
Speiseröhrenentzündung, die; -en	Ösophagitis		
spucken, ugs. für erbrechen	Vomitus		
Stuhlinkontinenz, die	Incontinentia alvi		82
Sturz, der			182
T			
	Thrombose		108
U			
Übelkeit, die	Nausea		
sich übergeben kotzen ugs.	Vomitus		
Übergewicht, das	Adipositas, die		62
Untergewicht, das	Kachexie, die		62
Unterzucker, der	Hypoglykämie		
Unfruchtbarkeit, die	Infertilität		
V			
Verdauungs-beschwerden (Pl.)	Maldigestion		
Verstopfung, die	Obstipation		78
W			
Wassereinlagerung die; -en	Ödem, das; -e		
Wechseljahre	Klimakterium, das		
Wunde, die; -n			174
Z			
Zerrung, die; -en			
Zuckerkrankheit, die	Diabetes mellitus, der		122

工作工具、仪器、档案、科室

德语专业术语、近义词和职业用语

德语医药和护理领域所使用的日常工作术语既作为标准德语使用，也作为专业术语使用。另外还有一些职业用语，但会因医院和地域的不同而有所区分。在奥地利和瑞士，人们偶尔还会使用一些其他名称概念。

在第二栏中，您可以填写这些专业术语在您的医院或养老机构所使用的近义词。在第三栏中您可以将这些专业术语用母语表达出来。第四栏显示的是这些术语第一次在本书出现的页码。

本书的专业术语均参考欧洲语言证书规定的《护理和医药基础词汇》以及教材《新编医用德语》。

标准德语专业术语	近义词/ 职业用语	母语	页码
A			
Abfall, der; Abfälle	Müll, der		148
Abführmittel, das; -	Laxans, das		92
Abrechnung, die; -en			
Abteilung, die; -en			30
Akte, die; -n (Patienten-)			
Ambulanz, die; -en (Unfall-)			30
Ampulle, die; -n			136
Analtampon, das; -s			84
Anamnese, die; Kranken-geschichte	med. Vor-geschichte		86
Anamnesebogen, der; -bögen			86
Anrufbeantworter, der; -	AB		158

标准德语专业术语	近义词/ 职业用语	母语	页码
Antithrombosestrümpfe, die (Pl.)	AT-Strümpfe		110
Arbeitsfläche, die; -n			
Arzneimittel, das; - Arznei, die; -en	Medikament/ Präparat, das		136
Arztbrief, der; -e			88
ärztliche Anordnung, die; -en			
(Patienten-)Aufnahme, die			86
(Röntgen-)Aufnahme, die			108
Aufnahmebogen, der; -bögen; -formular, das; -e			86
Aufwachraum, der; -räume			98
Aufzug, der; -züge	Lift, der		30
Augenspiegel, der; -			
Ausfuhrprotokoll, das; -e			78
B			
Bademantel, der; -mäntel			42
Badewannenlift, der; -e			150
Bedarfsmedikation, die			130
Befund, der; -e (Dokument)			58
Beipackzettel, der; -			136
Belegungsplan, der; -pläne			
Besucherzimmer, das; -			32
Betäubungsmittel, das; -	BtM		136
Bett, das; -en			40
Bettdecke, die; -n			
Betteinlage, die; -n	Inkotex		40
Bettgitter, das; -			
Bettkante, die; -n			44

标准德语专业术语	近义词/ 职业用语	母语	页码
Bett-/Nachtkästchen, das; -			34
Bettpfanne, die; -n	Bettschüssel		
Bettrahmen, der; -			
Bettseitenteil, das; -e			
Betttuch, das; -tücher			40
Bettzeug, das; *kein Pl.*			
Beutel. der; - (Müll-, Wäsche-, Abfall-, Urin-)			
Binde, die; -n			
Bilanzblatt, das; -blätter			80
Biographieakte, die; -n			
Biografiebericht, der, -e			94
(Eigen-/Fremd-)blut, das			
Blutabnahmeröhrchen, das; -			34
Blutbild, das; -er			162
Blutdruckmanschette, die;			72
Blutdruckmessgerät; das; -e Blutdruckmesser, der; -			150
Blutgasanalyse, die; -n	BGA		112
Braunüle, die; -n	Kanüle/Nadel		132
Brille, die; -n			34
Butterfly®, die; -s	Flügelkanüle		
C			
Computermaske, die; -n			66
Computertomogramm, das; -e	CT		30
Creme, die; -s			92
D			
(Blasen-)dauerkatheter, der; -	(B)DK, der		56

标准德语专业术语	近义词/ 职业用语	母语	页码
Decke, die; -n			40
Defibrillator, der; -en	AED, Defi		
Desinfektionsmittel, das; -			148
Dienst, der; -e; Früh-, Spät-; Nacht-; Bereitschaftsdienst			24
Dienstplan, der; -pläne			24
Dispenser, der; - Wochentablett, das; -s			144
Dokumentation, die; -en. -sformular, das; -e			82
Dosieraerosol, das; -e	Dosierspray		
Dosierung, die; -en; Dosis, die	Arzneimenge		138
Dragee, das; -s			138
Drainage, die; -n			56
Dreiwegehahn, der; -hähne			122
E			
Einfuhr- und Ausfuhr-protokoll, das; -e	Bilanzierungs-protokoll		78
Eingangsbereich, der; -e			32
Einlage, die; -n; (Inkontinenz-, -vorlage); *ugs.* Windel, die; -n			150
Einmalhandschuhe, die; -			180
Einmalspritze, die; -n			148
Einrichtung, die; -en (Möbel)			
(Senioren-)Einrichtung (Heim)			18
Eintrag, der; -träge (bei Formularen)			184

标准德语专业术语	近义词/ 职业用语	母语	页码
Einverständniserklärung, die			124
Einweisung, die; -en			
Eispackung, die; -en	Coldpack		
Elektrode die; -n			
Elektrokardiogramm, das; -e	EKG, das		
Elektrolyte, die *(Pl.)*			
Elektronische Daten-verarbeitung, die	EDV		
Empfang, der	Pforte, die		30
Endoskop, das; -e			
Entlassungsbrief, der; -e			
Essenswagen, der; - (*süddt.* -wägen)			32
F			
Faden, der; Fäden			56
Fadenmesser, das; -			
Fahrstuhl, der; -stühle	Aufzug/Lift		32
Fäkalienspüle, die; -n			32
Feuerlöscher, der; -			
Fieberkurve, die, -n			
Fieberthermometer, das; -			148
Flexüle®, die; -n	Kanüle/Zugang		148
Flur, der; -e; der Gang	Korridor		30
Fußstütze, die, -n			40
G			
Gehhilfe, die; -n;	Krücke *ugs.*		90
Gehstock, der; -stöcke			90
Gehwagen, der; -	Rollator		90
Gel, das; -e			74
Geräteraum, der; -räume			32
Gipsschiene, die; -n			

标准德语专业术语	近义词/ 职业用语	母语	页码
Gipsverband, der; -bände	Gips, der *ugs.*		
Gymnastikball, der; -bälle			
H			
Haarschutz, der			120
Haken, der -	Retraktor		
Halskrawatte, die; -n; -krause			
Handbuch, das; -bücher			
Handschuh, der; -e (Untersuchungs-, Einmal-, steriler H			180
Handtuch, das; -tücher			42
Handzeichen, das; -			130
(Kopf-)Haube, die; -n; (OP-)Haube			110
Hausnotruf, der; -e			48
Hautcreme, die; -s			42
Hilfsmittel, das; -			90
HNO-Abteilung, die			32
Hol- und Bringdienst, der; -e			127
Hörgerät, das; -e			34
Hygieneplan, der; -pläne Desinfektionsplan, der; -pläne	-		178
I			
Infusion, die; -en; Infusionsflasche, die; -n	Tropf, der		118
Infusionsbesteck, das; -e			148
Infusionspumpe, die, -n	Infusomat®, der		148
Infusionsset, das; -s; -system, e			122
Infusionsständer, der; -			148
Inhalationsspray, das; -s	Aerosol		

标准德语专业术语	近义词/ 职业用语	母语	页码
Injektion, die; -en	Spritze		124
Inkontinenzeinlage, die; -n			80
auch –vorlage, die; -n			34
Inkontinenzmaterial, das; - ien	Inkomaterial		
Intensivstation, die; -en			30
Isolierzimmer, das; -			
K			
Kamm, der; Kämme			42
Kanüle, die; -n (Venenverweil)kanüle	Nadel		148
Kanülenabwurfbehälter, der, -			148
Kapsel, die; -n			144
Kästchen, das; - (Tabletten-)			144
Katheter, der; -			
Keller, der; -			34
Kernspint, das/die; Kernspintomographie, die; -n	MRT		164
Kittel, der; - (Schutz-)			180
(Kopf-)Kissen, das; -;			40
kleines Kissen, das; -	Fätzchen/Hansel		
Kissenbezug, der; -bezüge			
(Wund)Klammer, die; -n			56
Klemme, die; -n			
Klingel, die; -n	Glocke/Notruf		
Klistier, das; -e			82
Kompresse, die; -n			142
Kontaktlinsen, die (Pl.)			110
Kopfkissen, das; -			40
Kopfteil, das; -e			40

标准德语专业术语	近义词/ 职业用语	母语	页码
Krankenakte, die; -n	Patientenakte		76
Krankenbett, das; -en			
Krankenhaushemd, das; -en *ugs.* Nachthemd	Flügelhemd/ OP-Hemd		40
Krankenkurve, die; -n	Patientenkurve		76
Kranken(transport)wagen, der; - / KTW; -wägen	Rettung *österr.*		
Krankenversichertenkarte, die			
Kreißsaal, der; -säle			
Krücken, die; -	Gehhilfe		42
Kühlschrank, der; -schränke			
Kulturtasche, die; -n, -beutel, der; -	Waschbeutel		
Kurve, die; -n, Kurven-blatt, das; -blätter; -dokumentation			130
L			
Labor, das; -e (Raum) (Blutwerte)			32 36
Lagerraum, der; -räume			148
Lagerungskissen, das; -			
(Bett-, Steck-)Laken, das; -			48
Lanzette, die, -			74
Leukoplast®, das; -e *ugs.* das Pflaster	Fixierpflaster		
Liege, die; -n (Untersuchungs-, OP-)			110
Lineal, das; -e (EKG-)Lineal			
Lösung, die; -en; (Kochsalz-)			

标准德语专业术语	近义词/ 职业用语	母语	页码
Lotion, die; -en			
Lutschbonbon, das; -s			142
M			
Magensonde, die; -n			122
Magnetresonanz-tomographie, die	MRT		30
Maßband, das; -bänder			178
Maßeinheit, die; -en			76
Matratze, die; -n			
Medikament, das; -e *ugs.* die Medizin	Arznei/ Präparat		46
med. Thrombose-prophylaxestrumpf, der; -strümpfe	MT-Strumpf		42
Messgerät, das; -geräte			
Messwert, der; -e			76
Miktionsprotokoll, das; -e			80
Mullbinde, die; -n			
Mundschutz, der; -e			
N			
Nachthemd, das; -en			42
Nachtschrank, der; -schränke;	Nachttisch		60
Nahtmaterial, das; -ien			
Namenskürzel, das; -			182
Namensschild, das; -er	Handzeichen		
Netzhose, die; -n			80
Nierenschale, die; -n			78
Notaufnahme, die; -n	(Notfall-)ambulanz		30
(Not-)klingel, die; Notglocke			180
O			
Ohrenspiegel, der; -	Otoskop, das		
Ohrthermometer, das; -			72

标准德语专业术语	近义词/ 职业用语	母语	页码
OP, Operationssaal, der; -säle	OP		110
OP-Hemd, das; -hemden	Flügelhemd		110
OP-Liege, die; -n			110
OP-Schleuse, die; -n			110
OP-Trakt, der; -e			30
P			
Packung, die; -en; Klinik-, Anstalts-			
Packungsbeilage, die; -n	Beipack-/ Waschzettel, der		138
Patientenakte, die; -n			76
Patientenkurve, die; -n -			76
Patientenlifter, der; -			148
Patientenverfügung, die; -en			116
Perfusor, der; -en			148
Personalabteilung, die			30
pflanzliches Mittel, das; -			144
Pflaster, das; - *ugs.*	Heftpflaster		
Pflegeanamnesebogen, der; -bögen			
Pflegebett, das; -en			182
Pflegebericht, der; -e			184
Pflegemittel, das; -			
Pflegeplan, der; -pläne			
Pflegestufe, die; -n			46
Pflichtfeld, das; -er (bei Formularen)			182
Pforte, die; -n	Eingang, der		30
Piepser, der; -			
die Pille *ugs.* Antibabypille, die	Ovulations- hemmer		
Pinzette, die; -n			

标准德语专业术语	近义词/ 职业用语	母语	页码
Präparat, das; -e	Arzneimittel		
Praxis, die; Praxen (Arzt-)			
Protokoll, das; -e; (Pflege-)			130
Pulsuhr, die; -en			
Pulver, das; -			
Q			
QM-Formular, das; -e Qualitätsmanagement-F.			
R			
Rasierer, der; Einmal-			
Reflexhammer, der; -hämmer			
Rehabilitationsklinik-/ einrichtung, die	Reha		158
Rettungsleitstelle, die; -n			168
Rezept, das; -e			66
Ringerlösung, die; -en			80
Rollator, der; -en	Gehwagen		34
Rollstuhl, der; -stühle			32
Röntgenraum, der; -gerät, das			
Röntgenbild, das; -er	Röntgenauf- nahme, die; -n		108
Rote Liste, die			150
S			
Salbe, die; -n; (Venen-/ Haut-)			138
Sanitätshaus, das; -häuser			80
Schale, die; -n			
Schere, die; -n			
Schicht-/Dienstplan, der; -pläne			24
Schlafanzug, der; -züge			42

标准德语专业术语	近义词/ 职业用语	母语	页码
Schlafmittel, das; -	Hypnotikum		92
Schlauch, der; Schläuche			122
Schmerzkatheter, der; -			
Schmerzmittel, das; -	Analgetikum		114
Schmutzwäschesack, der; -säcke			148
Schnabelbecher, der; -; -tasse			62
Schutzhandschuh, der; -e			148
Skalpell, das; -e			
Sonde, die; -n			
Sozialdienst, der; -e			32
Spatel, der; - (Abstrich-)spatel			
Speiseplan, der; -pläne			64
Speisesaal, der; -säle			18
Spray, das; -s (Nasen-/Haut-)			44
Sprechstunde, die; -n			36
Sprechzimmer, das; -			52
Spritze, die; -n; (Einweg-)			100
Spuckbeutel, der, -			78
Spülmaschine, die; -n			148
Stammdatenformular, das; -e auch: Stammblatt, das; -blätter			76
Station, die; -en			14
Stationszimmer, das			30
Stationsstützpunkt, der; -e			30
Stauschlauch, der; -schläuche	Tourniquet		
Steckbecken, das; Bettpfanne	Bettschüssel, die		78

标准德语专业术语	近义词/ 职业用语	母语	页码
Stecklaken, das; -	Durchzug, der		40
Sterilisiergut, das	Sterilgut		180
Stethoskop, das; -e			52
Stuhl, der *med.*	Kot		78
Stuhlprobe, die; -n			
Stuhlprobenröhrchen, das; -			
Sturzprotokoll, das; -e			180
T			
Tablette, die; -n			136
Tablettendispenser, der; -			
Tamponade, die; -n			
Thermometer, das; - (Fieber-)			72
Thrombosepropylaxe-strümpfe, die *(Pl.)* Stützstrümpfe	MT-Strümpfe		42
Toilettenstuhl, der; -stühle			148
Tropf der *ugs.*	Infusionsflasche		142
Tropfen, die; *(Pl.)*			112
Tubus, der; Tuben (Endotracheal-)Tubus	Schlauch		
Tuch, das; Tücher; (Loch)tuch			
Tumormarker, der; -			120
Tupfer, der; - (Operations-)			74
U			
Überschuhe, die; -			
Überwachungsbogen, der; -bögen; -protokoll, das; e			114
Überwachungsmonitor, der; -e			

标准德语专业术语	近义词/ 职业用语	母语	页码
Überweisung, die; -en			88
unreiner Raum, der; Räume			32
Unterarmgehstütze, die; -n	Krücke		
Unterlage, die; -n	Bettschutz, der		108
Unterlagen (Pl.)	Kranken-dokumente		108
Untersuchungsliege, die; -n			50
Untersuchungszimmer, das; -			32
Unterwäsche, die (Pl.)			50
Urinauffangsystem, das; -e			78
Urinbeutel, der; -; -flasche, die			78
V			
Venenkatheter, der; der zentrale Venen-katheter	ZVK		74
Venenverweilkanüle, die; -n	peripherer Zugang		
Venenverweilkatheter, der; -; peripherer Venenverweilkatheter	PVK		
Verband, der; Verbände			34
Verbandsmaterial, das; - ien			148
Verlegungsbrief, der; -e			
Verpflegung, die; -en			66
Vorsorgevollmacht, die; -en			116

标准德语专业术语	近义词/职业用语	母语	页码
W			
Wärmflasche, die; -n	Thermophor		126
Warteraum, der; -räume			32
Waschbecken, das; -			42
Wäschesack, der; -säcke			
Wäschewagen, der; -wagen (*süddt.* -wägen)			
Waschlappen, der; -			42
Waschschüssel, die; -n			42
Watte, die; -			
Windel, die; -n; (Baby-, -hose)			150
Wohnbereich, der; -e			16
Wundauflage, die; -n			178
Wunddokumentation, die; -			176
Wundverband, der; -verbände			114
Z			
Zahnbürste, die; -n			42
Zahnprothese, die; -n	Gebiss, das		90
Zäpfchen, das; - (Vaginal-)	Suppositorium		140
Zentrale, die; -n (Notruf-/ ambulante Pflege-)	Leitstelle		30
Zentrallabor, das; -e; -lager, das; -			30

医疗和护理领域缩写词

德语缩写及书面表达形式

第一栏列出的是日常医疗和护理所使用的德语缩写。第二栏列出的是这些缩写的书面或口头表达形式。在第三栏，您可以填入对应的母语术语或缩写。所有缩写均选自欧洲语言证书规定的《护理和医药基础词汇》以及教材《新编医用德语》。

缩写	书面/口头表达	母语
A		
A. Aa.	Arteria, Arteriae	
a.e.W.	auf eigenen Wunsch	
ABEDLs	Aktivitäten und Beziehungen des täglichen Lebens	
AEDL	Aktivitäten und existenzielle Erfahrungen des Lebens	
AF	Atemfrequenz, die	
AHB	Anschlussheilbehandlung	
Ak	Antikörper, der	
AM	Arzneimittel, das/die	
AMY	Pankreas-Amylase, die	
angeb.	angeboren	
Ap	apothekenpflichtig	
ATL	Aktivitäten des täglichen Lebens	
ATS	Antithrombosestrumpf, der	
AZ, der	Allgemeinzustand, der	
B		
b.B.	bei Bedarf	
BB	Blutbild, das	
Bef.	Befund, der	
BG	Blutgruppe, die	
BGA	Blutgasanalyse, die	
BILD/BILI	Bilirubin, das BILG	

Abkürzungen

缩写	书面/口头表达	母语
BSG	Blutsenkungsgeschwindigkeit, die	
BMI, der	Body-Mass-Index	
BSG	Blutsenkungsgeschwindigkeit, die	
BtM	Betäubungsmittel, das; -	
BWS, die	Brustwirbelsäule	
Bufdi *bj.*	Bundesfreiwilligendienstleistender	
BZ, der BZ mg/dl	Blutzucker Milligramm pro Deziliter	
C		
Ca	Calcium, das	
CED	chronisch entzündliche Darmerkrankung, die	
CHO	Cholesterin, das	
chron.	chronisch	
COPD	*engl.* Chronic obstructive pulmonary disease	
Cra./Krea.	Kreatinin, das	
CRP	C-reaktives Protein, das	
CT, die/das	Computertomographie, die -n	
D		
DD	Differentialdiagnose, die	
Defi, der	Defibrillator	
Diagn.	Diagnose, die	
DK	Dauerkatheter, der	
DM	Diabetes mellitus, der	
DS	Dauersonde, die	
DV	Druckverband, der	
E		
Echo	Echokardiogramm, das	
EDV, die	Elektronische Datenverarbeitung	
Einh.	Einheit, die	
EK	Erytrozytenkonzentrat, das	
EKG	Elektrokardiogramm, das	
Elyte	Elektrolyte, die *(Pl.)*	
Erys	Erytrozyten, rote Blutkörperchen	

缩写	书面/口头表达	母语
ET	endotracheal	
EZ	Ernährungszustand, der	
F		
Fe	Ferrum, Eisen, das	
FEM, die	freiheitsentziehende Maßnahme	
FFP	*engl.: fresh frozen plasma*	
Fib	Fibrinogen	
G		
geb.	geboren	
GFR	glomeruläre Filtrationsrate	
GKV	Gesetzliche Krankenversicherung	
Gtt.	Tropfen, die *(Pl.)*	
H		
HA	Hausarzt, der	
Hb	Hämoglobin	
HF	Herzfrequenz, die	
Hg/Hgb, das	Hämoglobin	
Hk/Hkt	Hämatokrit, der	
HK	Herzkatheterisierung, die	
HI	Herzinfarkt, der	
HNO	Hals-Nasen-Ohren	
HWS	Halswirbelsäule, die	
I		
i.m.	intramuskulär	
i.N.	im Normbereich	
Inf.	Infusion, die	
INR	*engl.* international normalized ratio, Quickwert, der	
i.R.	in Ruhe	
ITS	Intensivstation, die	
i.v.	intravenös	
K		
Ka	Kalium, das	
Kath.	Katheter, der	
kcal	Kilokalorie, die *(meist Pl.)*	

缩写	书面/口头表达	母语
KG	Körpergewicht, das auch: Krankengymnastik, die	
KH	Krankenhaus, das	
KHK	koronare Herzkrankheit, die	
kj	Kilojoule, die	
klin.	klinisch	
Krea	Kreatinin, das	
KTW	Krankentransportwagen, der	
KV	Krankenversicherung auch: Kassenärztliche Vereinigung	
L		
Leukos, die *(Pl.)*	Leukozyten, weiße Blutkörperchen	
LG	Leistungsgruppe, die	
li.	links	
Lig.	Ligamentum, das	
LK	Leistungsklasse, die	
LP	Lumbalpunktion, die	
LUFU	Lungenfunktion, die	
M		
M./Mm.	Musculus, Musculi	
MDK	Medizin. Dienst der Kranken-versicherung	
Med.	Medikament, das	
mg	Milligramm, das	
ml	Milliliter, der	
MI/AMI	Myokardinfarkt, der; akuter M.	
MOF	*engl.* multiple organ failure, Multiorganversagen, das	
MRT, die/das	Magnetresonanztomographie, die	
MS	Multiple Sklerose, die	
MSU	Mittelstrahlurin, der	
MT-Strümpfe	Medizinische Thrombosestrümpfe	
MTA	Medizinisch-technische(r) Assistentin/Assistent, die/der	

缩写	书面/口头表达	母语
N		
Na	Natrium, das	
nAP	nicht apothekenpflichtig	
NBZ	Nüchternblutzucker, der	
NSAID	nichtsteroidale Antiphlogistika	
NW	Nebenwirkung, die	
O		
OA / OÄ	Oberarzt, der / Oberärztin	
o.B.	ohne Befund	
OP, die/der	Operation, die / Operationssaal, der	
o.p.B.	ohne pathologischen Befund	
Org.	Organ, das	
P		
P	Puls, der (Schläge pro Minute)	
Pat.	Patient, der / die Patientin	
pAVK	periphere arterielle Verschluss-krankheit, die	
PEG	perkutane endoskopische Gastrostomie, die	
PDL, die	Pflegedienstleitung, die Pflegedienstleiter, der / die -in	
PFK	Pflegefachkraft, die	
Pfl.	Pfleger, der / Pflegerin, die	
PHK	Pflegehilfskraft, die	
PKV	Private Krankenversicherung, die	
p.o.	per os, orale Einnahme, die	
PP	Pflegepersonal	
PTT	partielle Thromboplastinzeit, die	
Q		
QM	Qualitätsmanagement, das	
R		
re	rechts	
Reha	Rehabilitation, die	
RG	Rasselgeräusch, das	
Rö	Röntgen, das	

Abkürzungen

缩写	书面/口头表达	母语
Rp	rezeptpflichtig	
RR	Blutdruck nach Riva-Rocci	
S		
s.c.	subcutan	
SGB V	Sozialgesetzbuch, das *hier* Teil-V Krankenkassenleistung	
SGB XI	*hier* Teil-XI Pflegeversicherung	
SHT	Schädel-Hirn-Trauma, das	
Sono	Sonographie, die	
Sr.	Schwester, die; -n	
stdl.	stündlich	
SSW	Schwangerschaftswoche, die	
supp.	Suppositorium (Zäpfchen)	
T		
T	Temperatur (Grad Celsius)	
Tbl.	Tablette, die	
TEP	Totalendoprothese, die	
tgl.	täglich	
Ther.	Therapie, die	
Thrombos	Thrombozythen, die *(Pl.)*	
TK	Thrombozytenkonzentrat	
Tpf.	Tropfen, der	
U		
UAW	unerwünschte Arzneimittelwirkung	
V		
V.a.	Verdacht auf, der	
V./Va:	Vena/Venae	
W		
WW	Wechselwirkung, die	
Z		
Z.n.	Zustand nach, der	
z.N.	zur Nacht	
ZNS	Zentralnervensystem, das	
ZVD cm H_2O	zentralvenöser Druck, der	
ZVK, der	zentraler Venenkatheter, der	

解释发音一览表
数字和月份说明

为了避免误会，人们可以将单词拼读出来。在这个过程中，人们就会用到解释发音一览表中的单词，例如 "a wie Anton"（Anton 中的字母 "a"）。

在说明数字和月份时借助一点帮助就可完成拼读。

字母	德语	国际说法
A	Anton	Amsterdam
Ä	A-Umlaut wie Ärger	
B	Berta	Baltimore
C	Cäsar	Casablanca
Ch	Charlotte	
D	Dora	Dänemark
E	Emil	Edison
F	Friedrich	Florida
G	Gustav	Gallipoli
H	Heinrich	Havanna
I	Ida	Italia
J	Julius	Jerusalem
K	Kaufmann	Kilogramme
L	Ludwig	Liverpool
M	Martha	Madagaskar
N	Nordpol	New York
O	Otto	Oslo
Ö	O-Umlaut wie Ökonom	
P	Paula	Paris
Q	Quelle	Quebec
R	Richard	Roma
S	Samuel	Santiago
Sch	Schule	

字母	德语	国际说法
T	Theodor	Tripoli
U	Ulrich	Uppsala
Ü	U-Umlaut wie Übermut	
V	Viktor	Valencia
W	Wilhelm	Washington
X	Xanthippe	Xanthippe
Y	Ypsilon	Yokohama
Z	Zacharias	Zürich

数字	德语	国际说法
2	zwei oder zwo	
3	drei	

月份	德语	国际说法
Juni	Juni oder Juno	
Juli	Juli oder Julei	

内容提要

本书为在德语语言环境工作的护理人员和医生提供了14种职场交际领域的常用语，有助于读者准确高效地在职场和生活中运用德语。除了不同情境中的固定用语，书中还包括了德语医疗和护理方面的专业术语，仪器使用方法和检查方法，以及德国疾病防治和社会福利方面的知识。

本书适用于需要用到德语的医疗机构工作人员，也适用于对医院交际德语感兴趣的广大德语学习爱好者。

图书在版编目(CIP)数据

医院交际德语1000句/(德) 梅兰妮·伯克, (德) 汉斯-海因里希·罗雷尔编著; 陈姣蓉译. --上海: 同济大学出版社, 2017.2
 ISBN 978-7-5608-6765-6

Ⅰ.①医… Ⅱ.①梅… ②汉… ③陈… Ⅲ.①医院-德语-口语-自学参考资料 Ⅳ.①R197.3

中国版本图书馆CIP数据核字(2017)第034000号

医院交际德语1000句

(德) 梅兰妮·伯克 (Melanie Böck)

(德) 汉斯-海因里希·罗雷尔 (Hans-Herinrich Rohrer)　编著

陈姣蓉　译

责任编辑　戴如月　　**责任校对**　徐春莲　　　**封面设计**　潘向蓁

出版发行	同济大学出版社　　www.tongjipress.com.cn	
	(上海市四平路1239号　邮编200092　电话021-65985622)	
经　销	全国各地新华书店	
印　刷	江苏启东市人民印刷有限公司	
开　本	787mm×1092mm	
印　张	12.375	
字　数	277000	
版　次	2017年2月第1版　　2017年2月第1次印刷	
书　号	ISBN 978-7-5608-6765-6	
定　价	59.00元	